海派中医名家学术思想研究论丛·岳阳名医临证精粹

总主编 郑 莉 周 嘉

何立人
内科学术经验集

主 编 钱义明 何 欣 张 焱
主 审 何立人

上海科学技术出版社

图书在版编目(CIP)数据

何立人内科学术经验集 / 钱义明,何欣,张焱主编
. —上海:上海科学技术出版社,2020.1
（岳阳名医临证精粹）
ISBN 978－7－5478－4755－8

Ⅰ.①何… Ⅱ.①钱… ②何… ③张… Ⅲ.①中医内
科学－中医临床－经验－中国－现代 Ⅳ.①R25

中国版本图书馆 CIP 数据核字(2020)第 008280 号

何立人内科学术经验集
主编 钱义明 何 欣 张 焱

上海世纪出版(集团)有限公司
上海科学技术出版社 出版、发行
(上海钦州南路 71 号 邮政编码 200235 www.sstp.cn)
浙江新华印刷技术有限公司印刷
开本 787×1092 1/16 印张 18.5
字数 270 千字
2020 年 1 月第 1 版 2020 年 1 月第 1 次印刷
ISBN 978－7－5478－4755－8/R·2007
定价:52.00 元

内容提要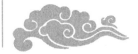

　　本书是"岳阳名医临证精粹"系列丛书中的一种,介绍了上海中医药大学附属岳阳中西医结合医院名医何立人的从医之路、学术影响和临证经验。全书分为名医之路、学术思想、经验特色、经典医案医话、名医工作室团队科研集萃、附录六部分。何立人先后师承张伯臾、朱锡祺等中医名家,细研《内经》《难经》等经旨,精究临证,对心系疾病的辨治尤为独到。书中详细介绍了何立人对冠状动脉粥样硬化性心脏病(简称"冠心病")、原发性高血压、原发性高脂血症、病毒性心肌炎等疾病的诊治经验,并精选了何立人的门诊医案和膏方医案,且收录了主要传承人在跟师学习实践中的科研成果。本书既体现了医者理论与临床的专业水平,又有助于读者提高对相关疾病的认识理解和深入研究。

　　本书可供中医或中西医结合临床医师、中医院校师生以及中医爱好者阅读参考。

丛书编委会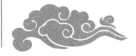

总主编

郑　莉　周　嘉

副总主编

郝微微　李　斌　沈　雁　梅国江　朱　亮

顾　问（按姓氏笔画排序）

王清波　东贵荣　乐秀珍　朱南孙　严隽陶

吴焕淦　何立人　何星海　余小明　张　天

张秋娟　陈汉平　金利国　房　敏　赵粹英

是全福　凌耀星　浦蕴星　黄振翘　曹仁发

彭培初　鲁孟贤

编　委（按姓氏笔画排序）

马晓芃　王　怡　刘慧荣　孙武权　肖　达

吴士延　周韶虹　顾　非　钱义明　徐　佳

董　莉　鲍春龄

编写办公室

汤　杰　闫秀丽　任　莹　徐邦杰　吕凯荧

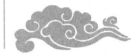

序 言

闲暇想来,中医学真的是一门非常有意思的学科,单从"中医学"这三个字字面来看,就有深刻的内涵。中医学,可解为:中医不是谁都可以当的,做中医要先学习;若将排序颠倒一下,"学中医",则意为既然进了中医这道门就要好好学;"医学中",做医生不妨做中医,做中国的医生都应该有一些中医知识;"医中学",意指医生应该在医学工作中,不断学习,正所谓"医海本无涯,心悟焉有疆"。

本书由我的工作室整理修订,工作室成员中不仅仅有毕业于中医院校的医师,还有相当一部分自西医院校走出来的优秀医师。这本书中,除了关于我的一些临床经验、学术观点的记录和阐发,还有运用西医研究方法、统计学方法的研究成果记录。西医学缘的医师有对中医学科的热忱和信念,中医背景的医师有对西医研究手段的学习和掌握,对此,我感到十分欣喜。

我们一直在探索中西医结合的道路,又一直在探讨到底什么才是中西医结合?中西药并用或许只能被称作是一个现象,并非中西医结合。什么阶段用中药,什么情况下"能中不西",什么情况下"能中能西先用中",这些都是值得探索的问题,可是在我看来这也仅仅是"道"与"术"中的"术",只是具体方法,还不是真正的中西医结合之"道"。

我对中西医结合的理解是中医和西医团结合作研究医学问题,通过学术探讨,摸索和总结出有利于人类健康的完整理论体系。应该说这条路不是一蹴而就的,不是一下子就能走好的,也不是一下子就能走到头的,要通过很长时间的实践、总结、归纳、升华,要经历失败、成功、否定之否定,甚至取得一个小规模的成就都可能需要好几代人的努力。然而对于时间,我们应该有耐心,对于结果我们也应该有充分的信心,中医学就是五千年的发展一点点积累起来的,我们应该感到荣幸的是,我们每一个人都正在参与着"西学东渐"之后的中医学发展。作为一名中医,用中医的理论和角度去认识疾病的时候,可以有意识地去想想西医怎么认识，能够从西医治疗原则中汲取什么经验，这种思考若能每时每刻，或许突破的那一天便指日可待。

饭要一口口吃，路要一步步走，中西医结合姓"中"，"中"排在"西"之前，所以，作为中医人，首先要守住中医的初心，坚持中医的本色。中医的本色就是中医的理论，辨证论治、整体观念是中医理论体系的基本特点，更是中医的灵魂。我一直对我的学生说，健康的概念不局限于个体的身体健康，还有生活的健康、心理的健康，社会环境的健康，有人与自然、人与社会、人与世界相共存的健康理念。中医的传承亦不能局限于一味药、一张方的继承，要按照中医认识疾病的规律，才能真正用我们的中医理论服务于人民。

这一规律，亦不仅限于看病行医，更是为人处世的一种普遍规律。一朝为医，并不是坐在门诊才是医生，到任何岗位都要时刻意识到你是一位医生，是一位中医，就应该有为中医事业做贡献的觉悟，要把自己的信念、思想、灵魂深处的东西本色保留，悉心守护，做好中医。各个不同的岗位也都可以是对中医个体的培养，然而学任何事，做任何事都应该想着是为中医的发展服务的，否则我们几千年优秀的文化遗产，如果在我们这代人手上丢失了，是我们对国家、对民族、对历史的大不敬。

其次，不要妄自菲薄。不要以为中医传统没有发展，历史告诉我们停滞不前的事物不可能存在，能够存在就说明它一直在发展。诚然，这个发展不会是突变，而是一点点变化发展而来，有时候我们"不识庐山真面目"，是因为"身在此山中"，其实，当我们在前人的学术指引下、导师耳提面命的指导下，继承和保持下来，并切实运用到自身工作中，这就是一种发展。

自从我们国家有西医之后，就不断有中西医矛盾的声音，我认为我们不需要过多计较，做好自己，质疑会不攻自破。我的老师张伯臾、朱锡祺先生，都是当时很有名望的中医心病专家，同很多西医的心血管专家都是好朋友。朱锡祺先生因病在胸科医院住院期间，胸科医院的医生直接请朱老在病房里会诊，朱老在病房里既是患者又是医生，中西医协调，互敬互重。我辈作为学生也是如此，和西医同道亦有很好的协作。中医和西医两个体系都是要朝前发展的，本就不存在竞争的关系，这似乎是对医学发展的认识，实际也是一种世界观的体现。

这是一个机遇与挑战并存的年代，希望我们的中青年医师都能把握时机，坚守初心，遵循中医药发展规律，传承精华，守正创新，不负韶华，当有一天，回首往事时,能够坦然说出"做中医无怨无悔"。

于我而言,平生无大志,唯愿成为一名能够被患者需要的中医,时至今日,初衷未改。学医从医五十余载,窃得皮毛,不及师辈一二,自认不足以著书立作,此次承蒙岳阳医院领导厚爱,并得工作室同仁支持,不揣浅陋,付梓面世,祈望高明裁正。

何 立 人（何立人）

于浦江畔

2020 年元旦

目 录

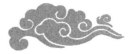

第一章
名 医 之 路

第一节 人物简介

何立人,上海市名中医,上海中医药大学教授、博士生导师,上海中医药大学附属岳阳中西医结合医院(简称"岳阳医院")主任医师,任第四批、第五批、第六批全国老中医药专家学术经验继承工作项目、全国优秀中医临床人才研修项目、上海中医药领军人才、海上名医经验传承高级研修班项目、上海近代中医流派临床传承中心指导老师,何立人全国名中医药专家传承工作室、国家中医药管理局"十二五"重点专科学术顾问。

历任中华中医药学会上海分会心病专业委员会主任委员,上海市中医药学会理事,上海中医药大学专家委员会委员、教学专业组组长,上海市中医文献馆馆员。曾担任中华中医药学会络病分会副主任委员,中华中医药学会上海分会内科专业委员会常委,上海市中西医结合心律失常协作中心副主任,全国高等医药教育学会教学管理分会副主任委员,全国高等中医药教育学会教学管理研究会理事长。

何立人1965年毕业于上海中医学院医疗系(六年制),致力于中医临床、教育、科研以及教学管理事业50余年。曾任岳阳医院中医内科副主任、急诊研究室主任、副院长,上海中医药大学教务处处长等职。先后师承张伯臾、朱锡祺等中医名家,细研《内经》《难经》等《经》旨,精究临证,对心系疾病的辨治尤为独到。何立人在学术上兼收并蓄,继承孟河学派丁氏流派"轻、清、效、廉"之特色,倡导"以平为期,以和为贵",以"精充、气顺、神安,天人得应"为上,主张"治心不唯心,治病先治'心'"。提出从"脉痹"认识冠心病,并指导临床实践。临证以阳和汤为基础温补营血,通经复脉,治疗心律失常;以"温振运理法"治疗慢性心力衰竭;以

"佐金平木"法治疗高血压病,皆得良效。对于心系疾病的发生发展,提出从中医经典理论"血浊""血泣"中进一步认识和发掘。针对高血压所导致的靶器官损害,强调需重视"湿浊内结""土湿侮木"等致病因素。

何立人先后完成部、局级课题 9 项,发表论文 20 余篇,论著 5 部。自 1978 年以来,培养硕士研究生、博士研究生 30 余名,遍及全国各地。曾荣获上海市优秀教学成果二等奖,上海市育才奖,上海市普通高等学校教务工作先进个人、优秀教务长称号。任职期间,上海中医药大学教务处荣获上海市和全国普通高等学校优秀教务处称号。

第二节　缘起、传承与发展

何立人,男,1942 年 1 月生,祖籍江苏仪征。何立人自述禀赋不足,年幼体弱多病,有赖中药调治数年方体质转强,遂立志学习中医。在校 6 年,何立人埋头苦学,成绩优异。毕业后留校任教,随后在上海中医学院附属曙光医院(今上海中医药大学附属曙光医院,以下简称"曙光医院")任住院医师。十年动乱期间,几度下乡行医,常常早读书、晚忆"病"——早起研读中医经典,晚上探究白天所治患者处方用药的"妥与不妥""该与不该",勤于思考,学以致用。下乡初期,何立人仿照交泰丸寒热药并用的法则,采用黄连、肉桂,大黄、附子,栀子、干姜三组药对,治疗一青年男性因反复遗精以致不能下田劳作的病例,几剂药后患者遗精即止,1 周后便下地干活。数年后,何立人又用活血化瘀法治愈一名老年男性患者的遗精。这两个病例用不同的治疗方法取得了疗效,让何立人初尝中医辨证治疗的甜头,更增添了对中医的热爱。在流行性乙型脑炎流行之时,何立人曾运用中草药会同当地西医共同挽救了数十名病处昏迷状态的流行性乙型脑炎患者,从而更加坚信中医中药能治疗急重危难病证。

1975 年,何立人从农村回到曙光医院,有幸拜在名老中医张伯臾门下,随师门诊,得到张伯臾的口传亲授。通过在曙光医院急诊、病房轮转,何立人对急性胰腺炎、急性上消化道出血、冠心病、心力衰竭的西医抢救和中医药治疗有了进一步的了解和掌握,基本做到"得心应手",参与整理出版了《张伯臾医案》,撰写了 300 余例急性胰腺炎中医药治疗的临床总结。1979 年始,何立人在岳阳医院工作,其间,又拜朱锡祺主任医师为师,参与香蒲降脂片治疗高脂血症的临床验证。同时积极探索用中医中药治疗心律失常的规律,其中有用洋金花治疗缓慢性心律失常、病态窦房结综合征,用甘松、茵陈蒿、山药等中药治疗心脏期前收缩等。他总结了朱锡祺的临床经验,发表了阳和汤治疗心律失常 33 例的论文。1986 年,何立人晋升为副主任医师、副教授后,先后担任岳阳医院中医内科副主任、急诊研究室主任。在甲型病毒性肝炎大流行于沪上之时,何立人参与收治外院观察点转回院内重症肝炎患者的医治工作,总结发表了《甲肝方治疗急性病毒性肝炎 75 例临床分析》的论文,还曾研制丰乳宝治疗乳房发育不良,以及参与研制感冒香水预防病毒性感冒的临床观察。1989 年,何立人主持的科研课题"调载片调整血浆脂质代谢紊乱的临床观察"获市教委资助,于 1991 年结题。1990 年,何立人被任命为岳阳医院副院长,开始了管理工作。1992 年晋升为主任医师,1994 年被评为教授。

1992 年,正当何立人在医院的领导岗位上工作开展顺利、专业道路发展迅猛之际,一纸调令将何立人调至上海中医药大学,岗位是大学工作最为繁忙的教务处,何立人不计个人得失,欣然奉命就职。50 岁学吹打,一到任何立人就将热情与精力毫无保留地倾注到学校的教学管理工作上,一分耕耘就有一分收获,在何立人担任教务处副处长、处长等数年间,大学的教务工作在何立人的努力和推动下不断迈上了新台阶。何立人主持负责的"中医学专业七年制教育教学内容和课程体系改革"课题,以及作为主要组成部分的"高等中医药教育教学内容和课程体系改革"的课题,均获教育部专家好评。而何立人主持的国家中医药管理局课题"1991 年级中医本科专业教改试点",荣获上海市优秀教学成果二等奖。1998 年荣获上海市优秀教务工作者,并带领教务处分别荣获上海市和全国普通高校优秀教务处称号。

任职教学管理岗位期间,何立人开始从管理者宏观的视角来领悟中医,临床诊治与辨证思路比以往更周全,视野也更开阔了。何立人常说,中医学是人文特色浓厚的一门学科,在某些方面与管理学是相通的,如果能触类旁通,对打开临床治疗思路很有裨益。尽管教学管理工作繁忙,何立人仍坚持医疗、科研两不误,重视临床实践,确保每周 4 个半天的临床实践。

学术上,何立人坚持中医基本理论指导临床实践和科研工作,倡导"法于阴阳,和于术数"之理,坚守辨证施治之法,辨证与辨病结合中强调辨证为主、辨病相参。恪守整体原则,信奉"天人合一"之理,注重体质身心的调摄,主张治病先治"心",把情志疏导列于治病的首位,主张"以和为贵,以平为期"。何立人继承孟河丁氏流派"轻、清、效、廉"的特色,以"精充、气顺、神安,天人得应"为上,提出

"治心不唯心,治病先治'心'"的观点。他从"血浊""血泣"认识心系疾病的发生发展,提出"土湿侮木""湿浊内结"在高血压发生发展中的作用,对于情绪诱因的高血压病主张"佐金平木"之法;从"脉痹"认识冠心病的病因病机并指导临床治疗。

临床上,精于辨证,用药兼收并蓄,擅长运用中医中药治疗冠心病、高血压、病毒性心肌炎、心肌病、心律失常、高脂血症、中风后遗症等常见心脑血管疾病。对于心律失常,他提出阳和汤为基础辨证加减,温补营血,通经复脉;对慢性心力衰竭提出温振运理;并擅用膏方治疗内科疑难杂症,临床皆得良效。

教学上,何立人十分重视对中医药人才的培养,教书育人,循循善诱,多年来一直承担中医内科学的教学任务。数十年来,何立人一直积极参与各种学术会议,并发言交流,在各类继续教育学习班上,传道授业解惑,先后培养硕士、博士研究生近30名。2001年,荣获上海市育才奖。

科研上,何立人主持完成市教委科研课题"苦参碱对血管平滑肌细胞增殖及内皮素基因表达的影响""化湿利水泄浊法逆转高血压病血管重构的信号转导和机制研究"等多项科研项目。先后发表了《苦参碱对 AngⅡ诱导的血管平滑肌细胞增殖及超微结构变化的作用》《心律失常的中医论治》《化湿利水泄浊法对自发性高血压大鼠主动脉血管结构的影响》等40余篇学术论文。主编、主审及参编《常见病的奇特疗法》《何立人膏方十五讲》《何立人医论医案选》《实用中医内科临床手册》《中医内科学·冠心病(心绞痛)本虚标实的研究》《中医秘方大全·内科分卷》《现代中医药应用与研究大系·内科分册》等10余部专著。

自1965年跨出校门至今,何立人已从医治学五十四载。五十四载,半个多世纪的光阴,何立人从未停止对中医理论的研究,从未停止对中医实践的提升,也从未停止对患者疾病的诊治。何立人医德高尚,医心仁厚,医术精湛,2004年荣获"上海市名中医"称号,实至名归。

第三节　学术影响:报道撷萃

一、宝剑走偏锋,调治平为期——记著名中医心脑血管病专家何立人

(一)学术思想

何立人的学术思想主张坚持中医基本理论指导临床实践——医疗实践和科

研实验。他强调辨证论治,恪守整体调节的原则,信奉天人合一,注重治病先治"心"(情志),心身调摄,达到心理平衡、内外平衡、气血阴阳平衡,"以平为期"。精之充沛、神之安逸、气之流通、血之通利,这是机体健康的基本条件。反之,如果超过正常状态或不足于正常水平,那么就是疾病状态或临界状态的表现。所以古人提出"亢害承制"的观点,何立人提出"以平为期"。

相互制约达到动态平衡。他强调因人、因时、因地三因的制约关系,而不是一成不变。他根据阴阳五行配属五脏六腑的理论,认为古人提出阴阳五行相互之间的生克制约关系,反映了五脏六腑之间的动态平衡和相互制约关系。正常的健康人,他的五脏六腑就处于动态平衡之中。

心血管疾病、心律失常、心力衰竭都是属于心病,但他治病不唯"心"(不局限于心),而是将心与其他四脏紧密联系起来,即所谓心病从五脏论治。五脏病变,即除心脏以外的其他四脏生病时,他仍然坚持治病先调"心",从情志调适入手,进行情志疏导。他要求患者,既然生病了,即使有天大的事情也要放过一边,先把病治好了然后精力充沛地投入处理问题。他非常重视精神内守和保护精气神的重要性。认为生活方面的欲望和目标不能定得过高,过分的物质追求就会产生过大的欲望,拼命追求消耗太大,失败时失望也越大,造成精神伤害也越大,情志外越,反过来也会造成对机体的伤害。

现在社会安定,人民生活水平普遍提高。由于营养过剩和不平衡所带来的"三高症"等现代病的发病非常普遍,他从五行生克上找原因,中医辨证,一般认为高血压属于肝阳亢盛,肝风内动,《内经》病机十九条之一:"诸风掉眩,皆属于肝(木)。"但他从五行客观机制上探究其更深层的原因,提出独创性的见解,认为高血压,肝风内动,是由于土湿侮木,"肥人多痰湿",因此治疗原则上采取扶土抑木和利湿泄浊,通过调理脾胃来达到抑制肝风的目的。见肝病不唯治肝,而是五脏致病先调心,通过调理其他四脏来达到治肝的目的:清金(肺)以制木,泻心(火)以平肝,滋水(肾)以涵木(肝)。强调情志在致病因素中的重要性。

(二)临床特色

何立人在临床治疗心血管、支气管哮喘、消化道脾胃病方面富有经验。高血压致病,邪正抗争,邪自内生,湿浊气闭,治疗原则滋(蓄)水涵木,运化湿浊。滋水即补肾,辅佐正气。过去处方,药味精简,一般不超过12味,现在风格改变,讲

5

究综合治理，整体调治，惯用药味多的大方。他不主张用贵重药和稀有药，所以药味虽多，处方虽大，但药价不高，不会加重患者的负担。他在用药方面的经验，不局限于个人的经验积累，而是兼收并蓄、广蓄博览，向同道学习，向民间偏方单方验方学习，他在处方中常用的仙鹤草，就是民间通常应用于扶正补虚抗痨的脱力草。

难治性心律失常因病机错综复杂，以致辨证困难甚至无证可辨。何立人认为五脏六腑皆可致悸，临床可以脏腑辨证为切入点，从脏腑论治，并根据现代医学知识和药理研究结果做到病证结合，兼顾旁证，注重中药调治而辅以西药，则其证每可迎刃而解。难治性心律失常的施治原则通常可取阴阳同补，气血兼顾，补泻并施。宁心定志、健脾温肾、理气通络、活血化瘀、滋阴补血、养心安神、疏解时邪、清热解毒、泄卫通营，此为常用治法，具体治法时则不为证型分类所限，可单用，也可合用，根据病情的需要甚至可多法兼及，甚至可采取一些有悖常规的配伍方法，如辛温发散与酸涩收敛的结合，清热解毒与温阳益气的相互配合在临床的运用亦非鲜有。

支气管哮喘，除疾病本身标本兼顾以外，情志作用对本病的影响很大，情绪影响气机不畅。治疗通过正气调适，使气机流畅。邪正关系，邪在寒热，在扶正和祛邪孰先孰后，正气虚弱则以补虚为先，实事求是。不论什么时候都要注意顾护正气和胃气。宝剑的锋利，剑走偏锋，用药风格各有风格不同，古人有补土派、温补派、寒凉派、攻邪派等，今人有的主张温和，有的主张刚烈，有的主张峻猛，何立人主张温和，患者容易接受，不会因药性刚烈而伤及正气。他主张整体调节，但是他根据患者身体状况，该寒则寒，该热则热，祛除寒湿则因人、因时、因地而制宜，不必尽剂，药达病所，适可而止。

对消化道疾病，他也强调情志调适。胃溃疡现代医学认为属于心因性疾病，何立人也认为与情志关系密切，辨证肝气犯胃者，仅仅疏肝理气不足取，必须先调情志而后用药调摄。用药方面，对脾胃病要注意顾护胃气，对其他病同样要注意顾护胃气，不伤及脾胃，注意脏腑之间的制约关系。许多患者反映，何立人治病，往往是患者请他治疗某病，当某病治愈时另外比较次要的，或患者根本没有提及的病证也同时痊愈了，这是整体调节的结果。

对冬令进补膏方的特点，何立人主张调补与调治相结合。许多老患者多年以前曾接受何立人的治疗而治好了他们的病。多年以来他们平时不再来找何立人看病,但一到冬天就来找何立人开膏方,一直保持冬令进补吃何立人膏方的习惯。因为许多患者冬令进补吃了何立人的膏方,往往可保一年平安。所以开膏方的期间往往是何立人最最繁忙的季节。一般的膏方药味较少,10～20味,而以赋形剂为主,而何立人的膏方融调补与治疗为一体,药味多达40味,它的辅药本身也有治疗作用。[楼绍来,原载于2005年《上海中医药报》,后收录于《沪上中医名家名科》115－117页(上海浦江教育出版社,2006年出版)]

二、医案中的哲学与智慧

《内经》是一部中医学的经典,尽管对它的作者、成书年代等问题历来聚讼纷纭,但这并不能撼动它经典的地位。黄帝在与岐伯关于健康、养身、诊疾等问题的对话时,开宗明义讨论的是医之道——也就是哲学问题:宇宙形成之哲学、宇宙运行之哲学和人与宇宙、人与自然、人与社会、人与环境等问题的哲学。然后,由"道"而及"术":健康之途径、养身之方法、疾病之诊疗。《左传·昭公元年》:"晋侯有疾,郑伯使公孙侨如晋聘,且问疾。"公孙侨就是大名鼎鼎的子产。他不是医生,但是他能看病。他是用哲学看病。晋侯对他说,自己的病是鬼神作祟。子产告诉他,他的病与鬼神无关。子产说:"君子有四时,朝以听政,昼以访问,夕

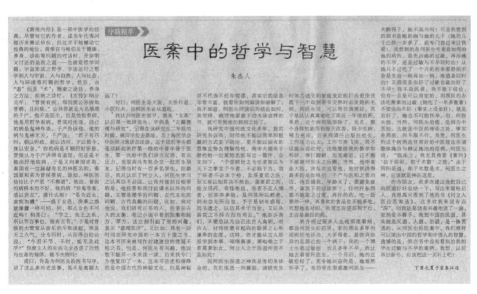

图1－3－1 《文汇报》采访何立人

以修令,夜以安身。"你的病是不顺四时所致。晋侯认为子产讲得有道理,但还是不能治好他的病,于是又向秦国求助,秦国有一位赫赫有名的神医名和。秦国派和来为晋侯看病。谁知,神医的结论比子产更"不靠谱",他说,晋侯的病根本治不好,他的病"非鬼非食,惑以丧志"。惑什么呢?"是为近女,室疾如蛊"——惑于女色,房事之惑就像蛊一样可怕。问,那么女色不可近吗? 和答曰:"节之。先王之乐,所以节百事也,故有五节。"于是对晋侯的大管家从音乐的平和谈起,再及天之六气,分为四时,从而得出结论说:"今君不节、不时,能无及此乎?"你家主人的生活完全违逆了自然与生命的规律,能不生病吗?

或曰:你是为何医生的医书写序,讲了这么多历史故事,是不是离题太远了?

对曰:何立人是大医,大医行道,小医行术。论何立人必从道起。

我认识何立人很早。我是"文革"以后第一批研究生,学的是"古籍整理与研究"。记得在读研究生二年级的时候,被同学拉去救场,为上海医学会中医研习班讲古汉语。这个班的学生都是活跃在医疗第一线的中青年骨干医生。第一次给中医们讲古汉语,有点压力,也很高兴有机会交一批医生朋友。记得当时有100多名学生,但最后,我只认识了何立人。何立人学习之认真自不必说,让我对他刮目相看的是,他经常和我讨论课本以外的问题,主要是儒学的问题、古代文化的问题、古代典籍的问题。比如,我对他说,我们研究古书的人,经常在古人的文集、笔记小说中看到医案和验方、草方。这立刻引起了他的兴趣,表示"愿闻其详"。又比如,我有一段时间在研究中国的一本古卜筮之书,这本书历来被视作封建迷信的荒诞不经之书。但是,何立人有兴趣,他说能不能弄一本来读一读。后来我专门为他复印了一本。这本书论述和演绎的是中国古代的神秘文化,但是神秘并不代表不经和荒谬,其实它的信息非常丰富,就看你如何解读和破解了。我不知道,何立人研读后的结论如何,我觉得,就凭他愿意下功夫读这样的书,就可看到他的独到之处了。

我研究中国传统文化多年,经验告诉我,对传统不能以简单和粗暴的方式妄下结论,更不能以固有的思维定式去理解传统。南宋大儒朱子曾经给一位夏姓名医写过一篇序,全文如下:"予尝病世之为论者皆以为天下之事宜于今者,不必根于古,谐于俗者不必本于经,及观夏君之医,而又有以知其决不然也。盖夏君之医,处方用药,奇怪绝出,有若不近人情者,而其卒多验。及问其所以然者,则未尝无所自也。予于是窃有感焉，因书遗之，以信其术于当世，又以风吾党之不师古而自用云。"他告诉我们，不要总以为自己比古人高明。对古人、对传统要有起码的敬畏之心和谦卑的态度，这样，你才能从古人那里学到本事、领悟真谛。屠呦呦之于青蒿素如此，何立人之于医道何尝不是如此？

说何立人医道之神我是有切身体会的。我的体质一向羸弱，读研究生时体力透支和家庭变故的打击更使我落下一个每到季节交替时必发热的毛病。何立人说，可以帮我调理好。我于是认认真真地吃了将近一年他的药。果然，这个病彻底根除了，而且，整个身体功能得到极大改善，很少生病，精力充沛。后来我调任出版社社长，工作压力山大，工作节奏飞快，我不仅能从容应对，还能继续我的教学和科研，拳打脚踢，而无疲态。这不能不感谢何立人之所赐。当然，他毕竟是大医，我每次去看他，他对我讲得最多的是如岐伯、子产与医和之类的话，他告诫我，年龄大了，要避免疲劳，该放下的应该放下，任何好东西都不能取之过度，再好的药，吃一段要停一停，再喜欢的食品也不能多吃。我想他是对的，所谓忠言逆耳利于行。忠言是最好的药。

我介绍过很多人去他那里看病，都说何立人的药灵。有的朋友多年的顽疾经他诊治，大多得愈。最使我惊异的是最近的一个例子：我的一个博士生患过敏症，而且多年不孕。我让她去看看何立人。1个月后，她的过敏症好了，更令她兴奋的是，她竟然怀孕了。我的学生很感激何立人——大龄得子，能不高兴吗？可是我想到的却不是她的病与她的儿子（她的儿子已经1岁多了，还专门抱过来让我看）。我想到的是何立人究竟是如何治她的病的。是先治她的过敏，再治她的不孕，还是过敏与不孕同时治？从她只不过吃了1个月的药来看恐怕不会是先治一病再治一病。难道是同时治？又抑或是治好了过敏也就治好了不孕？我不是医者，不敢下结论，但有一点是可以肯定的，用西医的办法吃激素治过敏（她吃了1年多激素）不要说治不好（事实上没治好），就是治好了，她也不可能怀孕。但，何立人能。当然，何立人的能，是因为中医能。这就是中医的神奇之处，事实在那里，你不服不行。我想，何立人的这个病例是非常好的中医理论所谓整体施治与辨证施治的范例。何立人说："临床上，我尤其推崇《素问》'法于阴阳，和于术数'之理。"法于阴阳是道，和于术数是术，何立人之神，应该就是神在这里。

作为朋友，我多次建议他把自己的医道好好总结一下，写出来留给后人。我很高兴看到了他的书《何立人医论医案选》。这书对我来说有点"深"。但我还是饶有兴趣的读了一编,竟然爱不释手。我想中国的医道,其实就是天道、人道、治道,是一脉贯通的。从何立人的医案中,我们照样可以读出中国的哲学和中国人的智慧。遗憾的是,我在书中没有看到治我的学生过敏与不孕的案例,我想,以后再出新书,应该把这一页补上吧?(朱杰人,《文汇报·笔会》2017 年 10 月 16 日)

三、何立人:治心不唯心

"畅游医海阴阳道,杏林遍载五行间。"70 岁的何立人治病多了一层哲学色彩,他将中医五行观点贯穿在治疗心脑血管疾病的过程中,并在医理和哲理中寻到了生活之道。

何立人主张,"心病要从心治疗,但治心不唯心",在治疗同时注重体质身心的调摄,主张治病先治"心",把情志疏导列于治病的首位,力求以平为期。

在高血压治疗方面,传统中医多采用平肝潜阳、滋水涵木的方法治疗,何立人则反其道行之,根据当今社会饮食多肥甘厚味、人们久坐少动的特点,提出从痰湿医治高血压、心律失常,治疗上多用扶土抑木和利湿泄浊之法,疗效颇著。

"医海本无涯,心悟焉有疆""孔子曰,一日要三省吾身",何立人这样告诫学生,"诊断疾病、处方用药要善于反思,善于自我否定,才会使人进步"。

(一)注重情志疏导

见到何立人的时候,他正在岳阳医院青海路门诊部的三号诊室里给患者看病。虽然约定的时间已到,但是何立人没有停下自己的工作,直到看完 58 个患者,已是下午 2 点半,他才把记者请进来,抱歉地说:"让你们久等了,要尊重患者,任何事情都不能打扰门诊。"

医护人员说,何立人平时和蔼可亲,但是看病时是出了名的认真,在他看门诊的时候,绝不允许任何人打搅。对待每一个患者,他都给他们充分诉说病情的时间,特别注重对于患者的开导,当患者豁然开朗之时,身体的紧张与不适也顿然消失。

对于一些检查不出来的毛病,何立人也充分尊重患者的主诉,他说:"比如患者主诉心慌、心跳快,但用听诊器检查不一定就是心脏期前收缩,也不一定就是心跳快。这个时候首先要站在患者的角度，对他表示充分的理解，随后给他正确的解释，这是对患者最起码的尊重。"

正值冬令进补的时节，前来找何立人开膏方的患者络绎不绝，很多老患者都是坚持几十年找他开膏方。何立人拿出一沓整整齐齐的膏方脉案，篇篇字迹清秀，一丝不苟，医理透彻，五六十味药一气呵成，没有半点涂改。

在他眼里，这一张张纸不仅仅是膏方脉案，更蕴含了中医的传统文化。他说："这些都是晚上回家写的，每到冬季膏方旺季，每周要写五六十份膏方脉案，白天问诊，晚上写脉案，涂改两次就重写一遍，可惜的是，患者拿到的是复印件，以后这些脉案都应该好好保存。"

何立人的膏方广受欢迎，当然不仅仅因为脉案出色，辨证准确、综合调治才是他的优势。

他说："现代人的机体很复杂，高血压、冠心病、心肌梗死、心律失常的患者，或许兼有消化道、呼吸系统疾病。因此，开膏方时一定要全面了解患者的病情，对患者全身进行综合调理。膏方不仅是针对某一个病，还要对一个人阴阳气血相对不平衡的状态进行调和，一张膏方是对阴阳、气血、五脏的综合调治，涵盖了对患者既往多种疾病的考虑。用药根据患者疾病的先后主次兼调，因此，膏方的药物比较多，对于一些贵重药物，都要征求患者的意见，尽量避开贵的药。有的患者要求贵重药材，在膏方价格上盲目攀比，这都是一种认识误区。"

（二）脏腑相关，以心为先

何立人擅长运用中医中药医治冠心病、高血压、病毒性心肌炎、心肌病、心律失常、高脂血症、中风后遗症等常见心脑血管疾病。在他的眼中，医生看病一定要有全局观、整体观，心脑血管疾病虽然属于心系疾病，但与五脏息息相关，因此"心病治心，心不离心，亦不唯心"。

何立人认为，冠心病、心律失常等是临床常见之心系疾病，属于中医"胸痹""心悸"等范畴。心病之病位在心，需治心为主，即"心病治心，心不离心"；亦勿拘泥于心，应兼顾治疗他脏，此即"心病治心，亦不唯心"。

人之脏腑是不可分割的整体，一个脏器发生病变，皆可影响他脏或腑之生理功能，继而产生病理改变。所谓，五脏相关，脏腑相通，各脏腑之间不仅在生理功能上相互依存、相互制约、相互为用，病理改变上也相互影响。因此，治一脏可以调四脏，治四脏亦可调一脏。《医贯》即载有："凡脾、胃、肝、胆，各有一系，系于心包络之旁,以通于心。"

根据心与他脏或腑之间的关系,何立人临诊常联合补肺宣肺、疏肝理气、温胆宁心、健脾养心、交通心肾等方法治疗部分心系疾病。

"中医讲'心主神明',在中医的语境里,心不仅是器质性的,也是功能性的、意识形态的,现代研究也发现,心脏移植的患者性格会改变。心病既包括心血管疾病,也包括精神范畴的疾病,因此心病治疗注重心理的调节。而现在西医在治疗心血管疾病时根据病情也会适当选用抗抑郁或是抗焦虑药品。"在何立人看来,在这一点上,中西医是殊途同归的。

他举例说,比如肝主情志,心情愉悦有助于心病的恢复,因此,治心病时会采用疏肝理气解郁之法。他说:"以前,上海中医学院老院长程门雪很喜欢用《金匮要略》中的'甘麦大枣汤'治疗心病,我在自己的临床经验上在此方上加上了百合地黄汤、百合知母汤或苦参、白果等药物,变成我的常用组合,在治疗高血压、冠心病、心肌炎后遗症、心功能不全等疾病上颇有疗效,这个方子也被学生们戏称为'何氏甘麦大枣汤'"。组成:淮小麦30 g,炙甘草3 g,大枣9 g,柏仁、枣仁各9 g,合欢皮12 g,百合9 g,炒知母、炒黄柏各9 g,仙鹤草15 g,稽豆衣9 g,功劳叶9 g。功效:养心安神,柔肝益肾。主治:心悸失眠,气短乏力,心烦不宁,头晕腰酸,舌淡红,苔少,脉细弦。

(三)治高血压,化湿泄浊

高血压病也属于中医心系疾病范畴,其控制率不尽如人意,降压药物的持续应用又不可避免地带来副作用。对此,何立人采用"非传统"中医疗法对症下药。

由于头晕是高血压的常见症状,当前中医对高血压治疗大多以"眩晕"病证立论。基于《素问·至真要大论篇》中"诸风掉眩,皆属于肝"之经典理论,平肝潜阳法、平肝息风法一直是中医药治疗高血压病的常用方法。天麻钩藤饮也成为中医药治疗高血压病的代表方剂,人们所熟知的天麻、钩藤、石决明等中药均为降压良药。

然而,临证中有部分高血压病患者,虽然证属肝阳上亢证,但采取平肝潜阳法或平肝息风法治疗后,其血压、症情并未得到相应控制。针对这一部分患者,何立人在20世纪70年代初即采用了佐金平木法,使得部分高血压病患者血压得以下降。肺在五行属金,主一身之气,肺气通于天。

20世纪六七十年代,由于特殊的历史环境、社会环境,求医患者中多有情志压抑,其中由于气机郁结,不能宣畅,导致血压升高者为数不少,甚至久郁而化火,木火刑金,金病反衰不能制木,而疏肝理气并不能使肺气清。此时通过清宣肺气方法来使肝气得到疏理,从而达到治疗高血压的目的。

何立人反复说:"我的上述看法并不是否定平肝潜阳,只是需根据不同实际采取相应治法。又比如中医理论中,五行对应五脏,木火土金水,相生相克、相乘相制。水生木,木克土,但是洪水会毁木,花浇多了水也会烂掉,土湿过重反过来要制木。"

在他看来,现代人随着物质生活水平的提高,饮食结构的改变,高脂肪、高蛋白、高糖等肥甘厚味之品过量摄取,最易导致脾胃受损。因此,何立人根据近年来临证经验,参合经典医籍,提出湿浊内结、土湿侮木、脉道不畅是高血压病机要点之一,同时这也是高血压导致心、脑、肾等靶器官损害的关键。

他提出高血压病的治疗应重视化湿泄浊以祛邪,兼顾五脏扶正气,重在健脾调肝益肾,即可采用抑木扶土的方法。

(四)崇尚调和阴阳

如果说整体观是中医哲学的基础,那么调和阴阳则是中医哲学的终极追求。何立人治病就崇尚调和阴阳、以平为期、以和为贵。

《素问·上古天真论篇》中言:"上古之人,其知道者,法于阴阳,和于术数。"何立人推崇"法于阴阳,和于术数"之理,认为气血阴阳、五脏六腑之间动态平衡的破坏是导致疾病发生的关键因素。他主张诊治疾病应当谨守"以平为期""以和为贵"之要旨。如《素问·生气通天论篇》中所说:"阴平阳秘,精神乃治;阴阳离决,精气乃绝。"因阴阳互根,不可偏盛,稍偏则病,偏甚则病重。

何立人认为,"以平为期""以和为贵"不仅仅是一种辨证理念,更是治病用药之道。因人之禀赋各有阴阳,气血各有强弱,其病亦阴阳气血各异。

在临证中,察色按脉,先别阴阳。而治病之道,是以药性之阴阳,力求恢复机体气血阴阳之平衡,即"以药性之阴阳,治人身之阴阳,药性之升降,调人身之升降,则人身之阴阳升降,自合于天地之阴阳升降矣(《医源》)"。如此,则"阴阳各得其平,则二者无偏胜之患也(《济生方》)"。

因人的体质阴阳各异,患病亦各不相同;即使病相同,因体质不同,治法也就不尽相同。若是阴虚阳旺体质之人,患病后则每易多火,治疗时需用滋阴清火之品;如若患者阳气损伤,则宜先扶其阳,而后滋其阴,以冀阴阳平和。而对于阳虚阴盛体质之人,即使患热病亦不可过用寒凉药石,以免更伤其阳,热退后则毋忘温补其阳;若是患者阴气损伤,则宜先滋其阴,而后助其阳,以期阴平阳秘。对于阴阳两虚体质之人患病,则药石之性味更应平和,需缓缓调之,不可肆意投以大补、大泻、大寒、大热之品。

（五）参合辨西医之病

何立人在对心脑血管疾病的治疗中,强调辨证论治与辨病论治相结合,以辨证为主。对于冠心病患者的治疗,在辨证基础上,可参合辨中医之病,亦可参合辨西医之病。

具体来说,参合辨中医"胸痹"之病,则可酌加温补气阳或活血通脉之品。因"胸痹"之病,总属阳微阴弦,即阳气不足、阴寒结聚、邪居阳位所致。

然而患者不同,正邪或有所偏,或偏于"阳微",或偏于"阴弦"。高年体虚患者,辨病时宜温补气阳,可酌加黄芪、炒党参、怀山药、炒白术、仙茅、淫羊藿、补骨脂、巴戟天,甚或桂枝、肉桂、鹿角片、熟附片等,因为老年患者发病与阴阳气血日益消耗,邪气乘虚侵袭阳位密切相关。而中青年患者,辨病时宜化痰祛瘀,可酌加丹参、桃仁、红花、川芎、地龙、茶树根、虎杖、五灵脂、生蒲黄,甚或水蛭、全蝎、蟅虫等,因为中青年患者正气虽虚但不甚,发病多由痰瘀阻滞心脉所致。

何立人认为,参合辨西医之病,也需要根据不同情况遣方用药。若冠状动脉造影后无需植入支架者,因介入手术耗伤气血,损伤脉络,可酌加益气养血、和血之品。若是植入支架者,还需加强活血通络作用,并痰瘀同治,需防止支架植入处再狭窄。若不能植入支架,则应加强祛瘀通脉功效,如虫类水蛭、全蝎、蟅虫等搜剔之品,或通达痹阻之脉管,或促进侧支循环建立,同时予以扶正之品,攻补兼施。

（六）中医家庭

谈及学医经历,何立人坦言,年幼体弱多病,禀赋不足,有赖中医调治数年方体质转强,遂立志学习中医。

1965年何立人从上海中医学院毕业后先后师从张伯臾、朱锡祺等名师。他回忆恩师说:"张伯臾是丁派传人,他的中医功底深厚,讲究辨证论治,他曾告诫我们,做医生对患者要关心、热情,这是很多人都能做到的,技术好才是能给患者最大的关心。师傅领进门,修行在个人,修行的过程就是不断巩固深化基础的过程,每个人都应对自己有个愿望,做个医疗技术好的人。"

从医 40 年来,何立人教过书,下过乡,战过流行性乙型脑炎,抗过甲型病毒性肝炎,当过领导,也管过教育。无论是什么角色,他都全心投入。在领导工作一帆风顺之时,他奉命调往学校最为繁忙的教务岗位,先后担任上海中医药大学教务处副处长、处长等职,曾荣获上海市优秀教学成果奖二等奖、上海市育才奖、上海市普通高校教务工作先进个人,并带领团队荣获全国高校优秀教务处称号等奖项。

何立人常常告诫学生,要从不断的自我否定之中寻求进步:"医生要善于反思、检讨,要将经典与现代医学结合,用中医理论更好地指导临床,反复揣摩符合科学的(地方)在哪里,诊断疾病、处方用药要善于反思,善于自我否定,碰到问题要想我有什么错误,只有善于自我否定,否定之否定,才会使人进步。"

虽不是中医世家出身,但何立人的家庭却是名副其实的"中医家庭",他的妻子是中医,一双儿女现在也都是中医。儿子是超声科主任,自学中医本科,女儿放弃了原本的会计工作,通过自考学习中医。

正是因为对中医的深厚感情,何立人对于现代部分青年中医临床西化过度现象,心情有些沉重:"中医学习西医十分重要,但是,首先应坚持把中医基础、中医知识夯实。在跟随现代医学发展的同时,始终记着自己是个中医,所谓'走在阴阳道,坐在五行间'。"

"医理、哲理、情理,理理相通,人事、世事、医事,事事相连",回顾 40 年的从医经历,何立人感慨,中医的医理与哲理、世理、人情三者是相通的,学了医理、哲理,才会处理世理。看问题才能更冷静周全,处理人际关系更宽容不计较。医理讲辨证论治、对立统一,哲理讲辩证法、实事求是分析、实践论,两者的辨证观是相通的,所以叫通情达理。

(七)平和有度

事实上,何立人自己也有高血压、心律失常等疾病,但他并不急于吃药,而是通过自我的饮食、心理调节来控制血压。他认为,现代人的高血脂、高血压、高胆固醇与不良的生活方式有关,因而要注重日常生活调节。

何立人的一天是忙碌而充实的。以周一为例,上午 7 点半开始在上海中医药大学附属龙华医院看门诊,直到 12 点半才能抽空吃一口便利店盒饭,然后又要马不停蹄地赶到岳阳医院看门诊,直到下午 5 点半才能回家。此时一日的工作并未结束。吃完晚饭后,他又要在灯下开始写白天积攒下的膏方脉案。在膏方季节,何立人常常伏案工作到晚上 12 点。

何立人的养生之道,简而言之就是"平和、有度"。

平和,就是要有一颗平常心,乐观的态度,凡事都往乐观的方面想。在学生眼中,他是个和蔼可亲的老师,在患者眼中,他是个好好先生,在谈笑中消除患者紧张的情绪。曾有一个患者说,他有阿尔茨海默病,他笑着回答:"如果像你这样的人都算阿尔茨海默病,那么岂不是上海马路上的人都变痴呆了。"

有度,就是饮食有节、起居有常。何立人不爱应酬,喜欢静养,一年难得与学生聚会一次,他的学生说:"何老师真的有一颗平常心,特别会自我控制。"(肖蓓,《东方早报》2012 年 1 月 14 日)

四、师古不泥,择善而从——访中医内科学专家何立人

导言:"说实话,做医生都是从小医生做起,我对于中医的体会和认识也是逐渐加深的。在学习阶段的我很幸运,遇到几位良师,他们的培养之情我至今仍感激。"至此,何立人打开了话匣子(图 1-3-2～图 1-3-4)。

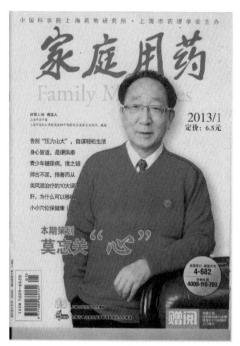
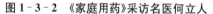
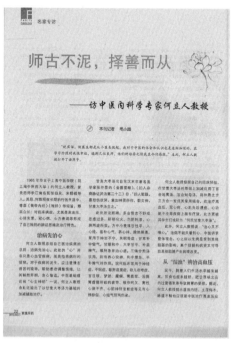

图 1-3-2 《家庭用药》采访名医何立人   图 1-3-3 《家庭用药》采访名医何立人刊影一

1965年毕业于上海中医学院的何立人，曾先后师承江南名医张伯臾、朱锡祺等人。其后，何立人在长期的行医生涯中，尊崇《内经》《难经》等《经》旨，博采众长，对临床病症，尤其是高血压、心律失常、冠心病、心力衰竭等形成了自己独到的辨证思维及治疗特色。

（一）治病先治"心"

何立人总结自己医治疾病的总则：治病先治"心"。此处的"心"并非只是心血管疾病，而是指患病时的情绪。对于疾病的发生，应注重情志诱因的疏导，帮助患者调整情绪，让其豁然开朗，身心皆适。中医基础理论有"心主神明"一说，何立人由此还提出了以甘麦大枣汤为基础的加减治疗。

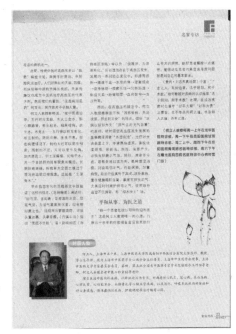

图1-3-4 《家庭用药》采访名医
何立人刊影二

甘麦大枣汤出自东汉末年著名医学家张仲景的《金匮要略·妇人杂病脉证并治》曰："妇人脏躁，喜悲伤欲哭，象如神灵所作，数欠伸，甘麦大枣汤主之。"

此处所论脏躁，多由情志不舒或思虑过多，肝郁化火，伤阴耗液，心脾两虚所致。方中小麦味甘性平，入心经，善补心气、养心神、除热解渴，常用于神志不宁、失眠等症；甘草补中益气，甘缓合中；大枣甘平，补益脾气，缓肝急并治心虚。三味合煎汤饮用，则有养心安神、和中缓急、平补脾气的作用，临床应用较广。

何立人根据自己的临床经验，在甘麦大枣汤的基础上加减应用了百合地黄汤、百合知母汤，将仲景之方三方合一变成其常用组合，在治疗高血压、冠心病、心肌炎后遗症、心功能不全等疾病上颇有疗效，此方更被其学生们戏称为"何氏甘麦大枣汤"。

此外，何立人说："治心又不唯'心'。"治病不能只看到心，中医讲求整体观念，心之所以生病是受到其他脏器的影响，某个脏器的病变又可导致其他脏腑产生病理改变。

（二）从"湿浊"辨治高血压

现今，随着人们生活水平越来越高，饮食也越来越好，肥甘厚味之品的过量摄取易导致脾胃的受损。据此，何立人提出湿浊内结、土湿侮木、脉道不畅也应该是中医治疗高血压应考虑的病机之一。

此前，传统中医对高血压多以"眩晕"病症立论，采用平肝潜阳、平肝息风法治疗。人们所熟知的天麻、钩藤、石决明等中药均为降压良药，天麻钩藤饮也成为中医药治疗高血压的代表方剂。然而我们也看到，"见是病用是药"的方法，其疗效并不尽如人意。

何立人解释说："在中医理论中，五行对应五脏，木火土金水，肝心脾肺肾，相生相克，相乘相侮。水生木，木克土……五行得以相互生化，相互制约，阴阳平衡，生生不息。但在病理情况下，制约太过可以发生相乘，而制约不足，又可以发生反侮。如木原克土，但土湿偏盛，反侮于木，用一个自然界的简单现象来概括，长期阴雨连绵，所栽草木会因土壤过于湿润而出现烂根现象。这就是'土湿侮木'。"

早在我国古代的医籍原文中就验证了这样的观点，《医林绳墨》阐述曰："因与湿，首如裹；首者清阳之会，位高气清，为湿气熏蒸而沉重，似有物以蒙之也。"说明湿浊蒙蔽清窍，可致头重如裹、头晕昏朦。《丹溪心法》提出"无痰不作眩"，清代赵晴初在《存存斋医话稿》中认为："痰属湿，为津液所化。"所以湿浊存在于高血压发生、发展的一系列动态变化中。即脾胃损伤→脾虚不运→水湿内停→湿聚成痰→痰滞脉络→痰瘀互结→沉积脉道→脉道失柔→脉壁增厚→血府狭窄→血压升高。

因此，在高血压的辨治中，何立人推崇张子和"因邪致病，先论攻邪，邪去则正安"的观点，倡导"治病以祛邪为先""邪气去而元气自复"的原则，针对促使高血压发生发展的中药病理因素"水湿痰浊"，治疗时分清表里上下，审查寒热虚实，重视化湿泄浊、除瘀浊。然而，浊邪产生，必挟有脏腑之气血、阴阳、津液等亏虚，若教条地以攻为先，单纯燥湿消痰，则会耗伤正气，药助病邪，加重病情。故治疗应寓补于其间，攻补兼施，重在健脾调肝益肾，兼顾五脏扶正气，尤其应时时顾护脾胃之气，使邪攻补益皆不伤脾胃，即"抑木扶土"法。

（三）平和从事，为医之道

"做一个患者比较认可和欢迎的医生"，这是何立人唯一的心愿。行医 40 余年的何立人自言没有其他什么宏大的理想,能帮患者解除一点痛苦,能够站在患者的角度去考虑问题就是对自己的基本要求。

《素问·上古天真论篇》中言:"上古之人,其知道者,法于阴阳,和于术数。"故何立人对疾病的认识推崇"法于阴阳,和于术数"之理,在诊治疾病时也谨守"以平为期""以和为贵"之要旨。此不单是用药之道,也是做人之道、养生之道。(毛小园,《家庭用药·名家专访》2013年第1期)

五、还原真实的"老中医"

近日,一个讲述"孟河医派"闯荡上海滩、倾尽一生之力致力于保护与传承中医文化的《老中医》红遍大江南北。孟河医派发源江苏常州武进,以费、马、巢、丁四大家族为代表,在全国开枝散叶。他们的传人和相关名家仍然在临床第一线,悬壶济世、治病救人。以下是《健康时报》记者走访上海、江苏等地后,挖掘了相关名家擅长诊治的疾病信息(图1-3-5)。

剧中原型孟河医派丁甘仁到了上海之后,不仅将丁氏内科一脉发扬壮大,继而形成了海派中医体系,而且创立了上海中医药大学前身,因此在上海的名中医们大多数都算是丁氏传人。

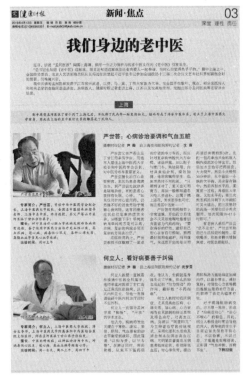

图1-3-5 《人民日报·健康时报》
刊登何立人采访

何立人:看好病要善于纠偏

何立人擅长治疗中医内科疾病,以辨证论治为专长。对病毒性心肌炎、冠心病、高血压病、心律失常、心功能不全等心脑血管病以及消化、呼吸系统疾病治疗颇有心得。

何立人一直被看作精通中医的全科高手。他师承孟河医派丁甘仁高足江南名医张伯臾。受老师和流派影响,何立人一直倡导孟河医派"和缓""平淡"的学术主张。他认为,疾病的发生关键在于寒热、虚实、表里、阴阳、气血原有的动态平衡受到破坏,因此强调"以和为贵,以平为期""精充、气顺、神安"。

用药和缓,不轻易蛮补狠攻。他认为,生病就是身体失去平衡,那么药物也是起到"助力推动"的作用,既要避免妄用药物过伤正气,又要避免"气余生火"之弊,对于补益之药强调过犹不及,对于攻伐之药主张去除疾病即止。冬令膏方季节,何立人常常会劝诫患者,不要一味追求药物的价格,适合的药物就是"补"药,不适合的药物,再昂贵,都是"毒"药。

何立人用药还反对炫异标新,对常用药之药性熟稔于心,药效发挥精妙尽致。孟河医派用药大抵以轻、灵、巧见长,平时临床用药多是小剂量,多靶点。注重多病因干预共同发挥疗效,而对于每一"靶点"的用药又兼顾利弊,一方面对于相应的脏器,根据药物归经选择合适的药物,以到达最直接的效果;另一方面善用引经之药,如桔梗开宣肺气引药上行,牛膝补肝肾强筋骨引药下行,生姜辛温升散等,根据脏腑辨证,使药力直达病所。

对于明确脏腑病变的,亦不单一施治。形成了"治病首治心(情志)""治心不唯心"的特色。既强调心主神明,为五脏六腑之大主,又兼顾脏腑之间的生克、乘侮、协调功能,临证尤其强调治疗当重心之根本,详究有无情志诱因,问诊溯源、语言开导皆为治疗之要,正所谓"气血冲和,百病不生"。曾接诊一心悸患者,求助多位中西医者皆不得效,经各项辅检皆正常而不得病因,何立人遂细心问诊,终寻得起病源于一年前旅游遭遇地震灾害之后终日惶惶不安,故何立人先以处世之理、幽默之语耐心劝解开导,后处以理气安神之方,速得奇效。故"善于倾听,相信患者,问中求因,情志疏导"被何立人学生奉为"临床接诊的十六字真言"。

何立人整体观念亦体现于对于实际临床治疗的灵活性,并结合现代人致病发病特点,拓展了治疗方法,延伸了辨证思路,对临床病症,尤其是高血压病、心律失常、冠心病、心力衰竭等有其独到的辨证思维及特色治疗。对高血压病,突破以"阴虚阳亢"为主辨证治疗的传统模式,提出"土湿侮木、湿浊内结"在高血压发生发展中具有重要地位,强调在高血压发生发展中不可忽视湿痰瘀浊的致病作用。采用清金制木法调治情绪相关高血压病。对心律失常,提出用阳和汤为基础辨证加减治疗,以温补营血,通经复脉;对慢性心力衰竭提出温振运理的治疗方法,均取得肯定的临床疗效。

中医讲究形神合一,何立人也时常劝导患者平日里应保持平和心态,不以物喜,不以己悲;亦常常教导学生为人、为医、为学、为事当宠辱不惊,学会调节得失之心,若整日患得患失,医学的路走不远,上医的境界达不到。(尹薇,沈梦雯,《人民日报·健康时报》2019年4月12日)

六、海派中医:何立人

1988年的初春,在上海市民的心头留下了难以磨灭的记忆,一场突如其来的甲型病毒性肝炎大流行打乱了上海这座大都市的正常生活。岳阳医院参与收治外院观察点转回院内重症肝炎患者医治工作的正是时任中医内科副主任急诊研究室主任的何立人。

何立人:那是一个突如其来的事情,当时我是在(岳阳医院)急诊室担任急诊研究室的主任,就是当时医院有这个规定,就是重症都要转到我这里来,但是这一来急诊室就关掉了,就改成收治甲型病毒性肝炎的一个病房了,凡是院外有重的、急的、危急的就要全转到我这里来。

何立人,祖籍江苏仪征,1965年毕业于上海中医学院医疗系,后任曙光医院住院医师,1979年调往岳阳医院工作,6年的中医学院系统中医理论学习加上多年的医院急诊实践,在面对空前的甲型病毒性肝炎暴发疫情时,何立人对中医中药在危急重症的治疗上颇有信心。

何立人:当时的思想很简单,就是用中医中药,因为那时候确实西医也没有药,那时候也没有特殊治疗,至多就是吊点葡萄糖,当时中药静脉输液也很紧张,最多有一点茵栀黄静脉输液,到后来可以静脉输液的中药制剂也没有了,我们开始用中药汤剂治疗,起初是用大锅煎药,倒是疗效也不错。

资料(谢丽娟,时任上海市副市长,分管医疗工作):30味药放在大锅里面煮,到时候到病房里去给每人一碗。

这不是何立人第一次将中医中药治疗危急重症应用于暴发大流行的传染病,早在1971年,在上海中医学院留校任教的何立人随学校教改小分队入驻南汇周浦人民公社卫生院。而在当时限于各种条件每年夏天流行流行性乙型脑炎(简称"乙脑")似乎成了家常便饭的事情,年年防治,年年暴发。

何立人:因为一般到了夏天上海流行乙脑,好像是一个家常便饭的事情。那么在周浦的这个医疗片里面,所收治的乙脑年年有(发生),年年有死亡,年年痊愈的患者有后遗症(虽然患者的乙脑治愈了,但大多留有后遗症)。但是很巧,我在周浦这个医院里面的时候,和他们医院的西医同道一起参加了这年乙脑的防治。

作为当时病房里的唯一一位中医,何立人与当地的各位西医同道一起对乙脑的防治展开了探究。

何立人:他们(西医同道)说乙脑西医就是这么点办法,静脉滴注生理盐水,那么中医来想想办法吧。

从未接触过流行乙脑防治的何立人请假回到学校,一头扎进了图书馆,查阅书籍,对比医案。几天之后,终于构思出一剂药方,事后事实证明该药方果然对乙脑的防治,达到意料之中的效果。

何立人:在这一年我们防治的乙脑患者当中,没有出现一例死亡,没有一例痊愈后出现了后遗症,在当时的卫生系统内部和社会上都引起不小的轰动,专门叫我来介绍这个中医的干预(乙脑)的工作,所以(对我来说)这是一个很大的收获,对我的影响很大。自此以后,我对中医药治疗危重症的信心非常强烈。

钱义明:有一句话何老师经常说,中医不单单看慢病。我们(中医是)从急病(治疗)开始的,我们几千年的中华民族的当时就靠我们的中医,没有西医进来之前我们一直靠中医治疗。不要忘记,中医是可以看急病的,看重病的。(中医)不要妄自菲薄,所以何老师经常说我们不要忘了我们的本。

对中医中药治疗危重症的信心,辨证的思维,用药的思路,这些离不开何立人的勤学善悟和多年临床实践,然而,究其源头则是深受其恩师张伯臾的影响,1964年到曙光医院实习的何立人开始跟随了对其一生行医产生深远影响的恩师张伯臾。

何立人:在他身边学习得到他的指点以后,对我这一生的影响是不可磨灭的。所以说可以说我现在的用药的思路、辨证的思维、对中医中药,甚至为人处事都受到他的影响。

张伯臾,川沙人,早年行医乡间,中华人民共和国成立后就职上海曙光医院,从事中医内科临床及教学工作,为国内培养了大批中医骨干。张伯臾一生行医60余年,以精湛的医术、高尚的医德赢得了患者及中医同道的高度赞许,并深刻影响着他带出的徒弟、学生们。

何立人:他看重病、看重症、看疑难病等,他对患者的态度、对人生的态度、对生活的态度,以及与同道、医生之间的交往,包括他对学生的教育等方面,应该说对我一生的影响是极其深刻的,可以说我现在都是不断地以张老师的样子来指导我自己的行为。

早年在乡村悬壶行医的经历使得张伯臾深刻体会到,广览医书还需结合临床,撷采众长方能增进学识,提高医术,所以他始终鼓励他的学生到乡村去,多接触那些复杂、危重的各样病例。

何立人:张老师出生于浦东川沙,是从农村走出来的。他就跟我说过,做中医在农村能够遇到很多疾病,恐怕比在城市里面,窝在医院里面接触到的病源还要广、难度还要大,病情的严重的程度可能还会更深,但是那个时候就是靠医生来治疗它。所以从我个人的体会来说,下乡、走进农村这一过程对中医是举足轻重的。

正是在这段下乡行医的过程中,所遇到的各种各样疑难杂症使得何立人积累了大量临床经验,得到了锻炼。这也为后来他成功担负甲型病毒性肝炎防治的重任奠定了基础,同时赢得了恩师的高度认可,张伯臾亲口对他说:"我们心心相印。"

何立人:这是张老师的亲口话,"心心相印",所以那以后只要有机会张老师就会把我叫到他那里,后来我到曙光医院工作过一段时间,也是张老师叫我去的。

1975年,下乡多年之后,何立人回归曙光医院,正式拜师名老中医张伯臾。

何立人:后来我从张老师这里学到了对冠心病的防治、对慢性支气管炎继发感染的防治、对急性胰腺炎防治,好多好多疾病,疑难杂症,包括尿路感染的防治、肝硬化腹水等的治疗,这些都是在曙光医院、在张老师身边学的。

通过跟随张伯臾的学习,何立人理论与临床实践相结合,逐步在医治中医内科疾病方面,形成自己以辨证论治为专长,对病毒性心肌炎、冠心病、高血压病、心律失常、心功能不全、高脂血症等心脑血管疾病,以及消化、呼吸系统疾病的防治和对心身疾患、慢性虚损性疾病、肿瘤调理等方面颇有建树。而更重要的是系统中医思维、中医理念的形成,对其产生了深远的影响。

何立人:我在张老师身边学了这么多东西,有了一个大的内科概念,什么病我都可以触类旁通的。事实上我们当时做医生,也没有这么细的分科,我们内科就是什么病都收的。我有一个观点,过早地进入了一个专业、一个分科的话,恐怕不利,假如我们中医不能够把大内科的知识掌握好,那你的专业也很难好,你就不可能做到周全,你就不可能做到辨证精细,因为你识病时受到了局限。

在学术上,何立人力主"法于阴阳,和于术数",坚持辨证施治,恪守整体原则,信奉天人合一。

崔松:何老师的学术思想,总结下来就两个字,一个是"平",一个是"和",我们学生来请教他的时候,他常常回以"以和为贵,以平为期"。

何立人:("以平为期,以和为贵")真的是我们《内经》的《经》旨之一,不是我的创造发明,这个"平"你认为它是平和,你认为它是平衡,都可以。因为中医中药的治疗毕竟就是纠偏,纠偏能到达到一个相对的平衡,就可以了。以平为期,你用药适可,中病即止就是以平为期。和,以和为贵,调和的意思。很多疾病根治是不可能的,违反规律的,那么只要能够共存,能够相安无事,那就可以起到一定的效果了。缓和也好,调和也好,和就是大家能够很平和的意思。

1990年,何立人被任命为岳阳医院副院长,走上了管理岗位。然而出于对中医的热爱,在繁忙的行政工作之余,他依然雷打不动地坚持每周两个半日的坐诊。

钱义明:当时我们医院的急诊量不大,但都是冲着何老师的名气来的,门口排了很多人,都来看何老师的门诊,我在后面负责抄方子,一直跟老师侍诊,后来他又负责了大学的教务处工作。

正当何立人在医院的领导岗位上工作开展顺利,专业道路发展迅猛之际,一纸调令,他被调至学校工作最为繁忙的教务处,先后担任上海中医药大学教务处副处长、处长等职。何立人开始从管理者宏观的视角来领悟中医,临床诊治与辨证思路比以往更周全,视野也更开阔了。他将中医学的浓厚人文特色与管理哲学,两相对比、结合,并触类旁通,对打开中医临床治疗思路大有裨益。

何立人:管理工作与中医实践的哲学理念是一致的。就是说教学管理可以用哲学的辩证法思维,也可以用我们中医的辨证论治去管理。各种不同的情况,处理方法不同,我们的目的就是管理好它。而我们治病也是如此,辨证论治,根据不同的情况用药,指导用药,这当中的理念是完全一致的。

何立人常常告诫学生,要从不断的自我否定之中寻求进步,诊断疾病、处方用药要善于反思,善于自我否定,只有善于自我否定,否定之否定,才会使人进步。

张焱：跟随何老师将近有 20 年之久了，感触比较深的就是，何老师告诉我们，不要人云亦云，不要师云亦云。在整理医案的时候不要单单整理有效的医案，即便是无效的医案我们也要去整理，要去探究疗效不好在哪里，是我们辨证有问题，还是我们用药有问题，还是我们剂量上有问题。

50 岁学吹打，何立人对教学管理工作，倾注了极大的热情与精力，将学校的教务工作推上新台阶，1998 年荣获上海市优秀教务工作者，并带领教务处分别荣获上海市和全国普通高校优秀教务处称号。而他本人更是临床、执教两不误，教书育人、循循善诱，十分重视对中医药人才的培养。多年来一直承担"中医内科学"的教学任务，培养了一大批硕士、博士研究生，并于 2001 年荣获上海市育才奖。

张炜：对于我们这些学生，乃至我们的小孩，他都是厚爱有加的。在我们有迷惘的时候，就如同亲长般循循善诱。我们每年过年去看望他，他会问每一个学生，今年有什么想法，有什么疑惑吗，然后给我们解答，对于我们来说，他真是一位很仁厚的长者。

张焱：我跟何老师时，心中其实是有点忐忑的，因为何老师非常严谨。何老师要批改作业的，他经常是一个标点符号、一个错别字，都能修改出来。我们在引经据典的时候，他一定要让我们查到出处，因为有些文章我们是要发表的，不能给别人错误的信息，以讹传讹。因此可以看出他要求我们时刻要严谨、仔细。

正是因为对中医的深厚感情，何立人对现今部分青年中医临床西化过度现象，心情有些沉重。在跟随现代医学发展的同时，始终记着自己是个中医。所谓走在阴阳道，坐在五行间，在中西医结合中医人才的培养上，探索出一条改革与传承之路。

何立人：培养中医药的人才的核心是培养运用中医中药的人才，不能培养不敢用中医中药的人才。真正的中西医结合我认为应该做的是，提倡中医药人才学习现代的科学技术知识，同时坚持我们中医中药的知识理念、系统、思维、方法。我对学生学西医知识、学现代科学知识、学现代一切先进的东西，都不反对，甚至是鼓励的。但我唯独不能容忍的是，你们不用中医的思维，不用中医的辨证论治，不用中医的方药，这是我不能容忍的。

何立人认为，参合辨西医之病，也需要根据不同情况遣方用药，患者不同正邪或有所偏，强调辨证论治与辨病论治相结合，以辨证为主，在辨证基础上可参合辨中医之病,亦可参合辨西医之病。

何立人:前两年遇到过一个小患者,生下来后是单心室的,他做过了西医的心脏手术,尚有腹水,其胸腔有积液、心包有积液、腹部腹水,肚脐突出。

何立人坚持辨证论治为主,又力推辨证与辨病(西医)合参,有证辨证,无证则辨病(中医之病,西医之病),治法灵活多变,不拘于证型成方,采用阴阳同补、气血兼顾、寒温同用、补泻并施等法,取得了意料之外的效果。

何立人:除了辨证论治,没什么别的特别方法,因为心脏手术过了,现在主要有心包积液,我当时考虑该患者正气虚弱,因病而虚,因手术而虚,所以重点是扶正。

在用药时,何立人结合现代医学理论,在辨病的基础上,又结合现代药理进行了配伍。

何立人:我的扶正中药里当然也结合了现代医学的一种观点,他的蛋白低,所以我给他用药里面,除了一般的扶正健脾益肾等方法以外(因为有积液总是要利水的),但是偏重的是用了一些从中药里面我认为是含有蛋白比较多的药,就是以动物类的药来给他治疗。

尊古而不泥古,临床诊治结合现代医学理论,何立人独特的治疗理念再次得到了验证,患者很快康复走上了健康正常的生活道路。

何立人:这个案例给我的印象非常深,就是遇到这样一个患者,我们医生不要轻言放弃,还要努力地想方设法为患者解决病痛,让患者的亲人感到心情的舒悦,这就是我的一个治病理念。

治病先治心,治心不唯心,这是何立人几十年行医经验,特别是大量心血管病患者治疗过程中,总结出来的临床理论。

何立人:我们人体是一个完整的结构,它有肝、心、脾、肺、肾,它在不同的患者,甚至同一个患者的不同阶段、不同的时期,疾病伴随有不同的兼症和夹杂症,疾病有它侧重点的不同,那作为医生只知道心病,只是治心,那是治不好的。心律失常的也好、冠心病心绞痛的也好、心力衰竭的也好,不管是什么类型的心脏病,我们做中医的一定要有辨证论治、整体观念的理念。那么心脏病患者的整体观念在哪里,对于心脏病的辨证论治注重些什么,是不是只看到病因、病邪、邪正就够了呢?如果你看到了脏腑之间的相互联系、相互的维系,那治心病的方法就完整了、就全面了,这个整体观念也就是我们讲的辨证论治。

如果说整体观是中医哲学的基础,那么何立人所秉承的以平为期、以和为贵不仅仅是一种辨证理念,更是治病用药之道,因人之禀赋各有阴阳,气血各有强弱,其病亦阴阳气血各异。

何立人:对于我们中医的自身来说,心主神明,各个脏器的疾病都和心神相关联,《内经》里讲"心者君主之官",心是主宰人的全身的,那么所有脏器的病难道不要去治心吗?现在我们都知道,人的生病模式,疾病的模式,社会、环境、生物机体,还有一个心理,这是一个完整的模式。

脏腑相关,以心为先,在何立人的眼中,医生看病一定要有全局观、整体观、心脑血管疾病虽然属于心系疾病,但与五脏息息相关,因此"心病治心、心不离心、亦不唯心"。当今中国高血压病的知晓率低、治疗率低、控制率低,降压药物的持续应用,又不可避免地带来副作用。

何立人:现在的高血压治疗方法比较单一,又感觉我们中医中药治疗高血压的效果好像不及西药的降压药。为什么?因为我们自己把自己的路堵死了。事实上,高血压的病名是西医的,它的症状是多种多样的,可是我们在学的时候理念不对,我们把西医的高血压仅仅只和中医的"眩晕"对应起来,所以形成了大家遇到高血压患者就从中医的眩晕治疗。中医有"诸风掉眩,皆属于肝"理论,而对于"肝",多数人又理解为肝风、肝阳,因此治疗上都是天麻钩藤饮、平肝潜阳、平肝息风、滋水涵木等。高血压有眩晕症状,从肝来论治这仅仅是中医告诉我们入门的一些方法,并不是说这个方法就是治疗高血压的唯一方法。如果高血压都从肝风、肝阳治疗的话,那就是我们自己把中医治疗高血压的路堵死了。

在何立人看来,现代人随着物质生活水平的提高,饮食结构的改变,高脂肪、高蛋白、高糖等肥甘厚味之品过量摄取,最易导致脾胃受损。

何立人:现代人所谓的富贵病越来越多了,血脂高了、脂代谢紊乱、血管硬化的斑块形成多了,这就是明显的肥人多痰湿,痰湿内阻了以后形成气血不畅。心主血,血不清而致血浊,严重的话血淖,即血像泥浆水一样的,可以引起的血行的迟缓、缓慢,对血管壁的刺激、压迫,或者压力,我认为它是流体力学的影响。血管壁受损了,受损以后现在讲起来叫炎症,可是在中医来讲也许就是出现了红肿,那么红肿以后结块了不就是斑块形成嘛,那么患者的血管就窄了。

因此,何立人根据近年来临证经验,参合经典医籍,提出湿浊内结,土湿侮木,脉道不畅是高血压病机要点之一,同时这也是高血压导致心、脑、肾等靶器官损害的关键,他提出高血压病的治疗,应重视化湿泄浊以祛邪,兼顾五脏扶正气,重在健脾调肝益肾,即可采用抑木扶土的方法。

何立人:所以现在很多临床上吃降压药的患者到我这里来,再进一步用中医中药的方法来防治它,吃中药下去疗效还不错。

患者:我走楼梯到家,走五楼,看病之前走上去气喘吁吁的,现在经过中药治疗以后走到五楼也不觉得累,真的,中药治疗确实挺有效果。

何立人:所有这些都坚定了我的一个信念,中医治病绝对是行的。

回顾从医50余年来的经历,何立人教过书,下过乡,战过乙脑,抗过甲型病毒性肝炎,当过领导,管过教育,无论角色如何变换,他对中医的持恒之心从未改变。

何立人:我的最大的愿望就是做一个患者都认可的好中医就可以了。

医理讲辨证论治,对立统一,哲理讲辩证法,实事求是分析,实践论,学了医理、哲理,才会处理世理,所以何立人说,这叫通情达理。(徐立思,上海市中医文献馆《海派中医》系列纪录片)

第二章
学　术　思　想

第一节　主要学术观点

一、以和为贵，以平为期

临床上，何立人尤其推崇《素问》"法于阴阳，和于术数"之理，疾病的发生关键在于寒热、虚实、表里、阴阳、气血以及五脏六腑之间原有的动态平衡受到破坏，人者，以"精充、气顺、神安"，天人得应为上，故而医者用药都应力求"以和为贵，以平为期"，偏阴偏阳之谓疾，所谓"阴平阳秘，精神乃治"，治疗的重点在于调节并恢复人体正常的阴阳平衡，在于"治人"，而非"治病"，因此"平和"思想仅仅是辨证范畴的理念，更是治病用药之道，所谓"从阴阳则生，逆之则死；从之则治，逆之则乱"。

"以和为贵"，源自《内经》。《素问·六微旨大论篇》言"亢则害，承乃制""因而和之，是谓圣度"。所谓诛伐无过，则故病未已，新病复起是也。《素问·至真要大论篇》说："大毒治病，十去其六；常毒治病，十去其七；小毒治病，十去其八；无毒治病，十去其九。谷肉果菜，食养尽之，无使过之，伤其正也。""以平为期"，是《内经》中提出的治疗理念，《素问·至真要大论篇》中说："谨察阴阳所在而调之，以平为期。"又云："皆随胜气，安其屈伏，无问其数，以平为期，此其道也。"

孟河学派以《内经》为法，主张"平淡"，认为"天下无神奇之法，只有平淡之法，平淡之极，方为神奇"，主张医学归于醇正，贵在义理之得当，而不在药味之新奇。其代表人物费伯雄主张用药"和缓"，所谓和缓，即"不足者补之以复其正，有余者去之以归于平"。丁甘仁亦认为："和则无猛峻之剂，缓则无急增之功"。故孟河医派在辨证用药上，大抵以轻灵巧见长。

何立人认为"二元使之平衡，多元使其调和"，因此"以和为贵，以平为期"是"和谐"思想在诊治中的体现。人之禀赋各有阴阳，气血各有强弱，其病亦阴阳气血各异。如阴虚体质之人，病后则每易多火，治疗时当滋阴清火为主；若阴虚及阳，阳气损伤，则宜先扶其阳，而后滋其阴，以冀阴阳平和。而对于阳虚体质之人，即使患热病亦不可过用寒凉药石，以免更伤其阳，并且热退后亦毋忘温补其阳；若是阳虚及阴，阴气损伤，则宜先滋其阴，而后助其阳，以期阴平阳秘。对于阴阳两虚体质之人患病，则药石之性味更应平和，需缓缓调之，不可肆意投以大补、大泻、大寒、大热之品。临证察色按脉，先别阴阳；而治病之道，则是以药性之阴阳，力求恢复机体气血阴阳之平衡，如《医方集解》中所说："人之气禀，罕得其平，有偏于阳而阴不足者，有偏于阴而阳不足者，故必假药以滋助之。"总之，药石之行为务必使人体"阴阳和平，水升火降，归于中庸之道"（《医全初编》）。处方时，既要避免妄用药物过伤正气，又要避免"气余生火"之弊，对于补益之药强调过犹不及，对于攻伐之药主张中病即止，药物应以达到"助力推动""不药而愈"的效果为佳。反对炫异标新，对常用药之药性应熟稔于心，方能使药效发挥精妙尽致。

中医讲究形神合一，临诊也时常劝导患者平日里应保持平和心态，有助于疾病的康复，不以物喜，不以己悲，正所谓"气血冲和，百病不生，一有怫郁，诸病生焉"。当重视问诊对于情志诱因的寻找与疏导的重要性。

而作为医者，何立人则告诫学生，首先，为人为医为学为事当宠辱不惊。要学会调节得失之心，若整日患得患失，医学的路是走不远的，更不说达到上医的境界。其次，若想要挣大钱，就不要选择从医。第一，医生发不了财，行医多年之后不能如愿以偿，定会感到失望；第二，想着要发财，也做不了好医生，因为心术不正、利欲熏心便不会沉下心来好好地做学问，对待患者也没有底气做到公允平和，不卑不亢。

由此可见，"以和为贵，以平为期"在医学中当是一个哲理概念。一则为治疗的目标，二则为用药的原则，三则为与患者的交流初衷，四则为医者的心性所在，几者缺一不可。

二、辨证为主，辨病相参

辨证论治绝不是简单的工具，而是一种科学的方法论。中医学理论源自中国古典哲学理论,辨证论治和整体观念是中医的两大特色,辨证论治是中医认识疾病和治疗疾病的基本原则,是中医学对疾病的一种特殊的研究和处理方法。方法论是人们认识世界、改造世界的一般方法,是人们用来观察事物和处理问题的方式、方法。概括地说,世界观主要解决世界"是什么"的问题,方法论主要解决"怎么办"的问题。中医辨证论治的也正是我们看待、分析和处理疾病的方法,告诉我们何证因何理,何理辨何证,何证用何法,何法用何方,何方用何药,一套完整而严密的思维体系,完全符合方法论的要求。

科学的方法论是要我们正确地运用辨证论治的方法,在科学理论指导下分析患者的病情,只有这样才不至于将辨证论治简单化,才可以尽量避免辨证的遗漏和错误。任何一种疾病的发生发展都有其特异性的病理改变和传变规律。各种致病因素作用于人体之后,由于体质、气候、地理环境等方面的差异,会产生不同的病理生理反应而形成不同的"证"。中医认为"病"是一个纵向的病理过程,而证则是其发展过程的横断面;病变的不同阶段会出现各种不同的证,而证则集中反映了病变阶段中邪正相争所处的事态。因此,辨证论治是中医药治疗疾病之精髓。《医门法律》曰:"治病必求于本。万事万变,皆本阴阳,而病机药性,脉息论治,则最切于此,故凡治病者,在必求于本,或本于阴,或本于阳,知病所由生而直取之,乃为善治。"而"本"即是阴阳,也是中医之证。

对于冠心病患者的治疗,何立人认为在辨证基础上,可参合辨中医之病,亦可参合辨西医之病。参合辨中医胸痹之病,则可酌加温补气阳,或活血通脉之品。因"胸痹"之病,总属阳微阴弦,即阳气不足,阴寒结聚,邪踞阳位所致。然患者不同,正邪或有所偏,或偏于"阳微",或偏于"阴弦"。高年体虚患者,辨病时宜温补气阳,可酌加黄芪、炒党参、怀山药、炒白术、仙茅、淫羊藿、补骨脂、巴戟天,甚或桂枝、肉桂、鹿角片、熟附片等,是以发病与阴阳气血日益消耗,邪气乘虚侵袭阳位密切相关。而中青年患者,辨病时宜化痰祛瘀,可酌加丹参、桃仁、红花、川芎、地龙、茶树根、虎杖、五灵脂、生蒲黄,甚或水蛭、全蝎、䗪虫等,是以正气虽虚但不甚,发病多由痰瘀阻滞心脉所致。如《医门法律》中所言:"胸痹者,阳气不用,阴气上逆之候也。然有微甚不同,微者但通其不足之阳于上焦,甚者必驱其厥逆之阴于下焦。"这是在辨证基础上,结合辨中医之病。辨西医之病,亦需根据不同情况遣方用药。若冠状动脉造影后无需植入支架者,因介入手术耗伤气血,损伤脉络,可酌加益气养血和血之品。若是植入支架者,还需加强活血通络作用,并痰瘀同治,需防止支架植入处再狭窄。若不能植入支架,则应加强祛瘀通脉功效,如虫类水蛭、全蝎、䗪虫等搜剔之品,或通达痹阻之脉管,或促进侧支循环建立,同时予以扶正之品,攻补兼施。

对于辨证辨病结合,何立人提出,即使辨病也不能脱离中医理论核心思想辨证论治的指导。如内科杂病,见外感病者,需治外感疾病。然外感病有风寒证、风热证、暑湿证之不同,因证施治,方可获效,不可一概辛凉解表,亦不可一概辛温解表;否则,外感邪气未解,反入里传变,加重原有的基础疾病。换言之,兼治外感病亦需辨证而治。而暑湿之外感,不仅有特定发病季节,治疗时则需清暑祛湿解表。由此可见,所谓辨证辨病,全在确识病情之寒、热、虚、实、燥、润。临证权衡,当损则损,当益则益,不拘于某病用某方,某方治某病,应随证应变。倘若再能精察药性,有是病即有是药,无是病即无是药,有是病虽险绝之药亦敢用,无是病虽平淡之品亦不敢忘用,临诊无不效之理。

三、脏腑相关,以“心”为先

脏腑各有主气,各有经脉,各有部分;故其主病,亦各有见证之不同。心血管病之病位在心,心病治心,毋庸置疑。然五脏相关,脏腑相通,各脏腑之间不仅在生理功能上相互依存、相互制约、相互为用,病理改变上也相互影响。

《素问·平人气象论篇》中言:“心藏血脉之气。”但气、血作为构成和维持人体生命活动最基本的物质,与其他脏腑生理功能正常与否皆密切相关;在病理上,脏腑之间亦可因气血变化而相互影响。如《景岳全书》中所说:“五脏皆有气血,而其纲领,则肺出气也,肾纳气也,故肺为气之主,肾为气之本也。血者,水谷之精也,源源而来,而实生化于脾,总统于心,藏受于肝,宣布于肺,施泄于肾,而灌溉一身。”然《素问·邪客篇》中说:“心者,五脏六腑之大主,精神之所舍也。”并在《素问·六节藏象论篇》又进一步强调:“心者,生之本,神之变也。”说明人体各脏腑之间、各部分功能的相互协调与配合,与心的生理功能正常与否密切相关。即心主宰着人体所有的生理活动,五脏六腑、形体官窍等无一例外。

对于心系疾病的治疗,何立人提出:“心病治心,心不离心,亦不唯心。”冠心病、心律失常等是临床常见之心系疾病,属于中医“胸痹”“心悸”等范畴。何立人认为,心病之病位在心,需以治心为主,即“心病治心,心不离心”。但即使是心系疾病,治疗时亦勿拘泥于心,应兼顾他脏,此即“心病治心,亦不唯心”。因为,人之脏腑是不可分割的整体，一个脏器发生病变，皆可影响他脏或腑之生理功能，继而产生病理改变。《医贯》即载有："凡脾胃肝胆，各有一系，系于心包络之旁，以通于心。"基于心与他脏或腑之间的关系，何立人临证诊治心病时常多法并用，如运用补肺宣肺、疏肝理气、温胆宁心、健脾养心、交通心肾等方法治疗部分心系疾病，疗效颇为显著。

四、调养脾胃，扶土培中

脾胃为后天之本，气血生化之源。《脾胃论》言："百病皆由脾胃衰而生也。"凡来诊者，无论何病，皆重脾胃，扶土培中为要。论其要义有四者，一则饮食颐养，二则顾护脾胃，三则调畅气机。

1. **饮食颐养**　人以水谷为本，故脾胃为养生之本。《景岳全书》中说："凡欲病者，必须先察胃气；凡欲治病者，必须常顾胃气；胃气无损，诸可无虑。"脾胃属土，唯火能生，故其本性常喜暖畏寒，若非邪热实火，需注意慎用、少用寒凉之伤脾碍胃之品，因中气亏则五脏六腑之气亦馁；中气一败，则百药难施。可见人有此身，必滋谷气。谷入于胃，洒陈于六腑而气至，和调于五脏而血生。"人苟劳心纵欲，初起殊不自知，迨至愈劳愈虚，胃中水谷所入，一日所生精血，不足以供一日之用，于是营血暗耗，真气日亏。"（《医醇賸义》）

2. **顾护脾胃**　何立人提出，凡治病用药需以保护胃气，补养脾气为要，应投药物之中，凡与胃气相违者，概勿施用。何立人临证处方中常参合芳香甘平之品，如砂仁、白豆蔻、佩兰、谷芽、麦芽、怀山药等，流通枢机，培补中宫。而对于邪实正虚、攻补两难之际，只有力保胃气，加以攻邪，战守具备，敌乃可克。《玉机微义》言："饮食日滋，故能阳生阴长，取汁变化而赤为血也。注之于脉，充则实，少则虚，生旺则诸经恃其长养，衰竭则百脉由此空虚。"故善用药者，必用胃药助之。

3. **调畅气机**　调者，一调脾胃升降之枢，使得气机通利。《四圣心源》载："肝气宜升，胆火宜降，然非脾气之上行，则肝气不升，非胃气之下行，则胆火不降。"实则肺之宣肃，亦赖脾气升散之气以宣通，胃之顺降之气以肃降；肾水赖脾气上升之趋以凉心火，心火赖胃气下降之势以暖肾水；故调脾胃使得各脏腑气机当升者升，当降者降，各司其机。二调肝胃疏泄通降之气，土为木之所胜，木土不调可见木乘土，或由木旺，或由土虚；亦可见土盛反侮木，或由痰湿，或由郁滞，疏肝健脾和胃，祛除情志诱因，是为要义。

第二节 对经典理论的研读与阐发

一、"脉痹"是中医认识心血管病的路径

世医皆通晓"心主血脉"之理,谓其有主血主脉之两义,然血行脉中、脉为血府,心、血、脉三者,生理病理相生相依,不可分割。其中,我们不可忽视脉本身也是一个脏腑,除了运载身之气血,作为"奇恒之府"其本身也会有气血、阴阳、虚实病变。脉若病,可导致心脏受累发为心疾。《备急千金要方·脉极》言:"凡脉极者主心也。心应脉,脉与心合。心有病从脉起。"而脉府病变之成因,可为心病之病因,《症因脉治》即言:"心痹之症,即脉痹也。"另外,脉之病变可反映心之气血盛衰,诚如《四圣心源》所言:"脉络者,心火之所生也,心气盛则脉络疏通而条达。"故心病可从脉观,心病可由脉防,同时亦可从脉治。

而脉之病,何以着眼于"脉痹"?痹者,或痛,或不仁,或寒,或热,或燥,或湿。其痛者,因寒故也。其不痛不仁者,因久病荣卫之行涩,故不通不仁。其寒者,阳气少,阴气多之故。其热者,阳遭阴,故为痹热。若遇湿甚,阳少阴盛,寒湿两气相感,则见汗出。《内经》又言:"(痹)在于脉则血凝而不流。"此与动脉粥样硬化等脉管疾病的临床表现相近。其中,动脉粥样硬化是心血管系统中最常见的疾病,同时也是许多其他心血管疾病的病理基础。因此,在临床诊疗中,宜将动脉粥样硬化等脉管疾病看作脉腑本身的病变,遵从《内经》相关"脉痹"理论,认识其发生发展从而指导临床诊疗。

（一）源自《内经》的脉痹理论

"脉痹"之名,出自《素问·痹论篇》"风寒湿三气杂至,合而为痹也……以夏遇此者为脉痹""诸痹不已,亦益内也",其中"脉痹不已,复感于邪,内舍于心""心痹者,脉不通"。基于此,后世医家多认为脉痹之病因多由外邪乘虚外袭,留滞于内,致湿痰浊血,流注凝涩而得之。其外邪多责之于风、寒、湿,亦有医家认为"非偏受一气足以致之也"(《临证指南医案》)。到了明清时期,又补充了"热因",《医门法律》里提道:"湿热内淫,故筋挛脉痹。"另有医家从脉痹的临床表现上认为脉痹即热痹,《张氏医通》言:"脉痹者,即热痹也,脏腑移热,复遇外邪,客搏经络,留而不行。"清代医家张聿青以脉痹作热痹治,主张辛温寒以通络泄热。

同时，还应考虑"非时之邪"和"内生五邪"致病。"非时之邪"如病毒、不合时令之寒热、污染等。"内生五邪"则可见肝阳、热极、阴虚、血虚、血燥所生之内风，亦可由阳虚所生内寒、脾虚不运、肾阳虚而不温煦所生内湿，或由津伤阴虚所生内燥内热之邪，形成血瘀、痰浊等沉积脉壁，壅塞脉道，或因脉中之血、气、津液等发生变化，脉道失养，发为脉痹之疾。

脉痹之内因当责之于年老体衰、饮食失节、情志不遂。随着生活水平的提高，饮食因素尤其应当重视，膏粱厚味、烟酒无度，可损伤心脾，使痰浊内生，胶着于脉道，久而成瘀，甚则热毒内蕴，加重病情。这与诸多心血管疾病的发病是相类似的。古人亦有"多食咸则脉凝泣而色变""味咸而走血""血与咸相得则凝"的观点。现代医学也证明了长期高盐饮食，可导致血管张力升高，阻力血管对体内交感神经的反应性增加，诱发或加重高血压。

"脉痹"之病机总属本虚标实，所谓"邪之所凑，其气必虚"。罹患脉痹之人总有体虚之本，《诸病源候论》提道："由人体虚，腠理开，故受风邪也……夏遇痹者为脉痹，则血凝而不流，令人萎黄。脉痹不已，又遇邪者，则移入心。"《证治汇补》认为："由元精内虚，而三气所袭，不能随时祛散，流注经络，久而成痹。"而其"标实"的一面宗于《内经》，血瘀为历代医家所重视，然而致瘀的因素或有痰，或有湿，或因热，或因寒，或见浊，或见毒，彼此互为因果。《临证指南医案》即言："湿痰浊血，流注凝涩而得之。"痰、瘀痹阻于心或脉络是心脉痹阻类疾病的病理关键，冠心病标实的一面实际是由高脂血症、冠状动脉粥样硬化所致，相当于中医学的痰瘀互结、血行不利的观点。而脉痹反过来又可以导致痰、瘀、浊、毒的加重，两者互为因果。这也好比动脉粥样硬化发生发展的过程中，血液中过多的有害脂质可以损伤动脉内膜，而被损害的动脉内膜又利于脂质沉积，两者互为影响，最后导致血流缓慢、血栓形成之病。所以，完整地认识、理解"脉痹"的病因病机，可以是中医认识心血管病的路径。

（二）"脉痹"也是认识众多病证的路径

脉属五体之一，五行属火，脉痹应心痹，与皮痹、肉痹、筋痹、骨痹并称五体痹。然而，脉沟通五脏肢体百骸，使血行于其中而不外溢，周而复始，如环无端，莫不贯通，发挥血液营养滋润及产生和维持神志活动的作用，又心主血脉、肺朝百脉、脾统血、肝藏血等脏腑生理功能的实现，脉在其中也起到了对血的承载、保护、运输通道的作用。所以，脉虽有独立的配属，但其实质与五脏六腑、皮肉筋骨皆密切相关,所以,它也是认识众多病证的路径。

脉痹传为心痹,可谓是脉痹传变中的经典,但当知脉痹也可向其他脏传,如下肢深静脉血栓可并发肺栓塞,此为脉向肺传;随机性下肢动脉栓塞可并发代谢性肌肾综合征,多发性大动脉炎导致肾动脉狭窄,此为脉向肾传;血栓性浅静脉炎久病后门脉系统血栓形成,此为脉向肝传。

《医宗金鉴》重论脉传六腑,现代临床中,亦可见脉传奇恒之府,脉痹致中风,即向脑的传变,患者发卒中后半身偏枯,此又可视为脉痹不已、传为筋痹的现象,故脉痹亦可向体痹传化。脉痹加重可发为脉痿,如《素问·痿论篇》云:"大经空虚,发为脉痹,传为脉痿。"临床上可见到,下肢静脉曲张、脉管炎伴发血栓性浅静脉炎,动脉硬化症合并无脉症等。

因此,脉作为联系各个脏腑之间的纽带,亦有使疾病在脏与脏之间传变的桥梁作用,故所以"脉痹"也可以是认识众多病证的路径。

(三)"脉痹"的治疗

"脉痹"在治疗上,气血阴阳,五脏六腑皆应考量,使得气顺则血畅,心安则五脏调和。根据脉痹本虚标实的病机特点,治疗从以下几方面考虑。

其一,痰瘀同治,通络泄浊。针对脉痹"血凝而不留"的病机特点,化瘀是历代医家对其治疗的总则,然而对于现代脉痹形成的病理过程,要明辨是否夹有痰、湿、热、寒、毒、浊之征象,痰瘀同治,根据其他病理产物及致瘀病因,进一步利湿、清热、散寒、解毒、泄浊以达到通络蠲痹的目的。然脉痹之人,有内虚之本,临床运用中,若非经验丰富者,应慎用大下之剂以防再伤正气。

其二,究其根源,补虚治本。对于脉痹的治疗,不可不考虑其本虚的实质。但需究其根源、明辨气血阴阳、分清脏腑病位,具体施治,不可妄补烂补。体虚之人,大致可分为两类,一为饮食起居情志失调致肝、脾、肺升降气机,产生和输布水谷精微的功能失调。《灵枢·营卫生会》曰:"人受气于谷,谷入于胃,以传于肺,五脏六腑,皆以受气,其清者为营,浊者为卫,营在脉中,卫在脉外。"若饮食起居失常,则易导致脉中无营血滋养,脉外卫气不固,外邪乘机内袭。二为久病年老体虚致心、肺、脾、肾不足者。如心气不足,营卫失调,营不循脉,卫不御外,风寒湿邪乘虚侵袭血脉,以致虚处留邪,瘀阻脉道;脉痹的病机特点为脾肾虚为本,痰瘀同病。另有一类内虚,既不隶属于气血阴阳,亦不隶属于脏腑,而是注重于脉本身。或为年老体虚气血鼓动无力,瘀滞脉道者;或为血虚血浊或疾病致使脉道失养者;或为非时之邪、毒邪侵袭导致脉道损伤,而致脉虚发为脉痹。

其三,清疏外邪,条达气机。脉痹之发病,有外感的一面,脉痹复感于邪可内舍于心,对比今时发病,或多或少因为腠理不密、外邪入侵而诱发或加重,故脉痹的治疗不可不重外邪的疏散,然而只可以辛平之剂轻清宣散,不可以大汗之法,否则又会加重正虚,以气机条达、助卫气输布于外为度。

二、从"血浊""血淖""血泣"认识脂代谢紊乱的不同阶段

"心"有其形,亦有其神。现代医学之高血压病、冠心病等心脑血管疾病,甚至血脂异常、高黏血症、动脉硬化等皆可从中医心系疾病,如怔忡、不寐、心悸、胸痹及眩晕等病证论治。

心系疾病以正虚邪实居多,多属本虚标实证。论及标实,病邪多责之痰、瘀。然行于脉中血的质和量发生变化,同样可导致或加重各种心病。《研经言》言:"血(所)以濡脉。"说明血在脉中运行的同时,一方面血能滋润和濡养脉管;另一方面血能保持脉道的通利性与柔韧度。若运行脉中血的质或量发生了变化,即会影响心脏以及脉所沟通脏腑的生理功能。

(一)血浊淖泣,痰瘀脂毒致心病

"血浊""血淖""血泣"皆出自《内经》。《灵枢·通天》言:"太阴之人,多阴而无阳,其阴血浊,其卫气涩。"《灵枢·逆顺肥瘦》言:"人重则气涩血浊。"血浊,顾名思义,即血液混浊,是指血液受体内外因素影响,血液之营气、津液发生变化,失却其生理状态,血液运行失常,进而影响脏腑功能的病理现象。关于"血浊",后世医家论著中皆有提及,但不尽其详。然而在物资丰富、体力劳动相对减少的现代,其重要性、常见性反而显现出来。慢性心系疾病的发生,与血中浊秽无不相关。高脂血症的发生由浊脂滞于血脉所致,动脉粥样硬化与血中脂质物质沉积有关,其中的有害脂质就可视为血浊,直接导致了心血管疾病的发生。

《说文》解淖,泥也。血淖在《内经》中则有三解:一指血液浓厚黏稠,是稠而精微物质的组成。《素问·八正神明论篇》云"天温日明,则人血淖液,而卫气浮,故血易写,气易行;天寒日阴,则人血凝泣,而卫气沉"。二指湿润润泽,《素问·经络论篇》言"寒多则凝泣,凝泣则青黑,热多则淖泽,淖泽则黄赤,此皆常色,谓之无病"。王冰注:"淖,湿也;泽,润液也。谓微湿润也。"此为阳络随四时而变者,为常色,是无病之候。三指逆乱,《素问·阴阳别论篇》云"是故刚与刚,阳气

破散,阴气乃消亡。淖则刚柔不和,经气乃绝。"杨上善注:"淖音浊,乱也。"联系上下文,亦可作寒湿、潮湿解。由于血液本身有一定的黏稠度,以起到濡润滋养的作用,所以血淖可以是一种生理的状态,然而若受浊失却其清纯,导致过度黏稠则可阻乱气机,阻塞脉道。血液及脉管虽有一定的自身修复及清除能力,然而当心气不足或其他脏腑功能失调时,血中浊邪生成增加,更使痰瘀蓄留。

至于血泣,《内经》中多次用"泣"描述脉中之血受病邪侵袭之后的状态。一说泣象,落也,重着而不动;一说泣者,通"沍",闭塞之意,总属停塞之意。《灵枢·痈疽》言:"寒邪客于经络之中则血泣,血泣则不通。"血受寒则凝结成块故血瘀。《医经原旨·藏象》言:"血浊不清而卫气涩滞也。"血浊可致气涩,气行则血行,气涩则血涩成瘀。

血浊可视作为痰、瘀的前驱状态,导致心系疾病的发生。《景岳全书·痰饮》云:"津液者血之余,行乎脉外,流通一身,如天之清露,若血浊气浊,则凝聚而为痰。"《医学衷中参西录·论心病治》言:"心脏属火,痰饮属水,火畏水迫,故作惊悸也。"血浊日久,亦可变生毒邪。如《证治汇补·疠风》言:"湿热郁于内而不散,风邪客于外而不行,内外怫热,久之则血浊气乱,淫气与卫气相干,不得施化,气不得施,血为之聚,血聚则肌肉败烂。"而痰、瘀、毒、浊本身又相互转化,互为因果,胶着于脉,内扰于心神,流注于五脏四肢,发为迁延不愈之疾。

故所以和泥曰淖,浊血行于脉中,如泥沙之水行于江河。血瘀,泥之垒也;血淖,浊之渐也;血泣,淖之甚,浊之过也;血瘀,凝之成也,得之于寒,责之以食。因此,"血浊"与心系疾病发病存在着一定关系,"血浊""血淖""血泣"也可以看作是中医对脂代谢紊乱不同阶段的最早认识。

(二)化浊清血,循序渐进治为功

血浊的基本治则为"化浊清血",临证当根据其成因,或虚,或寒,或热,或痰,或瘀,或毒等恢复血液的清、纯状态。

首先,应利湿泄浊,慎用大下之剂。利湿泄浊,是何立人治疗多种心系疾病的常用治法。《灵枢·逆顺肥瘦》言:"血浊气涩,疾泻之。"提示血浊的治则为泻实。然而,痰湿瘀毒胶着于脉管,如沟渠之壅塞,唯用磨刮疏通,缓缓可愈。若如用大承气汤等峻利之剂,譬如欲清壅塞之渠,而注狂澜之水,壅塞必不能清,反致岸崩堤塌。利湿泄浊,若用大下之法,势必导致胃气损伤,使正伤邪未除,导致脉管易损而难复。

其次,以温药和之,但不可过用辛燥。血浊气浊,津液不归正化,则凝聚而为痰。《金匮要略·痰饮咳嗽病脉证并治》言:"病痰饮者,当以温药和之。"温性药物既有温化痰饮血浊之功,又有温振阳气之用,还能够温补脾肾真阳。譬如胸痹之阳微阴弦者,用温药振奋胸阳、通络止痛、化痰瘀之浊,可收奇效。然而不可过用辛燥,因血浊痰饮之人,本有津液亏损之机,若温燥太过,势必伤及阴血,故言"和之",即温之以和为度。《素问·阴阳应象大论篇》曰:"壮火散气,少火生气。"适度温药如阳春三月,冰雪消融,万物复苏;若过用温药,则如盛夏酷暑,机体则如涸泽之鱼。

第三,宜通利脉道,行气养血生津。浊邪的产生必因脏腑之气血、阴阳、津液等亏虚。若徒以燥湿消痰为事,则易耗伤正气,反助病邪。且气血、津血同源,气涩、津亏反致血浊内生。故治疗本病,以通调气机为贵,同时注重气血津液同调,且尤以气机为重。如《寿世保元·血气论》说:"调气为上,调血次之,先阳后阴也。若夫血有败淤滞泥于诸经,壅遏气之道路,《经》所谓取其血而后调之,不可不通其变矣。"

第四,脏腑同调,培土固肾为要。血浊之成因,可源于多种脏腑功能失调,故血浊治疗,首先辨其所涉脏腑病位。其中又脾胃功能失调为常,脾虚不运,聚湿生痰,临床常见嗜卧懒言,倦怠乏力,形硕体胖,胸闷脘痞,头目不爽,舌体胖,苔垢腻,脉细小涩等症状。《景岳全书·藏象别论》载:"血者水谷之精也,源源而来,而实生化于脾,总统于心,藏受于肝,宣布于肺,施泄于肾,而灌溉一身。"故治疗时,宜条畅气机,注重五脏调理,其中尤以调补脾胃、益肾固本为要。脾为后天之本,又为生痰之源;肾为先天之本,藏精气。两者皆可为血浊之本。治疗中,可以健脾为本,配合补益肾气之品,运水入土;抓住脾喜燥恶湿的特性,重在健运脾气,使补而不滞,则血浊无由发生。

三、"洁净府"非独利膀胱

"洁净府"出自《素问·汤液醪醴论篇》:"平治于权衡,去宛陈莝……开鬼门,洁净府,精以时服,五阳已布,疏涤五脏,故精自生,形自盛,骨肉相保,巨气乃平。"王冰注:"平治于权衡,谓察脉之浮沉。去宛陈莝,谓去积久之水物,犹如草莝之不可久留于身中。开鬼门,洁净府,是启玄府遣气也,谓泻膀胱水去。五阳,是五脏之阳气。五脏之阳,渐而宣布,五脏之外,气秒复除。如是精髓自生,形肉自盛,脏腑既和,则骨肉之气相抱,大经脉气然乃平复。"

王冰将"洁净府"的重点放在了六腑之中的膀胱腑。然而,中医经典中与"府"相关的还有"脉者,血之府""骨者,髓之府""头者,精明之府""奇恒之府"等,洁净府,也就是使得"府"洁净之意,可以理解为洁净血府,洁净髓府,洁净奇恒之府等。

朱丹溪在其《格致余论》中有"倒仓论"说,即有"洁胃肠府"之意。书中载说:"《经》曰,肠胃如市,以其无物不有,而谷物为最多,谓之仓,若积谷之室也。倒者,倾去积旧而涤,使之洁净也。糟粕之余,停痰瘀血,互相纠缠,日积月深,郁结成聚,甚者如核桃之穰,诸般畸形之虫,中宫不清,土德不和矣……积聚久则形质成,依附肠胃回薄曲折处,以为栖泊之窠臼,阻碍津液气血,熏蒸燔灼成病……窃详肉液之散溢,肠胃受之,其厚皆倍于前,有似乎肿,其回薄曲折处,非复向时之旧,肉液充满流行,有如洪水泛涨,其浮莝陈朽,皆推逐荡漾,不可停留。"

在心系疾病的治疗中,亦可取"洁脉府"之意,尤其冠心病的治疗,《医门法律·中寒门》曰:"胸痹心痛,然总因阳虚,故阴得乘之。"命门火衰,肾阳亏虚,无以温煦五脏,致心阳不振,阴寒之邪乘虚侵袭阳位,寒凝气滞,鼓舞乏力,血运无力,脉络瘀阻,症见胸闷气短,甚则心痛彻背。西医临床支架置入技术已十分普遍,挽救无数生命于危难中,然而此举终究为治标之策,倘若形成瘀阻的原因不祛除不控制,依旧会有新的犯罪血管产生,或者发生支架内再阻塞,而后续口服药物或有动血败胃、伤肝损肾、眩晕不适之忧,并且支架于心脉中,本是外来之物,亦可视作为一种"新生之瘀邪"。这便是中医药独居优势的介入点,目前中医临床常用温阳通脉、活血化瘀、化痰通络、益气活血、滋阴养血等方法,实际就是"洁脉府"思想的体现,通过调节阴阳的盛衰,使之平衡协调,活血化瘀,除积祛浊,同时调治心液。论"洁"府之法,理气、顺气、清气、宣气、下气、益气、祛风、搜剔等皆应在其列。

四、论"气有余便是火"之戒

何立人临诊曾遇一患者诉服西洋参而口舌生疮疼痛,学生且问:"缘何?"何立人曰:"虚不受补。"尝谓"气有余便是火"。按说西洋参养阴生气,其补气之力不雄,常人服之应无上火之嫌。所谓"气血冲和,百病不生,一有怫郁,诸病生焉"。也就是说,健康人应气血协调,运行通畅。气血是相依相成的。血有赖于气的推动而运行,气有赖于血的供养而发挥推动、温煦、防御、固摄、气化的作用。人体的生理功能有赖于气血功能的协调来维持,一旦失调,便可发病。

"气有余便是火"出自金元四大家中著名医家朱丹溪出的《丹溪心法》。气是指阳气,有余是偏盛的意思。"气有余便是火"意即阳气偏盛,呈现病理性的功能亢进,导致各种火证。阳气的偏盛可由阴液不足而阳气偏亢,引起目赤、咽痛、牙龈肿痛等虚火上炎证候,也包括由于五志过极,色欲无度,相火妄动,饮食厚味等引起的阴虚阳亢、气郁化火而产生的肝火、胆火、胃火、心火的证候。

中医讲究阴阳平衡,阳气作为人体阴阳之气的一方,一旦有余,即产生阴阳失调,随即生"火",这种由于"气有余"所生之"火"是一种病理产物,为病态之"火",与阳气之"火"有本质区别。

因此,在临证时如何运用补气药物,有以下几点当加注意。

首先,虚则补之。气虚之人,当以补气,但同时又不可补气过猛,宜少量渐增。因气虚之人,五脏功能皆减弱,若一次大量给予补气药物,恐虚不受补,反而加重脏腑功能负担,起到相反的作用;且气虚之人,无力推动血行,故血行不畅,而血又能载气,若补气量过大,超过血行载气的负荷,则易造成气滞,反而气滞生火;火为阳邪,耗伤气阴,则气更虚也,即所谓"壮火食气"。

其次,补气行气。临证若见气虚之人伴有气滞,当补气行气。气为血之帅,气虚无力推动血脉运行,则血脉不畅;血亦载气,血不畅则气不行,造成气滞;气滞日久,郁而生热化火,火热耗气伤阴,则致口干舌燥,咽喉热痛,心中烦热,尿赤便秘等症状出现。因此,治疗上不可一味补气,需佐行气之品。气行血行,气血运行通畅,充养五脏,病邪散焉。临证之时,针对气虚气滞者,宜寓行于补,采取补气行气之法,可获良效。

何立人于临证中辨证运用补气药物时,其剂量通常不会过大。如若病情需要增强补气功效,一是在加大补气药剂量的同时配伍行气之品。二是选用补虚但同时又具有清热功效作用的药物,如大狼把草、仙鹤草、功劳叶、锦鸡儿根等,以防"气有余便是火"之弊。

五、论"血不利则为水"

"血不利则为水"是《金匮要略·水气病脉证并治》的著名观点,原文载:"寸口脉沉而迟,沉则为水,迟则为寒,寒水相搏。趺阳脉伏,水谷不化,脾气衰则鹜溏,胃气衰则身肿,少阳脉卑,少阴脉细,男子则小便不利,妇人则经水不通,经为血,血不利则为水,名曰血分。"原文"血不利则为水"论述的是血分病,尤其是瘀血所致水湿停聚之疾患,临床上,据此理论以活血化瘀利水法治疗血行不畅或瘀血停滞导致的肝、肾、心系及妇科水气病疾患常获奇效。

（一）心病可致"血不利"而为水气病

《素问·经脉别论篇》云:"饮入于胃,游溢精气,上输于脾,脾气散精,上归于肺,通调水道,下输膀胱,水精四布,五经并行,合于四时五脏阴阳,揆度以为常也。"基于此,水气病的发生与肺、脾、肾三脏密切相关,并与三焦、膀胱以及胃肠等多个脏腑的功能有关。关于水肿病,张景岳在《内经》"其本在肾,其末在肺"的理论基础上,结合自身临床经验,又补充了"其制在脾"的观点。乍看之下,无论是水液的代谢,还是水肿的发生,似乎与心并没有直接关系。

《金匮要略》提出了"血不利则为水"的观点。利,铦也,从刀;和然后利,从和省。《易》曰:"利者,义之和也。"此解为"快,敏捷"之意,血不利,即指血流不快,血行不畅。然,何以令血不利?《素问·痿论篇》言"心主身之血脉",指的是心具有推动血液在脉管中运行不息的作用,一指心与脉相连,一指心气与血运相关。

脉为血之府,是容纳和运输血液的通道。营气在脉中化血,《灵枢·邪客》云:"营气者,泌其津液,注之于脉,化以为血。"脉又为奇恒之府,藏于阴而象于地,藏而不泻,对血液发挥着"壅遏营气,令无所避"(《灵枢·决气》)的作用。而另一方面,血液对于脉道亦有濡养的作用,在《诸病源候论》中提出"血不利则为水,血薄与血浊皆能致水"。若心病导致脉道失养,或见营气无以化血,渗出脉外,潴留于脏腑、组织之间而为水病;或见浊脂内生壅塞脉道,血行不畅,"瘀血化水,赤缕外现,其水不去,势必不瘀之血亦尽化为水矣"(《医门法律》);或见脉道约束无权,血液离经外溢,"失血家往往水肿"(《血证论》)。

气为血帅,心气充沛,则血运正常,五脏肢体百骸得以濡养,同时脉道的通利、血的运行有赖于气的推动,血行于脉中而不外溢又有赖于气的固摄作用。若心病导致心之气阳不足,鼓动无力,则血行缓慢,渐而壅塞脉道,血行无力,甚见闭塞;若气之固摄失司,脉之内外营卫失和,津液输布、代谢失常。

故脉和心气两者相辅相成,才能使营血正常运行,"血不利"则可以作为心病到水气病的一个中间机制。心主血脉生理功能的实现也是五脏功能的协同作用。

（二）与肺、脾、肾密切相关，水气病亦可致心病

文始引述原文中"寸口脉沉而迟""趺阳脉伏""少阳脉卑""少阴脉细"提示肺、脾、肾有阳气不足之象，导致三焦气机升降出入失司。"盖阳气伤而不能运行，则营血涩而为肿矣"（《素问·生气通天论篇》），而肺、脾、肾之阳气与心阳又密切相关，其病机相互影响，转归相互转化。

肺主气，朝百脉，血之运行虽为心之所主，但有赖于肺气的推动，是为气血相依为用，肺气阳不足则脉内鼓动无力，脉外固摄失司；又心肺同居于上焦，心阳不足移寒于肺，张景岳释曰"君火之衰耳"，心火不足则不能温养肺金，肺不能温则不能化行津液。

脾阳不足，统血无权，则有血行失常之弊，又中焦无以受气取汁，变化而赤，故血无从生化，心无所主；若心阳被遏，脾阳无以生，中焦水液不得运化，聚湿成痰，痰水互结，在脉则阻塞脉道，在三焦则阻遏气机，互为因果，加重病情。

肾主水，肾阳不足，温煦乏力，气化失司，清阳不升，精无以化血，水无以济火，又浊阴不降，水液糟粕内停；心阳不足，君火震慑无权，相火妄动，寒水上泛，水邪上冲。

心为君主之官，为阳中之阳，是以周身阳气不足，心阳不振、肺气鼓动无力、脾土统摄无权、内生血虚血寒、水亏阴寒内停，使"寒邪客于经络之中则血泣，血泣则不通"（《灵枢·痈疽》）。血不利，则为水，进一步加重水气病的发生。

水气病是指脏腑功能失调，津液运行障碍，致使水湿停聚，泛溢人体各部而形成以水肿为主要症状的疾病。水气病所指的病变不仅仅局限于溢于肌肤、按之没指、有形可证的水肿，还包括血行不畅、水溢于脉外导致的脏组织黏膜的充血水肿和由血脉深入体腔内的积液，如胸水、腹水、心包积液等。

由"血不利"所导致的水气病，但凡有心阳不足、血虚瘀寒之象，心阳不足是导致多种心系疾病的病机。《金匮要略·胸痹心痛短气病脉证治》就提出了著名的"夫脉当取太过不及，阳微阴弦，即胸痹而痛，所以然者，责其极虚也。今阳虚，知在上焦，所以胸痹心痛者，以其阴弦故也"，此为现代中医临床认识冠心病的主要病机。心阳不振还可见于缓慢性心律失常、慢性心功能不全等疾病。心阳被遏，也可由水气病水邪上逆而来，发为心悸、唇绀、眩晕、胸闷之证；或水浊上犯，浊邪蒙蔽心包，出现昏迷谵妄、心神失守之证。

（三）"血不利则为水"指导心病的治疗

对于临床上以阳虚为主要病机，肿、悸、喘、闷为主要表现的心病患者，可从"血不利则为水"认识，以养心治气、活血温阳、五脏兼顾为治则。

首先，治气为先，温阳利水，活血化瘀。《温病条辨·论治血》云："治水者，不求之水之所以治，而但曰治血，吾未见其能治也。盖善治水者，不治水而治气……善治血者，不求有形之血，而求之无形之气。"《血证论》云"治气即是治水""调气即是治水"。故治气为先，血虚不利予补气生血、血寒不利予温气行水、血瘀不利予理气活血、兼夹痰饮者予温化之法，以气能生血生津、气能行血行津之理，但求气行则血行，气行则津液行，气行则水自消之功。

视患者情况根据轻重缓急择善而从之，水气为标中之标，常用葶苈大枣泻肺汤、麻黄连翘赤小豆汤等宣肺利水。"血不利"为标中之本，常用血府逐瘀汤、桂枝茯苓丸等活血、化瘀、消癥。"气阳不足"为本中之标，常用真武汤、苓桂术甘汤等温阳化饮。而针对一些具体的心系疾病，加减配伍。心悸为主取用阳和汤，胸痹为主取用瓜蒌薤白白酒汤，胸脘痞为主取用泻心汤类，兼夹痰热加用小陷胸汤或黄连温胆汤，兼有气阴不足者取炙甘草汤、生脉散或增液汤等。而本中之本当责之于君主之官，心的功能。

其次，养心为要，兼洁净府，五脏同调。治病先治心，此似为霸道之法，但实则为求本之法，主明则下安，主不明则十二官危，故由血不利所致水气之病，治气使"气"定方得"神"闲，同时投以养心安神之剂，心为统领，"心"领则"神"会。临证常用半夏秫米汤化浊宁神、酸枣仁汤养血安神、甘麦大枣汤清心除烦等。

《素问·汤液醪醴论篇》提出了对于水气病"开鬼门，洁净府"的治疗原则，指通过发汗和利尿的方法来治疗水肿病。以健脾化浊、利血畅脉为治则，常用参苓白术散合萆薢分清饮等，温清并用。而针对具体的脏腑辨证，在肺则予宣肺、肃肺、补肺、利肺之剂，根据发病有无新感外邪，适当使用解表之剂，或表里双解之剂，如疏凿饮子。在脾则予实脾饮、胃苓汤等温中健脾，同时兼顾脾胃气机予以四君子汤健脾化湿之剂；在肾则根据肾阴、肾阳、肾精之不足选择左归丸、金匮肾气丸、二仙汤之属。同时佐以疏理肝气，五脏同调，疏利三焦，分清泌浊，通调水道，从而利水以助复健。

六、少阴病证亦有阴阳寒热气血之别

20 世纪 70 年代，何立人某日休假回沪，探望老师张伯臾，言及彼时曙光医院急诊有一男性患者,来院时休克,经多巴胺升压治疗,原发病控制,血容量充足,但是患者对静脉维持的多巴胺产生依赖,在逐渐撤退多巴胺的过程中,不论如何注意多巴胺减量的速度及幅度,当多巴胺低于某一浓度时,患者总是出现血压下降。旬日余,反复多次不解,诸医束手。急诊医师延中医联合治疗,多位中医医师均选用人参、黄芪、附子、干姜、龙骨、牡蛎等益气温阳药物,但均无疗效。无奈之际,恭请张伯臾医治。张伯臾见此患者后,出方一张,药仅四味,量循常规:柴胡、芍药、枳实、甘草——四逆散是也。药后疗效如桴应鼓,患者逐渐摆脱多巴胺依赖,乃至康复。张伯臾当时考问何立人此病病机,答曰:"阳气闭阻故。"张伯臾微笑颔首,曰:"诊此患者时,见患者胸腹温热,不欲衣被,唯四肢厥冷。据此推论病机为阳郁厥逆,故用此方。"张伯臾治病,举重若轻,每言及于此,何立人对张伯臾的钦佩缅怀之情,总是溢于言表。

四逆散方出于《伤寒论·辨少阴病脉证并治》。原文为:"少阴病,四逆,其人或咳,或悸,或小便不利,或腹中痛,或泄利下重者,四逆散主之。"四逆散证是否属于少阴病?何立人再次研读伤寒论原著后得出结论:四逆散在临床表现上同少阴寒化证相似,但病机迥异,故在治疗原则及预后上也完全不同。张仲景在少阴病篇中提及四逆散的用意在于将四逆散与四逆汤证作类证鉴别。

《伤寒论》少阴病总纲原文为:"少阴之为病,脉微细,但欲寐。""少阴病,恶寒身蜷而利,手足逆冷者,不治。"何立人认为,少阴病是六经中最后层次和最危重的阶段,多出现精神极度衰惫、欲睡不得、似睡非睡的昏迷状态。阳气不足,故脉微。阴血不足,故脉细。虚弱萎靡故但欲寐。少阴病是邪在心肾的病变。

心肾水火不济,病邪从水化寒,阴寒内盛,故出现一派寒化症状:无热恶寒,脉微细,但欲寐,四肢厥冷,下利清谷,呕不能食。治疗当扶阳,宜温补法,以回阳救逆为急务,宜四逆汤。

纵观《伤寒》一书,每论及脉象,多旨在阐明病机。四逆汤证及四逆散证都可有的症状为四肢逆冷,脉微细。结合文首张伯臾的病案,从现代医学的角度而言,考虑两者的诸多临床症状的病因均是血压降低所致。在不采取干预的情况下,两者均可产生脏器灌注不足的表现:脑供血不足则但欲寐,心脏供血不足可产生心悸,心功能不全者或有咳嗽,肾脏灌注不足则小便不利,外周循环不足则脉微细,四肢厥冷。但两者有一个明显的不同:少阴病四逆汤证患者恶寒身蜷,而四逆散患者四肢虽寒而胸腹热不欲衣被。正如李中梓云:"按少阴用药,有阴阳之分。如阴寒而四逆者,非姜、附不能疗。此证(四逆散证)虽云四逆,必不甚冷,或指头微温,或脉不沉微,乃阴中涵阳之证,唯气不宣通,是为逆冷。故以柴胡凉表,芍药清中。此本肝胆之剂而少阴用之者,为水木同源也。以枳实利七冲之门,以甘草和三焦之气,气机宣通,而四逆可瘳矣。"可见四逆散所主之四逆,并不属阴盛阳虚之少阴病范畴,故四逆散虽与四逆汤方名相近,但方中并无一味辛热回阳之品,而以透邪解郁、调畅气机为法。

四逆散所主之"四逆",虽非阴盛阳虚之少阴病,但是其发生同外邪循经传入少阴有关。成无己《注解伤寒论》卷六:"四逆者,四肢不温也。伤寒邪在三阳,则手足必热;传到太阴,手足自温;至少阴则邪热渐深,故四肢逆而不温也;及至厥阴,则手足厥冷,是又甚于逆。四逆散以散传阴之热也。"《内经》曰:"热淫于内,佐以甘苦,以酸收之,以苦发之。枳实、甘草之甘苦,以泄里热;芍药之酸,以收阴气;柴胡之苦,以发表热。"方中取柴胡入肝胆经,升发阳气,疏肝解郁,透邪外出,为君药。白芍敛阴养血柔肝为臣,与柴胡合用,以补养肝血,条达肝气,可使柴胡升散而无耗伤阴血之弊。一气一血,一散一收,相反而相成,并奏升清降浊之效;佐以枳实理气解郁,泄热破结,与柴胡为伍,一升一降,加强舒畅气机之功。使以甘草,调和诸药,益脾和中。综合四药,共奏透邪解郁、疏肝理脾之效,使邪去郁解,气血调畅,清阳得伸,四逆自愈。原方用白饮(米汤)和服,亦取中气和则阴阳之气自相顺接之意。由于本方有疏肝理脾之功,所以后世常以本方加减治疗肝脾气郁所致胁肋脘腹疼痛诸症。目前临床方剂学教学中将此方归于和解剂——调和肝脾类,用治肝脾气郁诸证。症见胁肋胀闷,脘腹疼痛,脉弦。临床常用于慢性肝炎、胆囊炎、胆石症、胆道蛔虫症、肋间神经痛、胃溃疡、胃炎、胃肠神经症等疾病。

另外,还有一种观点认为:四逆散证的病机为少阴病寒热从化不全。当机体受邪以后,少阴发病,依据少阴水火两虚的偏重不同,病势向寒热两极从化,最终会形成少阴寒化证和热化证。四逆汤证为少阴寒化之证,但若病邪从火化热伤阴而阴虚阳亢,则出现一派热化症状。以阴虚阳亢和阴虚火热相搏两种为主:① 心烦、不得卧、口燥咽干、舌尖红、脉细数,属阴虚阳亢,宜清热育阴的黄连阿胶汤。② 下利、小便不利、咳嗽、呕吐、口渴、心烦不得眠,用猪苓汤滋阴清热,分利水气。少阴热化当育阴,宜兼清热法。如少阴病寒热从化不全,则出现《医宗金鉴》谓之的"既无可温之寒,又无可下之热"。这是少阴病水火失调的又一种表现,它的病机亦可概括为阴遏阳郁,故治疗当采用四逆散之属。

　　关于四逆散的病机阐述及方义,历代医家众说纷纭,观其立论依据多为引经据典之考证,少有具体医案之分析。几百年来,医学在不断地进步,许多心源性休克、感染性休克、出血性休克等类似可产生少阴病四逆汤证的疾病经过有效治疗,患者的存活率、治愈率在不断地提高,这在古代医家是难以想象的。文首张伯臾治疗的多巴胺依赖的患者在临床上也时有出现。何立人强调,根据临床实际辨清四逆散证及四逆汤证有重要的临床意义,而其辨证要点可能仅在于胸腹温热还是寒冷,畏寒蜷缩还是不欲衣被,此亦中医诊病"见微知著"的精华所在。

第三章

经 验 特 色

第一节 优势病种诊疗经验

一、冠状动脉粥样硬化性心脏病

冠状动脉粥样硬化性心脏病(简称"冠心病")在中医属"胸痹"范畴,《金匮要略·胸痹心痛短气病脉证治》篇提出了其"阳微阴弦"的总病机,同时制定了瓜蒌薤白白酒汤等九张方剂,至今在临床上具有重要的指导意义。冠心之疾,其有虚,不仅气阳之虚,亦有阴血之亏;其有实,不仅寒凝气滞致瘀,亦有痰湿与瘀互结之弊;其病位在心,不仅心之血脉心神所主,亦与五脏密切相关。故在疾病不同时期,病患不同个体的治疗中,尤当脱出病名以"辨证施治"为要。

冠心病是冠状动脉出现粥样硬化而产生的疾病,动脉,属中医"脉"之范畴,由"心"所主。《素问·痿论篇》中言:"心主身之血脉。"《素问·脉要精微论篇》又言:"脉者,血之府也。"动脉粥样硬化,是血与脉均发生了变化,产生了病变,何立人以为此即中医之"脉痹"。脉痹乃脉中之血、气、津液等发生了变化,其病机变化一方面与血瘀、痰浊等壅塞脉道,沉积脉壁有关;另一方面与脏腑气血阴阳亏虚,脉道失养有关。脉痹与冠心病之发生、发展密切相关,是冠心病之病理基础。冠心病属本虚标实,虚实夹杂之证。冠心病之本在于脉道血气不清,而冠心病之标责之痰瘀凝滞血脉。

(一)治冠心先治心神,洞察情志诱因

心者,君主之官也,神明出焉,主不明则十二官危,故心为情志和意识之所主,郁怒、忧思、大喜等情志内伤,或致津液敷布失常,聚而生痰,或气结血脉不畅,津血内停成瘀,或伤阳心脾肾气不足,脉外成湿成痰,脉中血涩成瘀,痰瘀互结闭阻心脉,均可成为冠心病的病因和诱因。抑郁症状可以诱发、加重心血管疾病,而在所有的心血管疾病中,与抑郁关系最为密切的是冠心病,而心血管疾病又可以引起抑郁或加重抑郁,故应尤其注重情志诱因的采集,根据实际情况予以疏肝、健脾、清心、宣肺等治疗,而事实上情志因素药力又最难及达,故与患者交谈和情绪疏导就尤为重要,其应当被视为冠心病常规治疗原则。遣方用药中,无论寐眠情况如何,都可以安神之剂佐之以辅助疗效。

常用甘麦大枣汤清心除烦,若见阴虚火旺症状明显者,常配合使用百合地黄汤滋阴清热;若症见夹痰者,加用温胆汤加味;若见肝肾不足者,可加用二仙汤加减。

(二)血浊脉痹为病机,洁净府图治

血浊、脂结、脉痹是冠心病发生发展的重要病理机制。"血浊""血淖""血泣"可被视为中医对脂代谢紊乱不同阶段的最早认识。血浊是痰、瘀的前驱状态,《景岳全书·痰饮》云:"津液者血之余,行乎脉外,流通一身,如天之清露,若血浊气浊,则凝聚而为痰。"血浊日久,亦可变生毒邪,痰、瘀、毒、浊本身又相互转化,互为因果,胶着于脉,内扰心神,流注于五脏四肢,发为迁延不愈之疾。故所以和泥如淖,浊血行于脉中,如泥沙之水行于江河。血瘀,泥之垒也;血淖,浊之渐也;血泣,淖之甚也,浊之过也;血瘀,凝之成也,得之于寒,责之以食。

《研经言》言"血(所)以濡脉",故血不仅仅在脉中运行,同时还发挥着滋润和濡养脉管,保持脉道的通利性与柔韧度的作用,若脉中之血、气、津液发生变化,或血瘀、痰浊等壅塞脉道,沉积脉壁,或脏腑气血阴阳亏虚,脉道失养,则发为脉痹之疾,这与冠心病的发生机制极为相似,《症因脉治》言"心痹即脉痹",故脉痹也可以被视作心血管疾病共有的"中医病理改变"。

《诸病源候论》中提出"血不利则为水,血薄与血浊皆能致水"。冠心病进一步发展,脉道长期失养,或见营气无以化血,渗出脉外,潴留于脏腑、组织之间而为水病;或见浊脂内生壅塞脉道,血行不畅,"瘀血化水,赤缕外现,其水不去,势必不瘀之血亦尽化为水矣"(《医门法律》);或见脉道约束无权,血液离经外溢,"失血家往往水肿"(《血证论》),进一步发展为喘证、心悸等水疾。

治疗取《素问·汤液醪醴论篇》"洁净府""去宛陈莝"之意,王冰将"洁净府"的重点放在了六腑之中的膀胱腑。然"脉者,血之府",洁净府,即使得"府"洁净之意。在对"血浊"成因、"脉痹"病机的治疗中,温阳通脉、活血化瘀、化痰通络、益气活血、滋阴养血等方法,均是"洁脉府"思想的体现。通过调节阴阳的盛衰,使之平衡协调,活血化瘀、除积祛浊,调治心液,以达到清血泄浊,通脉蠲痹之效。此外,论"洁"府之法,理气、顺气、清气、宣气、下气、益气,祛风、搜剔等皆应在其列。

（三）痰瘀互结甚缠绵,需细拈温凉

痰为阴邪,血停为瘀,痰瘀互结,胶着于脉道,久而缠绵难愈。《金匮要略·痰饮咳嗽病脉证并治》言:"病痰饮者,当以温药和之。"温药既有温化痰饮血浊之功,又有温振阳气之用,还能温补脾肾真阳。譬如胸痹之阳微阴弦者,用温药振奋胸阳、通络止痛、化痰瘀之浊,可收奇效。然而需注意,一不可过用辛燥,因血浊痰饮之人,本有津液亏损之机,温热药石,既能助阳,亦能伤及阴血,不可温燥太过,故言"和之",即温之以和为度。二当温阳佐以清心,《素问·宣明五气篇》中记载有:"五藏所恶,心恶热。"王冰注:"热则脉溃浊,寒则气留滞。"附子之属性烈走窜,临证使用宜从小剂量起始,根据病情及用药后反应逐步调整剂量,同时佐以清心清脉之品。三需虑益气太过,避免气余化火之弊。四当痰瘀同治,通络泄浊,但慎用大下之剂。痰湿瘀毒胶着于脉管,如沟渠之壅塞,唯用磨刮疏通,缓缓可愈。若如用大承气汤等峻利之剂,譬如欲清壅塞之渠,而注狂澜之水,壅塞必不能清,反致岸崩堤塌。利湿泄浊,若用大下之法,势必导致胃气损伤,使正伤邪未除,导致脉管易损而难复。

（四）治冠心不独治心,脾肾尤相关

冠心之疾病位在心,其在血脉者,当重视心气、心血、心之阴阳的调和,其在神明者,当平调气机升降之机。然五脏相关,各脏腑之间不仅在生理功能上相互依存、相互制约、相互为用,病理改变上也相互影响,故治冠心病不可唯独治心,其中尤以调补脾胃,益肾固本为要。脾为后天之本,又为生痰之源;肾为先天之本,藏精气,两者皆可为血浊之本。《素问·五脏生成篇》:"脾之合肉也,其荣唇也。"脾主肌肉,统血,其主心肌之肉,亦统心脉之血,因此,健脾有助于调节血管内皮功能、通利血脉。治疗中,以健脾为本,配合补益肾气之品,贵在健运,气血阴阳同调。

（五）冠心病经皮冠状动脉介入治疗术后中医治疗慎"四伤"

随着医学的发展,经皮冠状动脉介入治疗(percutaneous coronary intervention, PCI)术对于冠心病急危重症患者具有重大的救治意义,然而在PCI术行使了

"救死"的职责之后,对中医临床提出了后续"扶伤"的新要求。冠心病 PCI 术后患者与冠心病患者具有相同的病机,但是又有不同之处,其主要体现在经历 PCI 术之后"四大损伤",即金刃异物之伤,整体元气之伤,脉中营气之伤及术后心理之伤。根据 PCI 术后患者多虚、多痰浊、多郁、多瘀毒的特征,治以补虚活血、祛湿化浊逐痰,行气开郁、解毒透邪之法。

二、心悸病(心律失常)

心悸是一种自觉心脏跳动的不适或慌张感,心悸时,心率可快、可慢,可伴或不伴有心律失常。一些器质性疾病如冠心病、风湿性心脏病、高血压心脏靶器官损害、肺源性心脏病、各种心律失常,全身疾病如贫血、高或低钾血症、功能性的心脏神经症都可以出现心悸。

悸证虽多,无非心病。何立人提出,中医"心悸"应当包括有心悸症状同时有心律失常体征者,或是虽然有心律失常体征但无心悸症状者,以及有心悸症状但无心律失常体征者。心悸虽病位在心,但其他脏腑病变可直接或间接及心而致心悸,即五脏六腑皆可致悸。因此心悸治疗当辨疾病虚实、辨脏腑虚损、辨脉象、辨病辨证相结合。如功能性心律失常所致心悸,多为心虚胆怯,气血不足。冠心病所致心悸,多为气虚血瘀,或痰瘀交阻。风湿性心脏病之心悸,多以心脉痹阻为主。病毒性心肌炎之心悸,因邪毒外侵,内舍于心,多以气阴两虚,或阳气虚损,心脉瘀阻为主。

(一)五脏六腑皆可令人悸,非独心也

心悸之为病,脏腑功能失常为本,心脏失养为标,心悸虽病位在心,但不可拘泥于治心,五脏六腑之间气血相关,是个不可分割的整体。《医贯》有云"凡脾胃肝胆,各有一系,系于心包络之旁,以通于心"。根据中医五行生克乘侮的关系,肝、脾、肺、肾分别可以导致心悸的发生,然而一脏的病理变化又可以导致他脏的变化,成为心悸发病的复合因素,即脏腑致悸的多元性、相关性和复杂性,所以我们力主"五脏六腑皆令人悸,非独心也"的观点。

轻证心悸,病位在上中二焦,可以单一发病,可以二三脏器复合发病,可以有表里脏腑同时发病,还可以在三者之间进行传遍更替,逐步加重。此因为肺居于心之上,肺气有养,则清肃之令下行,足以制肝木之旺,肝木不敢下克脾土,脾土得令,自能运化以分津液而上输于心,而后心君安静无为。若肺金失令,则肝木寡畏,以克脾土,脾土为肝所制,事肝木之不暇,无以上奉于心,心无脾土之输,而肝木又旺,妄自尊大,不顾心君之子,此心所以摇摇靡定,发为心悸怔忡之病。久患心悸,其治必延及于肾,因心在上焦,属火,肾在下焦,属水。心阳下制于肾,使肾水不寒,肾水上达于心,涵养心阴,使心火不亢,心火和肾水相互制约、协调、依存,彼此交通,保持动态平衡。《中藏经》说:"火来坎户,水到离扁,阴阳相应,方乃和平。"又说:"水火通济,上下相寻,人能循此,永不湮沉。"张景岳曰:"命门为元气之根,为水火之宅,五脏之阴非此不能滋,五脏之阳气非此不能发。"故治心的同时必须结合治肾。若因肾精不足或心火扰动,心肾失去协调关系,则发为心肾不交,症见心悸心烦、失眠不安、眩晕、耳鸣、健忘、五心烦热、咽干口燥、腰膝酸软、遗精带下等诸症。

(二)有心悸无心律失常治当重安神,无症状心律失常之本质为"心肌不仁"

临床病例或见有心悸之感,却无辅助检查异常者,此类患者常常为西医所束手,中医治疗却有独到优势,治疗首当宁心安神,注意排解情绪诱因。抑或见辅助检查显示有心律失常,甚至病情严重,但没有自觉症状者。没有症状就没有主诉,也就没有中医辨证问诊的重要依据,只有现代医学的客观指标,为中医的辨证论治带来巨大的困难。但其实无症状即是此类患者的"症状",也可以说,这种症状叫作"不仁"。何以无症状? 原因有二,其一,患者正气存内且较强盛,邪入心包发病,正气尚能抵御而不自觉。对于此类患者辨证可以根据其兼症辨其体质证型,治疗则首当祛邪。对于易感外邪者,益气补肺兼疏风解表。便秘不畅的可予月季花、全瓜蒌、制大黄等通便以泻热除烦。其二,则是责之于正气虚衰,其不与邪气交争,故无症状,从现代西医的角度讲,往往见于久病多病的老年患者,此类患者或者为轻体力劳动者,或者因为其他更严重的疾苦掩盖了心悸症状,或者因为心律失常的发生是一个长期的无症状的发展过程,对病变的适应也经历了一个漫长的反应能力降低的过程,但即使没有症状之苦,心律失常仍可引起严重的血流动力学紊乱,尤其对于器质性心脏病的患者更为明显,辨证同样可以通过其他兼夹佐证进行,但要以扶正贯穿始终,久病多伤及脾胃,脾虚则痰浊内生,尤其对于老年患者,健脾益肾、利湿涤痰当为首要,四诊合参的同时,还可以结合辨病论治,指导临床用药。

(三)法外医内,以阳和汤为基础,拟"治悸四法"

受中医理论启发,从"诸病惊骇,皆属于火;惊,心卒动而不宁也,故心火热甚"的论述,在治疗心律失常时,除了考虑心本身的气血阴阳正气虚衰以外,还要考虑到心火、痰热、气滞、血瘀等的综合辨证。习取外科名方阳和汤为基础,拟有顺气安神,疏风治火,温阳化饮,养阴调血治悸四法。

1. 顺气安神　所谓治惊莫若安心,治悸莫若顺气。心烦、心慌、胸闷或更替,或并见,或无以区分,此为心之嘈杂,胃之嘈杂由积滞所致,心之嘈杂实为心结心积,积而为悸,而心中只有血脉流过,何来积物? 乃气不顺之故也。顺气即气机顺畅之意,包涵了理气、益气、降气、温气以及狭隘的顺气概念,具体用药中又各有侧重,花类药玫瑰花、月季花芳香醒脾健脾;梗类药如紫苏梗、旋覆梗、藿香梗理气宽中,化痰饮;川厚朴、佛手、婆罗子理气宽中,和胃化湿开郁;青皮破肝气,解肝郁,陈皮理肝脾之气,主行脾气;八月札、柴胡、枳壳均理肝气,柴胡疏肝利胆,兼清郁热;枳壳、八月札行气除满,健运脾胃;瓜蒌皮行气除满,清热润肺,化痰开胸除痹,消散乳痈,适用于胸腹胀满;沉香,降肺气、温脾胃肾气;紫贝、代赭石为矿石类,理气兼有益气。

调治心悸必用安神之品,使神完气充则惊悸可除。轻者以养心安神之品,此类药物多为植物类的种子,具有甘润滋养之性,故有滋养心肝、益阴补血、交通心肾等作用。常用的有柏子仁、酸枣仁养肝、养心安神;合欢皮、夜交藤治心烦失眠;百合、生地黄养阴安神助眠;淮小麦、麦冬养阴清热,润肺清心;知母、黄柏清虚热养心安神;白果、鼠曲草、老君须、瓜蒌皮、远志化痰安神;仙鹤草、茯苓、泽泻泄浊安神;所谓"胃不和则卧不安",故用四君子汤及半夏秫米类健脾安神;一贯煎滋阴疏肝安神等。重者以重镇安神之品,多为矿石类药物,但用药慎重,中病即止。

2. 疏风治火　六淫之中,火最生痰,火有君相之别,五志之分,但皆易扰心神。治心火以苦寒,治肾火以咸寒。苦寒药如山豆根、苦参、番泻叶、木香、牛蒡子、知母、栀子、蒲公英、紫草等;咸寒药如牡蛎、海藻、昆布等;治肝火以苦泄,治胃火以苦降。苦泄与苦降不同,苦泄如栀子、青黛、龙胆草、芦荟等。苦降如大黄、黄连、黄芩、知母、黄柏、枳实等。至于泻肺热,可以泻白散,若脾胃不虚,大便不溏,配以润肠之品,助肺热经大肠而走。

重视外邪对心悸的影响,趋安之体常因感邪反复。对于有外感诱因者,常以解表药疏风固表,方有荆防败毒散、桑菊饮、银翘散等。对于外感兼有咽痛、燥、痒的,可予西青果、凤凰衣、蝉蜕、薄荷、浙贝母、栀子、青黛、桔梗、生甘草解毒利咽;辛夷、白芷、苍耳子开通鼻窍;威灵仙、羌活、独活等解肌散寒解表。虎杖、大青叶用于外感时邪心悸者尤有效。对于内风致悸者从柔肝息风的角度,轻者以一贯煎养肝阴柔肝,重则用虫类药物息风止痉。

3. 温阳化饮　心悸之人不外正虚和痰饮,朱丹溪曰:"惊则神出其舍,舍空则痰生也。"惊者予豁痰定惊之剂,悸者予逐水消饮之剂;若痰饮停于中焦,碍其经络,不得舒通,而郁火与痰相击于心下,以为怔忡者,必导去其痰,经脉行则病自已;而怔忡之病,不外乎血虚及痰,治痰之法,不外乎温阳和顺气。温阳药有温化痰饮之功,又有温振阳气之用,当从轻到重,从平和到峻猛依次递增药力,依次可取补骨脂、巴戟天、菟丝子、仙茅、淫羊藿、肉苁蓉、紫石英、鹿角片、坎炁、附子等。需注意不可过用辛燥,病痰饮之人,本有津液亏损之机,若温燥太过势必伤及阴血。

心阳不振者以桂枝甘草汤补益心阳;心血虚者以炙甘草汤通阳复脉;里虚不足者以小建中汤温中补虚;心肾阳虚者予五苓散利湿泻热;脾肾阳虚,水气内停者予真武汤温阳利水;饮遏心阳者予半夏麻黄丸宣阳化饮;中阳不足者予茯苓甘草汤温中散水;气滞阳郁者予四逆散疏肝透达;肝胆不疏,情志怫郁者予小柴胡汤和解少阳;大汗之后损心阳或肾阴不足予茯苓桂枝甘草大枣汤温阳健脾,行水定悸。

或取阳和汤之意,药用熟地黄、肉桂、麻黄、鹿角胶(可以鹿角片或鹿角粉、鹿角霜代用)、白芥子、炮姜炭、生甘草七味为基础,若口干、口苦黏、舌苔黄腻、舌质红舌尖起刺而溲赤、心中热者加黄连、山豆根;寐中不宁,心悸易发者加淮小麦、琥珀、龙骨、牡蛎;口渴喜饮,多汗,舌红脉细数者加生地黄、五味子、麦冬、柏子仁、阿胶等;畏寒肢冷,脉沉缓者加附子、紫石英、赤石脂;气短,面色少华,舌淡脉弱者加党参、黄芪、当归;胸闷痛者加瓜蒌皮、郁金、茶树根;舌边有瘀斑或舌质紫暗而胸部剧痛如刺者加桃仁、失笑散;咽哽泛恶或有咯吐黏痰、胸脘闷胀、舌苔黄腻、脉滑数者加竹沥半夏、石菖蒲、茵陈蒿等药。

4. 养阴调血　心主血脉,血为阴,遣方用药应重养阴,一则养血,一则清热,且心、肝、肾之阴皆虚,阴精阴液为先天之本后天需颐养,心本身内有阴阳,若心阴不足以配火,则可发为心悸,此时宜取心阴药补之。石斛、麦冬、五味子养阴清热,益气复脉,生津止渴;白芍柔肝阴,缓肝急,柔肝以清心;沙参、麦冬、生地黄、玄参、夏枯草清热凉血、养血生津、化痰;玉竹、黄精为同一植物,不同药用部位,气阴两虚者适用;女贞子、墨旱莲补肝肾之阴;桑椹、楮实子、稆豆衣滋肾阴,补血;龟甲、鳖甲息内风和养阴同调治;山茱萸补益肝肾,涩精固脱,用于虚热、内热疾病。

古时医家多言及心悸与血虚相关,然现世之人又多瘀多痰,其中当把握分寸,拿捏剂量,不可活血太过,可以当归、川芎、赤芍四物汤类养血调血;桃仁配以红花养血活血祛瘀;水红花子化痞散结,清热止痛;景天三七散瘀止血,宁心安神;蒲黄,《本草衍义》言解心脏虚热,小儿尤嗜;川芎、郁金、延胡索、姜黄,血中之气药;香附、郁金为气中之血药;三棱破血中之气,莪术破气中之血,然三棱配伍莪术、延胡索配伍川楝子,用到时无须顾护脾胃。

三、原发性高血压

高血压病属中医"眩晕""头痛"等疾病范畴。受《素问·至真要大论篇》"诸风掉眩,皆属于肝"的影响,中医药治疗高血压病一直以平肝潜阳法、平肝息风法作为常规方法,以天麻钩藤饮为代表方,常用药如天麻、钩藤、石决明等。然而,临证中有部分高血压病患者,虽然证属肝阳上亢,但采用平肝潜阳法或平肝息风法治疗后,其血压、症情并未得到有效控制。结合中医五行理论,肝阳上亢之病机非孤立存在,与其他脏腑的功能和病理改变密切相关。对于肾阴亏损而肝阴不足导致的肝阳偏亢,可采用滋水涵木之法;对于脾虚湿甚反侮于木的病证,可予健脾化湿泄浊之法;对于情志偏甚,金不制木的病证,当以佐金平木之法;对于火旺而子盗母气者,可予清心养心之法综合调治,促使"脏气平和"是治疗本病的宗旨。

(一)从湿浊内结,土湿侮木辨治脾胃相关性高血压病

湿浊之邪导致眩晕,《内经》中早有记载,即"因于湿,首如裹";《医林绳墨》对此作了进一步阐述:"因于湿,首如裹;首者清阳之会,位高气清,为湿气熏蒸而沉重,似有物以蒙之也。"《医学传灯》则云:"因于湿,首如裹。言湿邪初客,未郁为热,但觉蒙昧不清,如以物裹其首也。"说明湿浊蒙蔽清窍,可致头重如裹、头晕昏蒙。其大致的病理过程可以理解为"水湿内停—湿聚成痰—痰滞脉络—痰瘀互结—沉积脉道—脉道失柔—脉壁增厚—血府狭窄—血压升高"。因此,湿浊之邪不仅是高血压发病的始动环节,而且贯穿疾病的全过程。

而湿浊之邪产生与脾胃关系最为密切,正如《内经》所载"诸湿肿满皆属于

脾"。冯兆张亦提出:"痰之动湿也,主于脾。"脾虚失运,一则湿浊内生,横格中洲,浊阴不降,上蒙清窍,遂发眩晕、头痛等症,出现血压升高。二则脾失健运,水湿内停,留滞中焦,升降失司,土湿侮木,进而影响肝脏气机的畅达;肝脾不调,木郁不达,久之化火,火升风动,挟湿痰瘀浊走窜,扰动清窍则头晕、头痛;痹阻经络则肢体偏废;闭滞心脉则胸痛等,诸症由生。

针对促进高血压发生发展的重要病理因素"水湿痰浊",强调对本病的辨治应分清表里上下,审查寒热虚实,虽然以攻邪为先,重在化痰湿、除瘀浊,但寓补于其间,攻补兼施。因浊邪产生,必挟有脏腑之气血、阴阳、津液等亏虚,若徒以燥湿消痰为事,则耗伤正气,药助病邪,则可使病情加重。

(二)从"金不制木"辨治情绪相关性高血压

《素问玄机原病式·五运主病篇》:"所谓风气甚,而头目眩晕者,由风木旺,必是金衰不能制木,则为之旋转。"提出"金衰不能制木"的病机。金元四大家之一刘完素在其《河间六书》中云:"风气盛而头目眩晕者,由风木旺,必是金衰不能制木,而木复生火,风火皆阳,阳多兼化,阳主乎动,两动相搏,则为之旋转。"由此可见,金衰不能制木是导致眩晕发生的重要原因之一,尤其在情志偏盛的高血压诊疗中具有积极的意义。

在分析高血压肝之阴阳失调时,应注意"肝主升、肺主降"在调节气机升降方面发挥的重要作用。对于"肝火犯肺,金不制木,风火上炎者,当息风化痰,清金制木"。依据肝、肺两脏的生理功能及病理特点,结合高血压病患者发病的实际情况,将清金制木发展为佐金平木法。佐金平木法治疗情绪相关性高血压病即是针对"金衰不能制木",即肺金虚衰,不能制约肝木,以致肝阳上亢或肝火上炎等而导致的一系列病证。佐金不仅是清金,而是指采取各种方法辅佐、帮助、促进肺脏功能恢复正常。因此,佐金具有辅佐、帮助、促进之意,临床所采用的清肺、宣肺、肃肺、润肺等方法均为佐金法。平木也不仅是平肝,而是和平之意,"使肝木和平",一方面是指通过佐金以平木,另一方面则是通过采取疏肝、泻肝、镇肝、养肝等方法达到肝木血气之调和。

具体治疗一为宣降肺气,清肝泻火。临证常选用炙瓜蒌皮、枇杷叶等宣降肺气;桑叶、菊花、牡丹皮、栀子等清肝泻火。二为清肺润肺,平肝养肝。常选用桑白皮、地骨皮、黄芩、南沙参、天冬、麦冬、沙参、百合等清肺润肺;天麻、钩藤、女贞子、墨旱莲、沙苑子等平肝养肝。

（三）从"水不涵木"辨治虚损型高血压

肾为水火之脏,对各脏腑起濡润滋养作用。肝属木,有赖肾水滋养。水不涵木,则肝阳亢于上而发为眩晕。并且肝肾同源,故补益肝肾之阴常于治疗中相伴进行,潼蒺藜、白蒺藜、女贞子、墨旱莲、杜仲、桑寄生等皆有补益肝肾之功,临证可酌情选用。如患者肾虚甚,可予山茱萸、巴戟天、仙茅、淫羊藿之属。

（四）养心清心之品贯穿始终,防"子盗母气"

高血压属心病范畴,心为君主之官,治病当先治心,其治疗一当养心,灵芝补虚养心,五味子既能益气生津,又可补肾养心。二当清心,若患者伴有心烦、失眠、舌尖红、口角生疮,可辅以淡竹叶以清心除烦、通利小便。三当宁心,如患者急躁易怒,可予以紫贝等重镇安神药物。四当安神明之心,情志不畅则气不畅,气不畅则百病生,治当注重情志疏导,祛除情志诱因,以助药效。

四、原发性高脂血症

中医病名多以症状表现命名,根据高脂血症的临床症状表现,常见的诊断有"虚劳""头昏""胃痞""胁痛"等,然而原发性高脂血症早期往往无任何症状和异常体征,目前西医诊断标准也以实验室检查为主,现代中医医家多将其归属于"痰浊""血瘀"的范畴进行辨证。然而,虽然传统中医并没有高脂血症一名,但是自《内经》时期,对人体"膏脂"便已有所认识,《灵枢·血络论》"阳气蓄积,久留而不泻者,其血黑以浊",形象地说明了气血津液代谢失调,血液失却清纯,浊脂内生的表现。

（一）从"血浊"认识原发性高脂血症

血浊是指血液受体内外各种致病因素影响,失却其清纯状态,或丧失其循行规律,影响其生理功能,因而扰乱脏腑气机的病理现象,简而言之,"血浊"即血液混浊,该词最早见于《内经》中,《灵枢·通天》言:"太阴之人,多阴而无阳,其阴血浊,其卫气涩。"《灵枢·逆顺肥瘦》言:"人重则气涩血浊。"后世医家均有提及,散见于一些古籍中,但简而不详。

血浊是个大的概念,其包括浊脂、痰浊、瘀浊、毒浊,分别可以对应西医的血脂、血黏度、斑块及炎症因子等。何立人通过长期的临床观察,认为"血浊"与心系疾病的发病密切相关。而与原发性高脂血症最为相关的莫过于浊脂,由于脏腑功能失调导致浊脂产生,滞于血脉导致高脂血症的发生,浊脂又与痰、瘀、毒相互转化相互影响,脂质沉积变生动脉粥样硬化。因此何立人主张从"血浊"认识高脂血症,并以此指导临床诊疗。

(二)湿浊内生,五脏相关,以脾为要

血,是构成人体和维持生命活动的基本物质之一。《灵枢·决气》曰:"中焦受气取汁,变化而赤,是谓血。"《诸病源候论·虚劳病诸候》曰:"肾藏精,精者血之所成也。"可见水谷精微化血和肾精化血是血生成的两条主要途径。而水谷精微化血除了脾胃作用之外还需要肺之输布、心之化精为赤的作用;肾精化血亦需要"归精于肝而化清血"之用,因此可以说,血的生成有赖于多脏腑功能的协同作用。

如果某一脏腑功能失调,可能导致血液生成不足发为血虚,也可能发生血液化生品质不佳,即为血浊。如《医学纲目·心痛》云:"肺久为火所郁,气不得行,由是血亦蓄塞,遂成污浊,血浊不行则心痛。"故《格致余论·涩脉论》曰:"或因忧郁,或因厚味,或因无汗,或因补剂,气腾血沸,清化为浊。"

内生"五邪"是中医病机学的一个重要理论之一,何立人认为血属阴,行于脉之中,故高脂血症发生的主要病机当属于内生之湿邪,多由脾失健运,不能运化精微,水液不化,聚湿成痰,留而为饮,积而成水,久而变浊。

因此各脏腑中,以脾之功能失调最为重要,一则脾失健运直接导致"内生湿邪",再则脾胃运化的水谷精微是化生血液的最基本物质,三则先天之肾精也要依赖后天水谷精微的充养,脾失健运久而成湿浊、痰浊、瘀浊。

高脂血症的临床表现,也多与湿性相关,浊湿性重浊黏滞,多易阻遏气机,其随血液行走周身,可随阻滞部位不同发生不同症状。若湿浊留于经脉,则症见头重如裹、肢体重着,同时也可出现颈项强紧、屈伸不利;若犯上焦,可致气促、胸闷、心悸;若犯中焦,则见胃痞、胁痛、纳呆;若犯下焦,则见便溏、腹胀、溲不利;若泛滥肌肤可见肥胖、水中、溃破。

(三)基于"洁净府"新识总结"清理通调"四法

"洁净府"见于《素问·汤液醪醴论篇》,何立人提出假设,洁净府,也就是使得"府"洁净之意,可以理解为洁净血府,洁净髓府,洁净奇恒之府等。对于血府之脉道而言,可以理解为通过清洁脉道,祛除污浊,使血清、脉畅、气行从而达到治疗心系疾病的目的。"去宛陈莝"即去积久之水物,活血化瘀,目前常用之活血化瘀法,化痰通络法,以及益气活血法,滋阴养血法等,皆可囊括于内。

1. 清法　即有浊,首当"清"。清者有三:一曰清浊脂,二曰清痰瘀,三曰清热毒。高脂血症为本虚标实之病，实者泻之，虚者补之，浊者清之，"清"法源于《伤寒论》，但不应止于"清热"，凡能使邪去实泻的皆可属高脂血症治疗的清法，如合并外感的，当解表清卫分，以防外邪入里，客于脉道，伤及脉府，扰乱气血，导致血浊。若为内生之浊脂，当以清化之法；若痰浊已成，在肺当清肺化痰，在脾当健脾化湿，在心则应清心涤痰；若瘀浊胶着，如管道淤泥，当清以复畅，否则终致祸害。若痰、瘀、浊、毒有从热化之像，又因回归"清"法最原始的含义，清热解毒、清热除烦、清热利湿等。何立人平素喜生栀子一药，性苦寒，上可清肺热泻心火，中可清利肝胆湿热，下可利湿热而通淋。《神农本草经》谓其能："主五内邪气，胃中热气，面赤酒疱皶鼻，白癞赤癞疮疡。"《本草正》言："栀子，若用佐使，治有不同，加茵陈蒿除湿热黄疸，加豆豉除心火烦躁，加厚朴、枳实可除烦满，加生姜、陈皮可除呕秽，同元胡破热滞、瘀血、腹痛。"

2. 理法 血浊阻，如乱麻，强攻易溃，当用"理"。理法有三，一曰理气机，二曰理血分，三曰理腠理。高脂血症之气血失调，往往难以气虚、气滞、血虚、血热、血瘀等一言以蔽之，往往病机复杂，受到疾病的不同阶段、患者的不同年龄、症状加重的不同季节等多种因素的影响，故非补非泻，非温非凉，而用理，梳理气机，跟进患者治疗过程中的每一次变化，根据发病当时的天时地利原因，进行自始而终的梳理，如女子梳发，自上而下，若遇卷则曲直，若遇结则开结，若遇枯则滋润，若遇脱发则固其本元，并且循环往复，直至发丝通利，方有飘逸美感。值得一提的是，何立人亦十分注重腠理的疏利，腠理具有渗泄体液、流通气血、抵御外邪的功能，固腠理疏密得当既有助于渗湿排浊，又有助于固表祛邪，平素喜用风药，包括防风、徐长卿、羌活、荆芥、藿香、柴胡、葛根、荆芥、苏叶、菊花、白芷、薄荷、川芎、蔓荆子、藁本、辛夷、蝉蜕、苍耳子、天麻、蒺藜、僵蚕、细辛、威灵仙等，其中又以羌活、防风、威灵仙等祛风除湿药最具特色。

3. "通"法 或有瘀，或气闭，清浊易位，故当"通"。通法有三：一曰通脉府，二曰通三焦，三曰交通内外。通利脉府是治疗高脂血症，防止血浊进一步加重变生他疾的关键，然而通法不仅通脉府，还应通利三焦。三焦为奇恒之府，是人体之元气通行之所，是水液运行的主要通道，"主分别清浊，主出而不内"，既是水谷精微通行的重要场所，又兼顾泻浊、传糟粕的功能，故似三焦通利，可使分清泌浊功能运作正常。此外通法还用于交通内外，此之说又有二解：一为表里之内外，一为脉府内外之清气浊气的关系。交通表里，使浊有出路，使宗气行而不闭；交通脉府内外,则使得本行于脉内之清气与行于脉外之浊气各司其职,各行其道,使脉内营气充,脉外卫气实。临床何立人喜欢以桃仁、红花、皂角刺等温通脉府,白芥子、半夏、茺蔚子等豁痰利气,散结通络,以达到交通之意。

4.“调”法　五脏损,阴阳不平,情志怫郁,自当“调”。调者亦有三:一曰调情志,二曰调五脏,三曰调阴阳。高脂血症有虚有实,清浊、理气血、通府之后若浊能祛,则需正气扶住以使患体趋安,然若纯以补法,则致浊邪复现,因浊脂的产生本身就与过食肥甘厚味,阻碍气机密切相关。故治高脂血症扶正之法谓之“调”,阴阳为生杀之本始,何立人认为百病皆可责之于阴阳不平,平调阴阳为百病治疗之总则,阴平阳秘,精神乃治。阴阳的关键在于平,而五脏的关键在于生克制约,恒动不息,虽疾病因人而异,病位不同,但对于高脂血症类影响五脏六腑功能的疾病,必须兼顾考虑周身上下之机要,若以五脏病机相关程度等分十分,或见心肺病一分,肝、脾、肾病三、五、七分,则治疗可重脾肾,但切勿忽略心肺,因五脏生理病理息息相关。

何立人还十分注重情志的条畅,认为肺之悲气郁,脾之思气结,肾之恐气乱,心之喜气缓,肝之怒气上气滞皆可导致血浊的发生,或推助高脂血症的发展,故主张对于有情志诱因的患者首当安心神、畅情志,临证喜以甘麦大枣汤、百合地黄汤等养心安神之品。同时也常常教导我们,医者的言辞开导,详细问诊同样具有治疗作用。

五、病毒性心肌炎(恢复期)

病毒性心肌炎是病毒感染侵犯心脏,引起心肌细胞局限性或弥漫性的急性、亚急性或慢性炎症的一种临床综合征。临床分为急性期、恢复期、迁延期和慢性期,在青少年中发病率较高。目前,西医对此病的治疗主要为对症治疗,尤其在急性期恶性心律失常得以控制之后的相关干预措施十分有限,因此大量病患寻求中医治疗,中医学中没有病毒性心肌炎病名,根据临床表现可归属于“心悸”“胸痹”范畴。

(一)病机特点:虚实夹杂,虚多实少

何立人认为本病为热毒之邪袭表,侵袭肺卫,肺卫受阻,宣肃失司,壅滞于咽喉,肺病及心,邪毒侵心,耗气损阴,痹阻心脉,心气阻遏或心阴受损,心失所养发为本病,辨证以气阴两虚为本,兼有痰瘀之标,重视培补根本,消补同用,防治兼顾,探求病因,注重随病加减。其病机有两大特点:虚实夹杂,虚多实少。

病毒性心肌炎多为六淫之邪侵犯心经,先损心之"体",继损心之"用",邪滞不去,瘀阻脉络,气血失调而致心律失常。该病正虚为本,邪毒内侵为标,在正虚邪侵的基础上,气血亏虚,瘀血内阻为该病的重要病理变化。《素问·阴阳应象大论篇》云:"壮火食气。"外感湿热邪毒,极易耗气伤阴,气虚无力生化血液,则心血亏虚,心失所养。气为血之帅,气虚运血无力,血运迟滞,则易痹阻心脉。王清任亦论述:"元气既虚,必不能达于血管,血管元气必停留而为瘀。"温热邪毒侵袭血脉,煎熬血液,损伤脉管,血液运行不畅,瘀血阻滞进一步加重。因此可认为血瘀为病毒性心肌炎病理变化的重要环节。瘀血内阻,不仅阻滞心脉致心律失常,而见胸闷、心悸,同时瘀血阻滞亦致气血精微运化输布障碍,机体失于濡养,从而使正气更虚,心之气血愈加不足。

(二)探究病因,邪正兼顾

西医认为病毒性心肌炎的发病多数与消化道、呼吸道的病毒感染有关,反复的病毒感染、过度劳累和精神紧张均可导致心肌炎迁延不愈。何立人认为,从中医角度讲,邪气入侵是发病的重要因素,病邪性质不同,疾病的临床表现、预后转归均有差异,虽然慢性期虚多实少,但有邪仍然应祛邪。临证时要详细询问发病的原因及诱因,辨别邪气的性质。如属外感者应予祛风寒或疏解风热,疏散时邪,予荆芥、防风、桑叶、桑白皮、银花、连翘、薄荷、淡豆豉、羌活、独活等;脾胃湿热者加用黄连、黄芩、葛根、木香以清热利湿;情志不调,肝气郁滞者加用淮小麦、郁金、香附、合欢皮、玫瑰花、炙甘草、大枣以疏肝理气解郁;有因惊恐而致者则加用磁石、朱远志、朱连翘、朱茯苓、石菖蒲、龙骨、牡蛎等以宁心定志安神;有伴咽痛不适者则予西青果、凤凰衣、蝉蜕、薄荷、浙贝母、栀子、贯众、桔梗、生白草解毒利咽;有伴大便不通,肠有燥结者则予月季花、全瓜蒌、制大黄等;有伴鼻塞,时时流黄稠浊涕,声音重浊者则予辛夷、白芷、苍耳子开通鼻窍;有伴肩背不舒者常用威灵仙、羌活、独活等。

(三)辨证论治,简繁有度

辨证上,何立人治疗本病从整体出发,"治心不止于心,调节他脏以治心",尤重视培补根本。本病虽病位主要在心,但心与脾肾二脏密切相关。心主血,脾统血,若脾气虚弱,运化失职,气血生化乏源,则亦可致血虚而心无所主;心肾相交、水火既济才能维持正常生理,若水火失济,心肾不交或肾水上凌于心,则致心悸不宁。脾旺肾强,增强人体对病邪的防御能力,便可从根本上杜绝外感时邪。临床上常用党参、黄芪、山药、白术、仙鹤草、补骨脂、山茱萸、仙茅、淫羊藿、巴戟天、生地黄、熟地黄等脾肾双补,对心肌炎的反复发作起到明显的抑制作用。

用药上,何立人善用复方多法,在临证不受伤寒、湿热诸家学说的局限,主张打破经方、时方之间的鸿沟,辨证论治,一切按病情所需,灵活运用,常把疏化、温散、渗利、宣导、祛瘀清热、扶正达邪等诸治法合于一方,对年迈、体虚、病危、病久一类虚实夹杂、攻补两难的复杂重症,常用轻补、轻清、轻宣、轻化、轻开、轻香、缓下等法,常取得转危为安的效果。何立人善用轻药,湿为阴邪,易阻遏气机,倘若湿热互结,窒塞三焦气机,用药以轻药宣气,令气机通畅,气化则湿化。首选药如:杏仁、肉豆蔻、橘红、桔梗、藿香、佩兰、厚朴等味。虚实寒热、表里邪正多方兼顾而收效显著。

病毒性心肌炎恢复期、迁延期、慢性期病机复杂,常有寒热夹杂、虚实并见、邪恋正衰的情况,处方用药就不能过于受制于分型分类的限制。对顽固、疑难病例应思路广阔些,采用大方复法,杂合以治。何立人通常应用以下多种治疗方法,如疏解时邪、清热解毒、益气宁心、健脾温肾、理气活血、滋阴补血等法。临证之时,根据病情需要灵活将辛温发散法与酸涩收敛法合用,或将清热解毒法与温阳益气法结合,或阴阳同补,气血兼顾等,处方看似庞杂,实乃切中病毒性心肌炎之复杂病机,故临床疗效颇佳。当然,不是所有的患者皆用大方复方,仍需立足辨证,该简则简,执简驭繁;该繁则繁,以繁治繁。

第二节　用药特色与验方解析

一、特色药对解析

何立人"临床三用",即药对、角药、药组,然何立人常言,药对、药组看似固定之药,实则为固定之理,跟师学习,学药者成小医,学法者方能成大医。工作室成员总结得一些药组药对,以统药用之理。

(一)仙鹤草、功劳叶:仙功治乏力,补气不助火

仙鹤草性苦、涩、平,归肺、肝、脾经。功能收敛止血,消积止痢,解毒消肿。主治咯血、吐血、衄血、尿血、便血、崩漏及外伤出血,腹泻、痢疾,脱力劳伤,疟疾,

疗疮痈肿。其收敛止血的功用已为古今医家所重视,但对其补气功效则多忽略。江浙一带农村常其此草配红枣煮食,调补气血,治脱力劳伤,效果甚好,故又名"仙鹤草"。功劳叶即十大功劳叶,味苦性寒,归肺、肝、肾经。功能清虚热、燥湿、解毒。主治肺痨咳血,骨蒸潮热,腰膝酸痛,湿热黄疸,带下,痢疾,风热感冒,目赤肿痛。

二药合用,对于气虚者,补气而不助火,对于已有虚火者,有清退之效。

(二)灵芝、景天三七、红景天、大狼把草、锦鸡儿根:灵景五味益气阴,通脉清热兼安神

灵芝味甘性平,归肺、心、脾经。功能益气强壮,养心安神。主治虚劳羸弱,食欲不振,心悸,失眠,头晕,神疲乏力,久咳气喘。景天三七味甘、微酸,性平,功能散瘀止血,安神,解毒。主治各类血证,跌打损伤,心悸,失眠,疮疖痈肿,烫火伤,毒虫蜇伤。红景天味甘、涩,性寒,归肺经,功能清肺止血,散瘀,消肿,主治肺热咳嗽,咯血,胸痹心痛,类风湿关节炎,白带,腹泻,跌打损伤,烫火伤,神经麻痹症,高原反应等。大狼把草味甘、微苦,性平。功能清热解毒,利湿,通经,另说有补虚清热之效。

四药合用,具有益气通脉,养心安神之效,又可规避气余化火之弊,适用于冠心病、高血压病、高脂血症、心律失常等各类心系疾病。大狼把草亦可用锦鸡儿根替代,锦鸡儿根味苦,性平。功能清肺益脾,活血通脉。主治虚损劳热,关节痛风,跌打损伤,对高血压、妇女白带、血崩也有效,亦可与大狼把草叠加使用。其中灵芝、景天三七、大狼把草(或锦鸡儿根)可谓其"轻灵三味";而灵芝、景天三七、红景天则可谓之"君灵三味"。

(三)稽豆衣、女贞子、墨旱莲:稽三味,益肝肾

稽豆衣味甘,性凉,归肝肾经。功能滋阴养血,平肝益肾,兼有祛风解毒,清虚热之功。主治眩晕,头痛,阴虚烦热,盗汗,风痹,湿毒,痈疮。女贞子味甘、苦,性凉,归肝、肾经。功能补益肝肾,明目,清虚热。主治头晕目眩,须发早白,视物昏花,阴虚发热。墨旱莲味甘酸,性凉,归肝、肾经。功能滋补肝肾,凉血止血。主治各种吐血,鼻出血,咳血,肠出血,尿血,痔疮出血,血崩等症。亦有乌发、黑发功效。

三药合用功能滋阴养血,补益肝肾,兼有清虚热之效。若想增加滋阴养血,补益肝肾,填精却劳之效,可加桑椹变为稽四味。桑椹子味甘,性寒,归心、肝、肾

经。功能滋阴补血,明目生津,润肠。主治久病体虚,肝肾阴虚,腰膝酸软,目暗耳鸣,关节不利,肠燥便秘,津亏血少,潮热遗精,糖尿病。若想再增加补肾清肝之效,尤其肝阴不足有阳僭动风之象者,可加用楮实子变为稽五味。楮实子味甘,性寒,入肝、脾、肾经。功能补肾清肝,明目,利尿。主治腰膝酸软,虚劳骨蒸,眩晕目昏,目生翳膜,水肿胀满。

(四)玉竹、黄精:玉黄滋肺肾,治劳嗽消渴

玉竹味甘,性平,归肺、胃经。功能滋阴润肺,养胃生津。主治燥咳,劳嗽,热病阴伤,咽干口渴,消渴,阴虚外感,头昏眩晕,筋脉挛痛。黄精味甘,性平,归脾、肺、肾经。功能养阴润肺,补脾益肾,滋肾填精。主治阴虚劳嗽,肺燥咳嗽,脾虚乏力,食少口干,消渴,肾亏腰膝酸软,阳痿遗精,耳明目暗,须发早白,体虚羸瘦,风癫癣疾。

二药合用,有养阴润肺,肺肾兼补之效,尤其适用于久咳劳嗽及糖尿病的患者。

(五)炒党参、炒山药、炒苍术、炒白术:参山二术,健脾四味炒

党参味甘,性平,归脾、肺经。功能益气,生津,养血。主治中气不足之体虚倦怠,食少便溏,肺气亏虚之咳嗽气促,语声低弱,气津两伤之气短口渴及气血双亏的面色萎黄、头晕心悸等。炒山药味甘,性平,归脾、肺、肾经。功能补脾养胃,生津益肺,补肾固精。主治脾胃虚弱、肺肾虚弱之,亦用于阴虚内热,口渴多饮,小便频数的消渴证。炒苍术味辛、苦,性温,归脾、胃经。功能燥湿健脾,祛风湿,解表,明目。主治湿阻脾胃,脘腹胀满,寒湿白带,湿温病以及湿热下注、脚膝肿痛、痿软无力之证,风湿痹痛、肢体关节疼痛,风寒表证,及夜盲、眼目昏涩。炒白术味苦、甘,性温,归脾、胃经。功能健脾益气,燥湿利水,止汗,安胎。主治脾胃气虚之运化无力,食少便溏,脘腹胀满,肢软神疲,肌表不固而汗多,胎动不安,脾虚水停之痰饮,水肿,小便不利。

四药合用可治脾虚泄泻或久病脾胃气阴不足的脘闷不思食、神倦、腹泻等证,助脾胃运化。

(六)山茱萸、巴戟天:山巴肉,补肝肾,益精血

山茱萸味甘、咸,性平,归肝、肾经。功能固精缩尿,补肾助阳。主治遗精滑精,肾虚阳痿。巴戟天味甘、辛,性微温,归肾、肝经。功能补肾阳,益精血,强筋骨,祛风湿。主治肾阳虚弱的阳痿、不孕、月经不调、少腹冷痛等症,以及用于肝

肾不足的筋骨痿软,腰膝疼痛,或风湿久痹,步履艰难。

二药合用,对于肾阳虚衰者,有补益肾阳,强筋健骨之效。

(七)紫河车、坎炁:脐盘同用,大补元精

紫河车,即健康人的干燥胎盘,又名胎盘、胎衣,味甘、咸,性温,归肺、肝、肾经。功能补肾益精,养血益气。主治阳痿遗精,腰酸头痛耳鸣,气血不足诸证,肺肾两虚之咳喘。坎炁,为出生婴儿的脐带,味甘、咸,性温,归肾经。功能补肾、纳气、敛汗。主治肾虚之喘促,肺虚之久咳、自汗、盗汗等症。《本草经疏》云:"人胞乃补阴阳两虚之药,有返本还原之功。"

二药合用,治疗肾气不足,精血衰少所致的不孕、阳痿、遗精、腰酸、头晕、耳鸣,亦可治疗肺肾两虚的喘嗽,尤作未喘嗽时固本之用。

(八)杜仲、桑寄生:益肝肾,强腰脊,安胎动

杜仲,味甘,性温,归肝、肾经。功能补肝肾,强筋骨,安胎。主治肝肾不足的腰膝酸痛,下肢痿软,阳痿,尿频等症。以及肝肾亏虚,下元虚冷的妊娠下血,胎动不安,习惯性流产等。桑寄生,味苦、甘,性平,归肝、肾经。功能祛风湿、益肝肾、强筋骨、安胎。主治风湿痹证,腰膝酸软,胎漏下血,胎动不安等症。杜仲、桑寄生合用见于独活寄生汤、杜仲丸等方。

二药合用,对于肝肾亏虚者,腰膝酸软,或有胎动之象,予以补益肝肾,强筋骨,安胎之效。

(九)生地黄、熟地黄、炒当归、砂仁、白豆蔻:二地归二仁,补血养阴防滋腻

生地黄味甘,性寒,归心,肝,肾经。功能清热凉血,养阴,生津。主治热病舌绛烦渴,阴虚内热,骨蒸劳热,内热消渴,吐血,衄血,发斑发疹。熟地黄味甘,性微温,归肝、肾经。功能补血养阴,填精益髓。主治血虚诸证及月经不调、崩漏等,肝肾阴虚诸证。熟地黄为补血和滋肾阴要药。

当归味甘、辛,性温,归肝、心、脾经。功能补血调经,活血止痛,润肠通便。主治血虚诸证,虚寒性腹痛、跌打损伤、痹痛麻木,痈疽疮疡,血虚肠燥便秘。本品补而不滞,既能补血活血,为补血之圣药,又善止痛,为调经要药。

此三味药常同用以共奏补血凉血活血,养阴填精生津之功,然三者皆为滋腻之药,易碍胃阻中,故常与健脾药砂仁、白豆蔻同用。

砂仁味道辛、性温,归脾、胃、肾经。功能化湿行气,温中止泻,安胎。主治湿困脾土及脾胃气滞证、脾胃虚寒吐泻、气滞妊娠恶阻及胎动不安。白豆蔻味辛,

性温,归肺、脾、胃经。功能化湿行气,温中止呕。主治湿阻脾胃,脘腹胀满,不思饮食,胸闷气滞,以及湿温初起等证,及恶心呕吐。

二药合用具有辛温通散,善宣化湿泻浊,行气散滞,具有醒脾开胃、宽胸利膈、温中散寒、止呕和胃的作用,现代研究有增加胃肠蠕动的作用。

（十）补骨脂、骨碎补:破碎补,益肾续筋强骨

补骨脂,又名破故纸,味辛、苦,性温,归肾、脾经。功能补肾助阳,固精缩尿,暖脾止泻,纳气平喘。主治肾虚阳痿,腰膝冷痛,肾虚遗精、遗尿、尿频、脾肾阳虚五更泄泻,肾不纳气,虚寒喘咳;外用可治白癜风、斑秃。骨碎补味苦,性温;归肝、肾经。功能活血续筋,补肾强骨。主治跌打损伤,筋伤骨折,瘀肿疼痛,肾虚腰痛,足膝痿弱,耳鸣耳聋,牙疼及久泄。

二药合用,对于肾阳亏虚的患者,可益肾强骨,治疗肾虚腰痛、足膝痿软等诸证。

（十一）莲心、莲子肉、大枣:心莲枣,清心、养心、养血安神

莲心味苦,性寒,入心、肾经。功能清心,平肝,止血,固精。主治神昏谵语,烦躁不眠,眩晕目赤,吐血,遗精。莲子肉味甘、涩,性平,归脾、肾、心经。功能补脾止泻,止带,益肾涩精,养心安神。主治脾虚泄泻,带下,遗精,心悸失眠。大枣味甘,性温,归脾、胃经。功能补中益气,养血安神,缓和药性。主治食少、便溏,倦怠乏力之脾虚证,脏躁及失眠证,用于药性较峻烈的方剂中,减少烈性药的副作用,并保护正气。

三药合用既能清心安神,又能养心安神,还能养血安神,若无禁忌,几乎每剂膏滋皆使用。

（十二）酸枣仁、柏子仁:柏枣二仁,养心安神定悸

酸枣仁味甘、酸,性平,归心、肝、胆经。功能养心益肝,安神敛汗。主治心悸失眠、体虚多汗。《名医别录》曰酸枣仁"补中,益肝气,坚筋骨,助阴气"。现代研究有镇静、催眠、抗惊厥作用,镇痛、降温作用,抗心律失常与抗心肌缺血作用,降压作用,降血脂作用,防止动脉硬化作用等。

柏子仁味甘,性平,入心、大肠、肾经。功能养心安神,润肠通便。主治虚烦失眠、心悸怔忡、肠燥便秘等症。《本草纲目》载"其气清香,能透心肾",可"养心气,润肾燥,安魂定魄,益智宁神"。柏子仁富含油脂,有润肠通便之功。现代研究有润肠作用,有改善记忆障碍作用等。

二药合用有养心安神定悸之效。对于痰多的患者,可改柏子仁为远志。远志味苦、辛,性微温;归心、肾、肺经。功能宁心安神,祛痰开窍,消散痈肿。主治心肾不交之失眠多梦,心悸怔忡,痰阻心窍神昏。其味辛通利,既能祛痰,又利心窍,故用治痰阻心窍之癫痫抽搐及痰迷癫狂症。现代研究有祛痰作用,镇静与抗惊厥作用,降血压作用,抗菌作用等。

(十三)苦参、白果:清补互用,除烦定悸

苦参,出自《本经》,"味苦寒,入心、肺、肾大肠经,主心腹结气""专治心经之火,与黄连功用相近"(《本草百种录》)。白果,出自《日用本草》,"入心、肺、肾三经,补气养心,益肾滋阴,止咳除烦,生肌长肉,排毒拔脓,消疮疥疽瘤"(《本草再新》),二药参合,一清一补,相互为用,功能除烦定悸。然苦参苦寒败胃,白果有小毒,临床用药剂量宜轻。

现代研究表明:苦参可阻滞心肌细胞膜快钠通道,对抗乌头碱引起的快速心律失常,苦参总碱能扩张冠状动脉,增加冠状动脉血流量,延长小鼠在常压下的耐缺氧时间。银杏叶水提取物 $1.0 \sim 2.0 \, \text{g/kg}$ 静脉注射时,可降低麻醉猫的心肌耗氧量。银杏叶制剂对大鼠和豚鼠离体再灌注心的心功能参数没有影响,但可显著减弱再灌注期心室纤颤强度;对正常或肥大心脏,可保护缺血心肌,减少心律失常的发生。

(十四)青黛、苦丁茶:清肝火散肝风

青黛出自《药性论》,《开宝本草》谓"味咸气寒、无毒",《本草蒙筌》谓"泻肝,止暴泻,消上膈痰火,驱时疫头痛"。苦丁茶出自《本草纲目拾遗》,性味甘苦凉,入肝胆经,"散肝风,清头目,活血脉,凉子宫"(《中国医学大辞典》)。

二者合用,共奏清肝散肝之功。何立人认为,高血压属于中医学眩晕、头痛范畴,肝火上炎者,除使用清肝平肝之剂外,还应泻肺火,以加强清肝平肝之效,故何立人治疗高血压证属肝火上炎者,除使用苦丁茶清肝散肝之外,经常配用青黛,因为青黛"入肝,又能入肺胃"(《本草便读》),仿黛蛤散意,既清肝火,又清肺热,事半功倍,常收奇效。

(十五)虎杖、汉防己、玉米须:土湿侮木治疗高血压

虎杖出自《名医别录》,利湿退黄,活血通络;汉防己出自《本经》,汉防己善走下行,长于除湿,十二经有湿,壅塞不通,非此药不可,"汉防己主水气,木防己主风气,宣通"(《本草拾遗》),玉米须出自《四川中药志》,"能降血压,利尿消肿"

（《民间常用草药汇编》）。

三药合用，相须相用，湿浊去，眩晕停，血压降，主要用于土湿侮木型高血压病。

二、膏方治疗经验

辨证论治和整体观念是中医学认识和处理疾病的基本原则，亦是中医学的特色。膏滋的运用根植于中医学的理论指导，不可将膏滋单纯看作补益，其有疗疾的根本。膏滋亦不仅仅是疗疾，个体施治的膏方，其补益的特殊性决定了其组方特点。

（一）膏方的处方原则

膏滋针对性强，忌讳"千人一方"，辨证论治是中医处方的核心，也是膏方处方的核心，在辨证论治过程中确实有医者个人的习惯。何立人认为八纲是总基础，既要考虑阴虚、阳虚、气虚、血虚，又要考虑到肾虚、脾虚、肺虚等五脏之虚，同时还要考虑实的部分，兼顾六淫之邪，更不可忽略内生五邪。值得一提的是，祛邪在膏方中的运用绝非可有可无，反而祛邪药在膏方里的合理运用，直接关系到膏方的疗效，用对了药，祛邪就是"进补"，用错了药，补药亦可"有毒"。正如《景岳全书》中所言："补泻之法，补亦治病，泻亦治病。"

1. 以平为期，以和为贵，戒阴阳不辨　气血阴阳、五脏六腑之间原有动态平衡的破坏是导致疾病发生的关键因素，故中医治法实则为调和平衡的过程，膏方施治宜遵从"法于阴阳，和于术数"之理，"以平为期""以和为贵"，而此平和之道，既有医患沟通平和之道，又有辨证论治平和之法，还有细料辅料之间的阴阳平和之理。

《素问·四气调神大论篇》载："四时阴阳者，万物之根本也。所以圣人春夏养阳，秋冬养阴，以从其根，故与万物沉浮于生长之门。逆其根，则伐其本，坏其真也……从阴阳则生，逆之则死；从之则治，逆之则乱。"然而春夏只养阳，秋冬只养阴，恐显然不妥；又春温夏暑易伤阴，秋凉冬寒易伤阳，何不春夏养阴，秋冬养阳？实则告诫人们，春夏不可只顾养阴，也要养阳，秋冬不可只养阳，亦要养阴，知此理者，谓为圣人，所以"春夏养阳，秋冬养阴"，从修辞手法来看，可以看作一种互文，无论四时天气，都要兼顾阴平阳秘，阴阳互根，不可偏盛，少偏则病，偏甚则病重。对于阳虚甚者，先回其阳，继而渐加补阴之药，因"无阴则阳无以化"；阴虚甚者,先补其阴,继而渐加补阳之药,乃"无阳则阴无以生"。即《医方集解》中所说:"人之气禀,罕得其平,有偏于阳而阴不足者,有偏于阴而阳不足者,故必假药以滋助之。"

临证膏方遣药,常选用黄芪、党参、山茱萸、巴戟天等温振气阳,女贞子、墨旱莲、何首乌、当归等培补阴血,升麻、柴胡、枳壳、沉香等畅达气机;力求恢复机体内外平衡、脏腑平衡、气血阴阳平衡,从而达到精之充沛、神之安逸、气之行畅、血之通利的目的。亦即《医源》所言:"以药性之阴阳,治人身之阴阳,药性之升降,调人身之升降,则人身之阴阳升降,自合于天地之阴阳升降矣。"

辨阴阳还要注意辨真假,真虚当补,假虚忌补,我们的医学史上有很多流派,有主张温热的,如火神派,有主张养阴的,如滋阴派,每个医生还有自己用药的偏爱,这个现象甚至于是中医的一大特色,但是运用到一个具体的患者身上,我们就不能盲目地用医派来指导我们的医疗行为,千人一方固然会有效果,但疗效绝不可能是百分之一百,只要不是百分之一百,那就势必有一部分人不适合,甚至有人可能因此丧命。

2. 调畅气血,重在脾肾,戒补气太过　气是维持人的生命活动的根本,所谓"人之所生,全赖此气",血在体内发挥着营养和滋润的作用,是神志活动的物质基础,气血相依,气为血之帅,血为气之母,气能生血、行血、摄血,血能养气、载气,血脱则气脱,失血会失气,所谓有形之血不能速生,无形之气所当急固。所以这也是膏方运用参以补气的意义,但这并不是说每个气虚的患者都需要大补气血,这就涉及参自身的寒热性味问题,补气之参有人参、党参、太子参、沙参等,这里就特别要注意"气有余便是火"的临床运用。

膏方的应用中本就有阿胶等滋腻的药物,本就容易碍胃,补气药诸如党参、黄芪之类可能加重患者中脘不舒、闷堵纳呆之感;另一方面能否顺利地服完所配制的膏方,都有赖于脾胃功能,所以一定要顾护脾胃,注意脾气的运化,益气的药、健脾的药,用对了是健脾,用过了就是碍脾的,这是一个辩证关系。特别随着人民生活水平的提高,条件越来越优越,食物越来越丰富,营养或有偏颇,但却鲜有不足,在这种情况下,碍脾胃的药特别要小心,补益的同时适当加入一些疏泄的、理气的、祛湿的、化湿的、清热的、解毒的,甚至于这方面的使用还要比例多一点。

那反过来,真正虚的人来了之后,还是得要敢于补,尤应重视脾胃,《医醇賸义》指出:"虚劳内伤,不出气血两途。治气血虚者,莫过于脾肾。水为天一之元,气之根在肾;土为万物之母,血之统在脾。"土为万物之母,脾土受伤,则失其健运之职,临证可见患者饮食不消;兼寒则呕吐,兼湿则濡泄。而饮食减少,众脏无以禀气,则虚羸日甚,诸疾丛生。治脾胃者,当补其虚、除其湿、行其滞、调其气。故处方多选用党参、白术、茯苓、山药、薏苡仁、扁豆、莲子等补脾之药,且茯苓、山药、薏苡仁理脾而兼能渗湿。

脾肾两脏皆为根本,不可偏废。古人谓"补脾不如补肾",是因命门之火,可生脾土;或谓"补肾不如补脾",乃因饮食之精,自能下注于肾。然膏方调理,需知脾弱而肾不虚者,宜补脾为亟;肾弱而脾不虚者,则补肾为先;若脾肾两虚,则并补之。对于脾胃虚者,选用运脾、实脾或消导之法,可以玉竹、北沙参、石斛等养胃阴,黄芪、黄精、党参、白术等益脾气,砂仁、木香、白豆蔻等理脾气,藿香、佩兰、紫苏梗等化脾湿;并慎用大苦大寒、大辛大热的药物,以防止寒凉的药物伐脾阳,辛燥的药物伤胃阴。至于脾胃虚弱、阳气不升者,多用葛根、柴胡以佐人参、黄芪升提之力,如补中益气汤、举元煎之类,皆补中升发阳气之要药。肾主藏精,"形不足者,温之以气;精不足者,补之以味"。故肾虚者,宜气浊味厚之品,或血肉有情之物,同类相感,生克有济。可选用鹿角胶、锁阳、肉苁蓉等壮阳填精,山茱萸、巴戟天、仙茅、淫羊藿等温肾阳,枸杞子、何首乌、女贞子、墨旱莲等滋肾阴。

3. 虚实互见,攻补兼施,戒扶正而不祛邪　虚证宜补,实证宜泻,此人尽皆知。然临证之时,虚实夹杂之证屡见不鲜。有体虚而证实者,如虚体之人冒风、伤食;体实而证虚者,如强壮之人劳倦、失血;或体本不虚,而邪深难出;又或体已极虚,而外邪尚伏等。若纯用补法,则邪气益固;纯用攻法,则正气随脱。因此,古有攻补同用之法。膏方施治,虽以补益为主,但绝非专一执补,需根据不同证型,或寒热并用,或攻补兼施,灵活变化。针对虚实互见患者,膏方选药,可依据药性,攻者攻强,补者补弱,各尽其能。用补之法,贵乎先轻后重,务在成功;用攻之法,必须先缓后峻,及病则已。

在运用膏方辨证调补时,应根据兼夹邪实,酌以理气、化痰、清热、祛瘀等药,攻补兼施。如见气滞胃腹胀痛,加木香、紫苏梗、郁金、八月札等疏肝理气、和胃止痛;脾虚腹泻,加葛根、薏苡仁、荷叶、藿香、佩兰等升清降浊、芳香化湿;肝火犯胃,泛酸,加炙刺猬皮、吴茱萸、黄连、海螵蛸、煅瓦楞子等清肝和胃、敛酸止痛。此外,相火上升而咽喉痛者,知柏地黄丸再加玄参、僵蚕、桔梗;乏力神疲体倦,加功劳叶、仙鹤草、景天三七、生黄芪、炙黄芪；心下痞满泛恶，加藿香、佩兰、荷叶、紫苏梗、旋覆花、丁香；土湿侮木，肝郁木旺，加天麻、生石决明、菊花、蔓荆子等。更有专主一证之要药，如肝肾虚寒腰痛用杜仲，肝肾虚热腰痛用女贞子，阳虚劳损脊痛用鹿角片，阴虚劳损脊痛用狗脊。

扶正与祛邪，如同西医免疫抑制和免疫亢进、中医虚与实的道理就是这样的。对于有实证的患者要祛邪，很显然我们必须要区分到风寒暑湿燥火，又风为百病之长，善行而数变，因此我们还应适当加用祛风药。至于内生五邪，尤以内湿为要，但是湿有多有少，有轻有重，有夹寒夹热，湿又可以因为湿而导致的气血运行不畅，而发生的气滞血瘀，所以在考虑湿的时候，要把气血寒热兼顾进去。

处方时选药是搭配，用量是支配，有单味药药量的支配，亦有不同类型药物比例的支配，搭配是有无的性质关系，支配是有多少的程度关系。补三分，祛邪七分，还是补七分，祛邪三分，还是各半，这个都有选择和调节的余地，但这个多与少无法用天平来衡量，要靠我们医者的经验积累，常常反思。《景岳全书》在论述补泻要领时有言："不必论其有虚证无虚证，但无实证可据而为病者，便当兼补，以调营卫精血之气；亦不必论其有火证无火证，但无热证可据而为病者，便当兼温以培命门、脾胃之气。"张景岳此说对临证颇有启迪。而反之亦然，即寒者当温，需详审其不当温；热者当清，需详审其不当清；虚者当补，需详审其不可补；实证可泻，需详审其不可泻。

所以调气血，和阴阳，顾五脏，兼邪正，平寒热，若要想一张处方能够起到疗效，这些都是至关重要的。

4. 细问详记，字迹清晰，戒利欲熏心　组方的前提，势必需要通过问诊和沟通采集详细病史，并且将症状、病史、舌脉、查体、治则记录到方笺上，其中不但要体现临床和学术观点，遣词组句还应具有良好的文学修养，这需要本身的积累和文化底蕴。许多老先生会用到毛笔或者硬笔书法来书写膏方，这就更加是一份融合技术与艺术的作品了，然而确实不可能要求每一位医生都能成为书法家，在何立人的观点里，至少能做到字迹清晰，认真书写，这样给患者的感觉，他所拿到的是一份经过缜密思考书写的中医处方，而不是一份没有温度的"制膏通知"，他会很珍惜，也会就此特别珍视和尊重为他诊治的膏方医生。其次，膏滋涉及诸多昂贵名贵中药材，用药时切记按需选用，切不可利欲熏心，滥用乱用。

（二）膏方的组方特点

1. 辨证施治，证顾新病宿疾　日常的中药汤剂治疗，多注重刻下的身体状况，急则治其标，缓则治其本。然一料膏滋在无新感时邪亦无旧疾复发的情况下，患者需服用 30～50 日之久，这其中便有医者不可回避、又必须周全的问题，虽说膏滋具有治病与防病、扶正与祛邪、调理与滋补相结合的特点，此特点确为实言，绝无夸大，然而在处方中，如何把握治病与防病的分寸、扶正与祛邪的用度、调理与滋补的关系，也确属不易。

若有刻下新感，因处方后不能即刻取到成品，则处方既不可以祛邪为主，亦不可不顾清余邪；若就诊时宿疾未作，但新获不适，其两者相关者易施治，其两者不相关者，亦当念及旧疾三分，尤其如胃疾、易感时邪之体，虽刻不为所苦，但切不可忽视。若主诉有一脏之病，然五脏相关，君主之官当主之，生克乘侮当顺之，见其一脏之病，当知前后同治，兼治攻克，以助其效。或见气血阴阳不遂者，盛者削、弱者扶，然强弱易攻伐，枢机难疏利，若能使当升者升、当降者降、当卫于外者不内伐，当行于内者不外溢，此经纬皆以为调。

是以膏方之辨证论治，既要通过刻下症及舌脉象了解机体状况，亦要根据禀赋宿疾了解大致的基础情况，同时兼顾祛邪扶正、平衡五脏、调和气血阴阳，才能从根本上加强体质。故遣方用药既要考虑患者的体质情况、阴阳的偏盛偏衰，还应针对患者原有宿疾，调补兼施，寓治于补，以通为补。

2. 大方复治，方有机制虚实　一料膏方数十味药，属于大方、复方。大方用药并不等于堆砌药味，无的放矢，而是应杂而有章。膏方本身具有机制虚实，以其一料膏滋自身的偏胜与病患之不足互补，以培补气血阴阳为本，兼有去除痰湿瘀血之病理产物，辅以清热理气散结以治标，同时调和脾胃以助药之吸收，改善口感以增加患者的依从性。

形式上看，每个患者，都当采取益气、养血、温阳、滋阴同用，佐以化湿、祛痰、理气、泄浊、解郁、清热、活血、兼顾养心、柔肝、健脾、宣肺、益肾，但经细思详揣，针对每个个体的情况，偏颇不同，这些大法，如同琴弦，不同组合弹奏出不同的旋律，皆可悦耳动听，各声入各耳，如此组方，表面上看是医者思考之周全，实则倾注医者之心血，中医有异病同治之特色。然膏滋之中，同治之法，尚有程度之不同，是为因人而异之精妙，其功效自远胜千人一方。

3. 健运消导，五脏兼顾同调　脾胃为后天之本，气血生化之源，《脾胃论》

言："百病皆由脾胃衰而生也。"膏滋必重健运消导，其义有四者：一者顾护胃气，二则药不伤胃，三则调养脾胃，四则疗脾胃之疾。

胃气的盛衰强弱，关系到人体功能活动、健康与否，甚至生命存亡。通过询问纳食情况、切脉之胃气有无可以判断胃气之强弱，而顾护胃气，并不仅指胃腑之气，还包括脾气，所以胃气实则指的是受纳和运化的脾胃功能，在处方中，佐以健脾护胃药可有助于药效的发挥。"元气之充足，皆由脾胃之气无所伤"，故遣方用药当遵药不伤胃。世有"久服中药伤胃"之说，然而胃病本可以中药治，药何以伤胃？其实，并非中药伤胃，实为苦寒不当败胃。

调养脾胃，宜调宜养。调者，一调脾胃升降之枢，使得气机通利，《四圣心源》载："肝气宜升，胆火宜降，然非脾气之上行，则肝气不升，非胃气之下行，则胆火不降。"实则肺之宣肃，亦赖脾气升散之气以宣通，胃之顺降之气以肃降；肾水赖脾气上升之趋以凉心火，心火赖胃气下降之势以暖肾水；故调脾胃使得各脏腑气机当升者升，当降者降，各司其机。二调肝胃疏泄通降之气，土为木之所胜，木土不调可见木乘土，或由木旺，或由土虚；亦可见土盛反侮木，或由痰湿，或由郁滞，疏肝健脾和胃，祛除情志诱因，是为要义。三调脾肺生痰储痰之机，脾为生痰之源，肺为储痰之器，百病皆由痰作祟，怪病多从痰论治，有形之痰、无形之痰、皮里膜外之痰，总以健脾助运为根本。养者，一养心脾之气血，心主血，脾为气血生化之源，又脾主肉，心主脉，脉以充养肉，肉为脉之体，两者相依相存。二养脾肾之根本，"脾阳根于肾阳"，肾为先天之本，藏精气，其温煦蒸腾作用助脾胃化生气血，而脾胃所化五脏之精气又归藏于肾；养脾肾之气，可谓养生命之根本。此五脏同调，使五脏平和，生克有序为上。

凡有脾胃之疾，无论有无需求、有无所苦，皆应兼顾用药，一则气机升降之枢有疾，可变生加重他症；二则脾胃功能不足，有碍于药入之效；三则或有所苦之疾，实为脾胃不调之故。所以临证必详究饮食排便、脾胃病史，毕竟饮食药入皆赖乎脾胃，切不可忽略。

第四章
经典医案医话

第一节 医 案

门诊医案精选

一、胸痹胸痞案

案1

姜某,男,84岁。

初诊(2014 年 10 月 30 日)

主诉:胸闷2周。

病史:患者2周前自觉胸闷时有,晨起为甚,午后改善,至外院急诊查心电图(2014 年 10 月 16 日)示:ST-T 改变,心率 78 次/min,律齐。血压 130/80 mmHg(17.3/10.7 kPa)。自服丹参片、麝香保心丸对症。现无胸痛,或畏寒,大便隔日行,纳可,便调,寐安。脉细小弦滑,苔薄腻。

既往无高血压、糖尿病史,有脑梗死史2次。

中医诊断:胸痞;西医诊断:冠心病。

辨治:证属脾肾不足,瘀浊内蕴。治拟补脾益肾,活血降浊。处方:

灵芝 15 g,景天三七 15 g,炒党参 12 g,炒苍术 12 g,炒白术 12 g,炒山药 15 g,厚朴 6 g,炒当归 9 g,生地黄 9 g,熟地黄 9 g,砂仁 3 g,玉米须 15 g,红景天 12 g,三七 6 g,白果 9 g,细辛 3 g,肉苁蓉 12 g,巴戟天 12 g,炒川芎 9 g,炒川续断

9 g,桂枝 3 g,僵蚕 9 g,蝉蜕 9 g,薄荷 3 g,葛根 9 g,桃仁 9 g,生薏苡仁 30 g,陈皮 6 g,橘络 6 g,瓜蒌皮 9 g,瓜蒌仁 9 g。

7 剂,每日 1 剂,水煎服。

二诊(2014 年 11 月 6 日)

药后胸闷稍减,唯乏力身楚,头昏肢软,口干不多饮,寐艰,纳少。脉细弦滑,苔薄。处方:

上方加大狼把草 15 g,炙黄芪 9 g,补骨脂 9 g,生山楂 15 g。14 剂。

三诊(2014 年 11 月 20 日)

药后诉胸闷改善,唯头晕乏力,脉细弦滑,苔薄腻。处方:

炒当归 9 g,生地黄 9 g,熟地黄 9 g,砂仁 3 g,肉豆蔻 3 g,猪苓 9 g,茯苓 9 g,白蒺藜 9 g,潼蒺藜 9 g,天麻 9 g,仙鹤草 9 g,葛根 9 g,补骨脂 9 g,薏苡仁根 30 g,炒川芎 9 g,川续断 9 g,山茱萸 9 g,巴戟天 9 g,桃仁 9 g,丹参 9 g,灵芝 9 g,炒党参 9 g,炒苍术 9 g,炒白术 9 g,陈皮 6 g,制半夏 6 g。

14 剂。

【按】《丹溪心法》指出:"痰挟瘀血,遂成窠囊。"何立人认为动脉斑块成因乃脉道中痰瘀阻滞,而痰瘀的形成又源于患者年迈,脾肾亏虚失于运化,故予补益脾肾、活血降浊之剂。方中灵芝、炒党参、炒苍术、炒白术、炒山药、葛根、厚朴、砂仁、玉米须、白果、生薏苡仁健脾化浊;生地黄、熟地黄、肉苁蓉、巴戟天、炒川续断、红景天、三七、炒当归、景天三七、桃仁、炒川芎补肾活血;薄荷、陈皮、橘络、瓜蒌皮、瓜蒌仁、桂枝、僵蚕、蝉蜕、细辛理气通络。二诊诉乏力身楚,头昏肢软,口干不多饮,寐艰,纳少,故加大狼把草、炙黄芪、补骨脂、生山楂补虚醒脾。三诊患者胸闷改善,头晕反复,故予生地黄、熟地黄、补骨脂、川续断、山茱萸、巴戟天、白蒺藜、潼蒺藜、天麻补肾息风;仙鹤草、葛根、灵芝、桃仁、丹参、炒川芎、炒当归补虚活血;炒党参、炒苍术、炒白术、陈皮、制半夏、砂仁、肉豆蔻、猪苓、茯苓、薏苡仁根健脾化湿泄浊。此案体现了何立人治病求本、注重整体、用药灵活的临诊指导思想。

案 2

金某,男,64 岁。

初诊(2014 年 12 月 18 日)

主诉:反复胸痛 5 年。

病史：患者 5 年前自觉胸隐痛时作，至外院就诊，诊断为"冠心病"，不规则服用阿司匹林、硝酸异山梨酯，症情时轻时重。至 2013 年 7 月自觉持续左胸痛，心率 76 次/min，律齐，血压 130/80 mmHg。冠状动脉 CT(2014 年 7 月 10 日)：左前降支中段浅表心肌桥，支架近侧左主干-左前降支软斑伴管腔轻度狭窄(小于 20%)。外院急诊诊断为"急性前间壁"，行 PCI 术后自服硫酸氢氯吡格雷片、阿托伐他汀钙片等药，近 1 个月患者自觉胸闷、心悸时作，3 日来又见加重，平素自觉畏寒肢冷，口角易生疮，双手腕关节疼痛，腰酸，纳可，便调，寐安。脉小弦滑，苔薄。

既往有类风湿关节炎病史。

中医诊断：胸痹；西医诊断：冠心病，心梗 PCI 术后，类风湿关节炎。

辨治：证属瘀血阻滞，肾元不足。治拟活血化瘀，补益肾元。处方：

大狼把草 15 g、益智仁 9 g、锁阳 9 g、山茱萸 9 g、巴戟天 9 g、炒当归 9 g、炒川芎 9 g、川续断 9 g、䗪虫 9 g、僵蚕 9 g、麦冬 9 g、生黄芪 15 g、生地黄 9 g、熟地黄 9 g、龟甲 9 g、鳖甲 9 g、炒黄连 3 g、肉桂 2 g、怀牛膝 9 g、仙鹤草 9 g、灵芝 9 g、红景天 15 g、景天三七 15 g、淡竹叶 6 g、覆盆子 9 g。

7 剂，每日 1 剂，水煎服。

二诊(2014 年 12 月 25 日)

药后症安，复查脂蛋白 1 886 mg/L，脉细小弦，苔薄。处方：

上方加生槐花 9 g、荷叶 9 g。14 剂。

三诊(2014 年 12 月 29 日)

药后胸闷、心悸未作，脉弦细滑，苔薄微腻。处方：

上方加薏苡仁 30 g、绿豆衣 9 g、甘草 3 g。14 剂。

【按】《素问玄机原病式》云："水衰火旺而扰之动也，故心胸躁动，谓之怔忡。"患者年逾六旬，肾水不足，无以制火，复兼瘀血而致病，故予活血化瘀、补益肾元之剂。方中益智仁、锁阳、山茱萸、巴戟天、川续断、覆盆子、熟地黄、龟甲、鳖甲、肉桂、怀牛膝补益肾元；炒当归、炒川芎、䗪虫、僵蚕、红景天、景天三七活血通脉；生地黄、麦冬、炒黄连、淡竹叶、生黄芪、仙鹤草、灵芝、大狼把草补虚养阴。二诊患者胸闷已减，唯脂蛋白增高，故加生槐花、荷叶以助消脂。三诊患者症情稳定，故加薏苡仁、绿豆衣、甘草化湿清热。该患者肢冷、腕关节疼痛考虑为肾阳不足所致，但又易口角生疮，故用药要兼顾寒热的平衡，在运用温阳药的同时，合用适量养阴清热药,以免过于温燥;在活血同时又加用补虚药,以防过度活血反而耗伤正气。

案3

沈某,女,39岁。

初诊(2010年3月4日)

主诉:胸痛半年余。

病史:患者半年前曾患肺炎,咳嗽、发热、胸痛。查体:心率76次/min,律齐;两肺呼吸音略粗,无干湿啰音。实验室检查:胸片:左侧胸膜略增厚,两下肺纹理稍增多。血常规正常,C反应蛋白正常。经治咳嗽、发热等症痊愈。刻下:胸痛依然,尤以侧卧时明显,下蹲亦见,汗出湿衣,寐中尤多;艰寐且短,寤后口干苦,或有头晕。舌淡红,苔薄微腻;脉小。

中医诊断:胸痹;西医诊断:左侧胸膜增厚。

辨治:证属络气不畅,气血失和。治拟疏肝畅达络气,健脾养血安神。

处方:

炒柴胡9 g,白芥子9 g,炒当归9 g,仙鹤草15 g,功劳叶9 g,柏仁、枣仁各30 g,五味子6 g,炒白术、炒白芍各9 g,炙瓜蒌皮9 g,生地黄、熟地黄各9 g,炒黄芩9 g,炒川黄连3 g,生黄芪9 g,枸杞子9 g,炒知母、炒黄柏各9 g,砂仁、白豆蔻各3 g(后下),生薏苡仁30 g,野菊花9 g,芡实9 g,金樱子9 g,覆盆子9 g,青黛末6 g(包煎),麦冬9 g,百合9 g。

7剂,每日1剂,水煎服。

二诊(2010年3月18日)

胸痛,侧卧明显,偏头作痛,夜寐汗出,脉小,苔薄。处方:

炒当归9 g,炒党参9 g,枸杞子9 g,南沙参、北沙参各9 g,玉竹9 g,桂枝3 g,生黄芪18 g,生怀山药15 g,稽豆衣10 g,仙鹤草18 g,炙甘草6 g,炒白术、炒白芍各9 g,功劳叶9 g,五味子3 g,炒防风9 g,大枣9 g,五倍子5 g,葛根6 g,姜黄6 g,柏仁、枣仁各9 g,百合9 g。

7剂,每日1剂,水煎服。

随访:药后胸痛减轻,但未已,汗出减少,至今仍在门诊治疗。

【按】　患者胸痛,侧卧时明显,故属中医"胸痹"范畴。然而,当前由于西医冠心病中之心绞痛、心肌梗死，其症状以胸痛为突出表现，导致中医胸痹病证与西医之冠心病似乎等同，实则不然。

该患者，半年前患有"肺炎"，经治虽肺炎痊愈，但其胸痛不减，论其中医诊断，病之初若以发热为主，中医病证则属肺热病；若以咳嗽为主，则属咳嗽病证；若咳嗽伴有胸痛，则属中医悬饮病证。患者当前为胸痛所苦，以胸痹论治，证属络气不畅，气血失和。治拟疏肝畅达络气，健脾养血安神为法。方中青黛末，何立人通常用于感冒初期、咽痛、流涕、肢节酸痛等症，加减选用青黛末、紫苏叶、炒荆芥、炒防风等，寒温并用，以清热解毒，解表散寒，有抗病毒作用。患者肺炎治愈已半年，仍胸痛不已，可谓"怪病多痰"，青黛有治疗顽痰、热痰之功效，故而选用。

案4

许某，男，62岁。

初诊（2011年5月26日）

主诉：胸痛2年余。

病史：2008年初，患者时有胸痛发作，历时短暂，无明显诱因，可自行缓解，胸痛发作时无肩背放射。查体：血压135/90 mmHg，心率83次/min，律齐。关节无畸形，下肢不肿。2008年4月冠状动脉造影示：左冠状动脉轻度狭窄，右冠状动脉正常。9月体检发现三酰甘油（TG）及血黏度偏高。中药调治已将1年。2011年2月9日血尿酸432 μmol/L，TG 2.15 mmol/L，全血黏度（高切）4.62 mPa·S，较2010年9月之明显改善。心超示：左房稍大。B超示：轻度脂肪肝。胸或隐约见痛，寐艰欠酣，口渴饮不多，关节或痛，便调。舌红，舌前苔少，脉小弦。

既往有高血压病史10余年，现服用半粒苯磺酸氨氯地平片，血压尚稳定，维持在130～140/70～90 mmHg，最高175/100 mmHg。有痛风史。近有包皮炎症、痒痛。

中医诊断：胸痹；西医诊断：冠状动脉粥样硬化，高血压病2级（极高危），痛风，脂代谢紊乱。

辨治：证属湿浊内滞，心脉不畅。治拟化湿泻浊，活血通脉。处方：

玉米须15 g，茶树根15 g，泽泻15 g，伸筋草15 g，络石藤15 g，虎杖15 g，海风藤15 g，苦参9 g，生白果9 g，灵芝9 g，景天三七15 g，生蒲黄9 g（包煎），皂角刺9 g,砂仁3 g(后下),玄参9 g,炒知母、炒黄柏各9 g,生地黄、熟地黄各9 g,天麻15 g,潼蒺藜、白蒺藜各12 g,土茯苓30 g。

14剂,每日1剂,水煎服。

二诊(2011年6月9日)

寐艰,胸痛,无关节痛。脉细小弦,苔薄腻白,舌前尖少苔,质红。血压130/80 mmHg。处方:

合欢皮9 g,夜交藤9 g,藿香、佩兰各9 g,薏仁根30 g,茯神9 g,厚朴花6 g,丹参、牡丹皮各9 g,滑石30 g,灯心草3 g,炒苍术、炒白术各9 g,防风、防己各9 g,炙瓜蒌皮9 g,炒党参9 g,炒当归9 g,白芥子9 g,橘叶9 g,橘络3 g,天麻15 g,潼蒺藜、白蒺藜各9 g。

14剂,每日1剂,水煎服。

三诊(2011年6月23日)

苔薄腻白,舌前苔少,脉小。昨有胸前痛2次,因痛而寤,便调,纳可。血压140/80 mmHg。处方:

藿香、佩兰各6 g,生薏仁30 g,滑石15 g,白豆蔻3 g(后下),丹参、牡丹皮各9 g,炒赤芍、炒白芍各9 g,玉米须15 g,车前草15 g,通草9 g,生槐花9 g,桑叶、桑皮各9 g,杭菊花9 g,合欢皮9 g,荷叶9 g,南沙参9 g,炙瓜蒌皮9 g,夜交藤15 g,鸡血藤15 g,牛膝9 g,虎杖15 g,苦参9 g,生白果9 g,生地黄9 g,景天三七15 g。

14剂,每日1剂,水煎服。

四诊(2011年7月21日)

血生化正常,心悸,口干。苔薄,舌前苔少,脉细弦。处方:

上方加石斛9 g。14剂,每日1剂,水煎服。

五诊(2011年8月4日)

药后安,日前曾见感冒不适,刻已安,口干。脉弦细,苔薄净。处方:

上方加太子参9 g,麦冬9 g,生黄芪9 g。14剂,每日1剂,水煎服。

六诊(2011年8月11日)

心悸,胸闷1周。苔薄腻白,脉细滑。处方:

藿香、佩兰各9 g,厚朴6 g,姜半夏9 g,陈皮6 g,砂仁、蔻仁各3 g(后下),紫苏梗9 g,淮小麦30 g,荷梗9 g,炒苍术、炒白术各9 g,炙瓜蒌皮9 g,炒柴胡6 g,枳壳6 g,潼蒺藜、白蒺藜各9 g,防风、防己各9 g,绿豆衣9 g。

7 剂,每日 1 剂,水煎服。

七诊(2011 年 8 月 18 日)

苔薄,腻白已退,脉细小。心悸胸闷已解。运动平板试验阴性。

上方加生黄芪 9 g、麦冬 9 g、太子参 9 g,石斛 9 g。14 剂,每日 1 剂,水煎服。

随访:患者服药数月后,胸闷痛已解,夜寐安好,苔白腻已化。

【按】 在《金匮要略》中明确提出:"师曰,夫脉当取太过不及,阳微阴弦,即胸痹而痛,所以然者,责其极虚也。今阳虚知在上焦,所以胸痹心痛者,以其阴弦故也。""寸口脉沉而迟,关上小紧数。"据此,确定了胸痹心痛的病机为本虚标实,已成为学术界的共识。本例中患者冠状动脉硬化、高脂血症合高黏滞综合征,何立人强调其病机为肝脾肾失调、痰湿瘀浊、痹阻脉络为主,治疗以调理肝脾肾、化湿泄浊、化瘀通络为主。方中玉米须、茶树根、泽泻、伸筋草、络石藤、虎杖、海风藤、生蒲黄、皂角刺活血通脉。该例中以"化湿泄浊,活血通络"为大法,随症加减,取效显著。

案 5

殷某,男,78 岁。

初诊(2006 年 6 月 23 日)

主诉:胸闷痛 20 余年,加重 1 个月。

病史:患者有胸闷痛病史 20 余年。2006 年 5 月,本院心内科冠状动脉造影显示,冠状动脉多支、广泛狭窄,不宜安装支架,建议行冠状动脉搭桥术,但患者拒绝。查体:心率 78 次/min,律齐;两肺呼吸音粗,右下肺可闻及细湿啰音。下肢肤色紫暗,皮温较低,无水肿。实验室检查:血糖、血脂正常;血常规:白细胞计数 10.1×10^9/L,中性粒细胞百分率 57%;心电图:ST - T 改变;下肢动脉 B 超:双下肢动脉斑块形成;胸片:右下肺小片感染。近 1 个月病情加重,胸闷痛时有发作,乏力神疲,头晕肢困,纳谷欠馨,朝起咳嗽咯痰,呈黄白黏痰艰咯,口不渴,腰酸,大便偏干,日行,或隔一二日一行,夜尿频。平素畏寒,肢末紫暗发凉,性情急躁。舌暗红,苔黄腻;脉寸口沉而迟,关上小紧数。

既往有慢性支气管炎病史 20 余年,反复咳嗽、咳痰,动则气喘;有高血压史 10 余年,血压最高 180/115 mmHg,降压治疗中,目前血压正常;下肢闭塞性动脉硬化 10 余年。

中医诊断：胸痹；西医诊断：冠心病，稳定型心绞痛，慢性支气管炎伴右下肺感染，高血压病3级(极高危)。

辨治：证属痰热内阻，心肾阳虚，脉痹不畅。治拟清化痰热，温补心肾，活血通脉。方用小陷胸汤加减。处方：

炙瓜蒌皮12g，姜半夏9g，炒川黄连3g，炒苍术、炒白术各9g，薏苡仁30g，茯苓12g，青皮9g，陈皮3g，生白果9g，桂枝6g，姜竹茹9g，郁金9g，虎杖9g，滑石20g，炒黄芩6g，桑叶、桑白皮各9g，川贝母、浙贝母各9g，补骨脂6g，橘络6g，桃仁12g。

7剂，每日1剂，水煎服。

二诊(2007年1月31日)

患者自2006年6月23日就诊，连服上方14剂后，胸闷痛及咳嗽咯痰之症均减。此后一直门诊抄方半年余，同时配合西药常规治疗，病情基本平稳。

此次就诊因1周前胸痛反复，并逐日加重，情志不舒为因。咳嗽咳痰，痰多白稀，尚能咯出，但动辄气喘，纳可，艰寐，畏寒肢冷。苔腻微黄，脉细弦带滑。

证乃本虚标实，虚实夹杂。本虚责之心、脾、肾三脏气阳不足，标实则为瘀血、痰浊凝滞，气郁不畅。病因众多，病机复杂，因证论治，选方用药必择复方、大方以对症下药。治拟理中汤、参附龙牡汤、小陷胸汤、柴桂各半汤之意，以温阳益气，理气化瘀，清肺化痰，活血通脉。处方：

党参9g，黄芪9g，桂枝3g，柴胡、前胡各9g，当归9g，赤芍、白芍各9g，黄芩9g，黄连3g，姜半夏9g，瓜蒌皮9g，炒苍术、炒白术各9g，远志3g，石菖蒲9g，水蛭5g，白僵蚕9g，地龙9g，灵芝9g，景天三七12g，生白果6g，苦参5g。

7剂，每日1剂，水煎服。

随访：药后患者诸症略减。家属考虑患者高龄，行动不便，代诊配药，前方出入，治之40余剂，症情渐趋平稳。

【按】 患者苔腻微黄，可视为内有痰热之象；然口不渴，大便无干结，痰色白，说明邪热不甚。根据患者近80岁高龄；胸闷、痛已反复发作20余年，冠状动脉多支、广泛病变；双下肢闭塞性动脉硬化10余年；平素畏寒，肢末发凉等；说明患者五脏虚损，气阳不足，尤以心肾阳虚为主。因气阳而血阴，气具有温煦、推动、固摄、防御、气化等生理功能。《素问·刺志论篇》中说："气实者，热也；气虚者,寒也。"阳气亏虚,运血无力,血行迟缓;阳虚生寒,寒性凝滞,均可导致脉络瘀阻。心脉瘀阻,发为胸痹心痛;四肢脉络瘀阻,发为闭塞性动脉硬化。患者两次就诊都使用的小陷胸汤,是因为患者两次均兼有痰热互结之证,即小结胸证,或者说小陷胸汤证。首诊以痰热阻内之标实为主,并有心肾阳虚,脉络不畅,故以小陷胸汤为主方化裁,清化痰热,温补心肾,活血通脉;二诊以胸阳不振,脾肾阳虚之本虚为主,故取理中丸,参附龙牡汤之意,合用小陷胸汤、柴桂各半汤,以温阳益气,理气化瘀,清肺化痰,活血通脉。

可以说患者病情极为复杂,病机多端,虚实夹杂,寒热互见。根据痰、湿、热、瘀、虚并存情况,治宜攻补兼施,寒热并用,即同时施以清热、温补之法。根据病情,一诊以清热攻邪为主,二诊以温补心肾为主。但均寓活血通脉于其中。应当注意,清热温补之品,剂量不宜过大。因为清热之品,药性寒凉,需防其凝滞血脉之弊;而温补之品,辛温燥热,需防其助热加重痰热。根据理法可选用经方治疗,如《金匮要略》中小陷胸汤、瓜蒌薤白半夏汤、枳实薤白桂枝汤清化痰热;人参汤、薏苡附子散温补心肾;茯苓杏仁甘草汤宣肺化痰;并酌加活血化瘀之品。

案6

卜某,男,74岁。

初诊(2012年8月6日)

主诉:胸闷气促1年余伴下肢水肿半年,加重2周。

病史:患者2009年12月中旬在夜间睡眠中出现胸痛,位于胸骨后及心前区,呈压榨感,并放射至左腋下,大汗,至当地县人民医院急查心电图示"急性前壁心肌梗死",当时受条件限制未行PCI或溶栓治疗。予硝酸异山梨酯片、卡托普利片、阿司匹林、硫酸氢氯吡格雷片、辛伐他汀片口服。11日后转入上级医院行PCI术。术中见右冠状动脉、左冠状动脉前降支、左冠状动脉回旋支(简称"三支")病变。后分次PCI术,在右冠状动脉中远段、中段、近段植入支架3枚,左前降支中段、左主干及左前降支近段植入支架共3枚。平时常规抗血小板抗凝稳定斑块治疗。1~2年来有活动后气促,半年来双下肢水肿。查体:患者推车就诊,颈静脉无充盈。呼吸略促,两肺呼吸音清,未及干湿啰音,血压150/70 mmHg,心率60次/min,律齐,无杂音。腹软无殊,双下肢水肿,左下肢尤甚。2周前出现黑便停服西药。刻下时气短,下肢水肿,左下肢尤甚,胸痛间见。纳可,寐安,二便调。苔腻白,质淡红,脉细小沉,不匀。

患者既往有高血压病史 30 余年,治疗经过不详。有脑梗死病史 12 年,当时出现肢体偏瘫,经治疗后未遗留后遗症。2010 年下肢疼痛,间歇性跛行就诊,诊断为下肢动脉硬化闭塞,行双下肢动脉支架植入术,同年因头晕头胀求治,行右颈动脉造影术,示双侧颈动脉狭窄,在左颈动脉植入支架 1 枚。2011 年 10 月,再次行颈动脉造影术,并在全身麻醉下行右颈动脉内膜剥脱术。半年前有车祸外伤致左下肢胫腓骨双骨折,行手术治疗。

中医诊断:胸痹;西医诊断:冠心病、陈旧性前壁心梗、PCI 术后,高血压病,颈动脉狭窄、左颈动脉支架术后、右颈动脉内膜剥脱术后,双下肢动脉硬化闭塞症、双下肢动脉支架术后。

辨治:证属气虚血瘀。治拟益气活血。处方:

玉米须 15 g,灵芝 10 g,景天三七 15 g,大狼把草 15 g,炒当归 10 g,仙鹤草 15 g,功劳叶 10 g,墨旱莲 10 g,女贞子 10 g,生山楂 9 g,虎杖 15 g,炒党参 10,炒苍术、炒白术各 10 g,茯苓 9 g,猪苓 10 g,生黄芪 12 g,生槐花 10 g,生蒲黄 9 g(包煎),炒怀山药 12 g,皂角针 6 g,苦参 6 g,生白果 6 g。

7 剂,每日 1 剂,水煎服。

二诊

药后安,下肢无肿,心胸安好,气短未见,便调。脉小,苔薄。处方:
前方加莪术 9 g。14 剂,每日 1 剂,水煎服。

三诊

药后安,无所苦。肢肿、乏力好转,但活动后肢软难支。苔薄,脉小。处方:
前方加䗪虫 6 g,赤小豆 30 g,防风、防己各 9 g。继服 14 剂。

随访:此方案对此患者的疗效甚佳,首诊时患者轮椅推入诊室,二诊、三诊时患者自行步入诊室,精神明显好转。

【按】 此案中该患者全身各处动脉均可见动脉粥样硬化及狭窄,安装支架多枚,并行颈动脉内膜剥脱手术。手术及支架仅能改善狭窄带来的症状,但并不能阻止或延缓动脉粥样硬化的进程。对此例患者来说,手术及支架对临床症状改善也不完全。此患者冠状动脉主干及三支呈弥漫性病变,虽在最狭窄部位支架植入,但仍有其余部分的狭窄,可能产生胸闷胸痛等心绞痛症状,也可能产生缺血性心肌改变而有各种心律失常或心功能不全。终身抗血小板治疗是基础治疗之一。中药活血化瘀治疗中有一系列活血止血的药物,并可以使用活血药物配伍止血药物,用于此时用药安全较大。如方中蒲黄味甘、微辛;性平,归肝、心、脾经。功用凉血止血、活血祛瘀,并有利尿作用。用以该患者治疗心腹疼痛、跌扑肿痛及便血等。生槐花与皂角针、山楂、莪术、䗪虫等活血药物同用可起到协同作用。此患者方中除了系列活血药物外,尚有系列平补五脏气血阴阳的药物,如仙鹤草、功劳叶、墨旱莲、女贞子、党参、白术、茯苓、黄芪、怀山药等药物。何立人认为血浊、痰瘀是动脉粥样硬化的形成与发展中的病理生理过程的特点,故何立人在治疗动脉粥样硬化时多采用化湿泄浊的原则,药用苦参、蒲黄、虎杖、玉米须等药物。肺主气,司呼吸,朝百脉而助心行血,故常用白果宣降肺气。

案7

潘某,男,77岁。

初诊(2012年10月15日)

主诉:反复发作胸闷不适5年。

病史:患者2007年起反复发作胸闷不适,曾在外院查冠状动脉造影提示前降支中段心肌桥,第一对角支较为细小,近端95%狭窄。右冠状动脉细小,近段50%狭窄。有阵发性房颤病史11年,2011年前后转为持续性房颤,胸闷不适加重。近来有登楼气促,无夜间阵发性呼吸困难,无水肿。查体:口唇无紫绀,颈静脉无充盈,甲状腺无肿大。两肺呼吸音清,未及干湿啰音。心率88次/min,律不齐,第一心音强弱不等,无杂音。腹软,肝脾肋下未及,肝颈征(一)。双下肢无肿。刻下:登楼气促,入夏温热易出汗,经冬手足不温,纳可,夜尿2次,大便调。冬天胃脘烧灼感,无泛酸,夜寐尚安。苔薄,脉细小。

既往有痛风病史。

中医诊断:胸痹;西医诊断:冠心病,慢性心功能不全,心功能Ⅱ~Ⅲ级,心律失常,房颤,心肌桥。

辨治:证属心肾两虚,气滞血瘀。治拟补肾养心,行气活血。处方:

灵芝10 g,景天三七15 g,大狼把草15 g,炙黄芪9 g,玉米须15 g,苦参9 g,益智仁6 g,山茱萸9 g,巴戟肉6 g,炒怀山药15 g,生白果9 g,炒当归9 g,茯苓9 g,茯神9 g,水红花子9 g,瓜蒌皮9 g,炒川芎6 g,合欢皮9 g,淮小麦30 g,柏子仁12 g,丹参9 g,莪术6 g,蚤休9 g。

7剂,每日1剂,水煎服。

二诊

药后便稀,日行三四次,肠鸣,无腹痛,面肢有散在皮疹,色红,略高于皮肤。脉细小结,苔薄。处方:

淮小麦30g,百合9g,炒防风9g,炒白术、炒白芍各9g,生地黄9g,牡丹皮9g,景天三七9g,大狼把草9g,桑白皮9g,仙鹤草9g,玉米须9g,生甘草3g,野菊花3g,大枣9g,扁豆衣9g,乌梅9g,生黄芪9g,六神曲9g。

14剂,每日1剂,水煎服。

三诊

药后便稀改善,夜寐渐安,寐中见汗,登楼后有气促。脉细小结,苔薄。处方:

前方加稽豆衣10g、桑椹子10g、楮实子15g、赤小豆30g、山茱萸10g、补骨脂9g、杜仲9g、太子参9g。

14剂,每日1剂,水煎服。

随访:药后患者夜寐转安,活动后胸闷、气短、心悸等自觉症状好转。

【按】 患者经冠状动脉造影检查确定存在心肌桥及冠状动脉第一对角支、右冠状动脉的狭窄性病变,考虑基础疾病为冠心病。近年来房颤转为持续,使心功能下降,根据患者的活动后气促症状,评价其心功能处于Ⅱ~Ⅲ级。登楼时的胸闷气促一方面与心肌缺血有关;另一方面和患者心功能不全亦有关,所以治疗时需兼顾两者。患者经冬手足不温,夜尿2次,有阳虚不足之象,治疗中采用益气温阳之法,药用黄芪、山茱萸、巴戟天、益智仁、大狼把草等;并用行气活血之品,如丹参、川芎、当归、莪术等药物;辅以养心安神,茯神、合欢皮、淮小麦、柏子、灵芝、景天三七等;降浊化湿是何立人在冠心病中常用的治疗方法,药用苦参、玉米须、水红花子等。蚤休强心,瓜蒌皮、生白果宽胸散结。复诊时由于出现便稀、皮疹,加强健脾益气,并用乌梅等涩肠止泻。三诊时加大补肾益气药物配伍,以治心肾阳虚之本。

案8

唐某,男,44岁。

初诊(2012年12月24日)

主诉:反复发作胸闷不适半年。

病史：患者近半年来反复发作胸前区憋闷不适，因劳累、紧张诱发，持续时间较长，稍事轻微活动或在空气流通环境中可逐渐改善。查体：颈静脉无充盈，两肺呼吸音清，未及干湿啰音。心浊音界正常，心率 68 次/min，律齐，心音正常，无杂音。腹软，肝脾肋下未及，肝颈征（一），双下肢无肿。3 个月前行冠状动脉造影检查示：左前降支中段可见心肌桥，长约 15 mm，收缩期最大压缩约 50%；左回旋支近中段 50%～60% 局限性狭窄。近期查血糖示空腹血糖 6.43 mmol/L，糖化血红蛋白 6.1%。最近胸闷发作，乏力，头昏，吞酸，干咳，纳寐可，大便日行三四次，质软，无腹痛。苔薄，脉细小。

既往高血压病史 5 年。有吸烟史，冬春季节多干咳。有胆囊切除术 10 年。

中医诊断：胸痹；西医诊断：冠心病，心肌桥。

辨治：证属心肺气虚，气滞血瘀。治拟宣肺养心，行气活血。处方：

灵芝 10 g，景天三七 15 g，大狼把草 15 g，丹参、牡丹皮各 9 g，玉竹 9 g，桃仁、杏仁各 9 g，麦冬 9 g，姜半夏 6 g，炙枇杷叶 9 g，炒当归 9 g，炙瓜蒌皮 9 g，生地黄、熟地黄各 9 g，川贝母 5 g，海螵蛸、桑螵蛸各 12 g，芡实 15 g，莲子肉 12 g，仙鹤草 12 g，绿豆衣 9 g，稽豆衣 9 g，扁豆衣 12 g，皂角刺 5 g，生白果 9 g，玄参 9 g，生槐花 9 g，防风 9 g，山茱萸 10 g，潼蒺藜、白蒺藜各 9 g。

7 剂，每日 1 剂，水煎服。

二诊

干咳已改善，大便已调，但有头昏，自测血压偏高。脉小，苔薄。处方：

前方加玉米须 15 g，炙远志 5 g。14 剂，每日 1 剂，水煎服。

随访：胸闷干咳改善。

【按】　患者左前降支中段可见 15 mm 心肌桥，收缩期压缩 50% 以上，同时有左回旋支近中段 50%～60% 局限性狭窄。患者有心绞痛发作的基础，但其胸闷胸痛症状并非发生于劳累的当时，通风环境或稍事活动反而改善，这样的胸闷症状并不符合典型心绞痛特点。患者精神较为紧张，在紧张焦虑时交感神经兴奋，心肌收缩力加大，可能会使心肌桥在收缩期压缩程度增加而产生胸闷不适的缺血症状。紧张焦虑同时也可能使心脏冠状动脉痉挛，而冠状动脉痉挛尤其容易发生在原有狭窄的部位。所以，针对该患者进行个体化治疗，在胸痹常规行气活血的治疗原则上，加用养心安神药物。患者素易咳嗽，肺气亦有不足，肺主气，肺朝百脉功能失司亦可使患者胸闷不适。故治疗中辅以宣肺化痰之品，佐以补肾药物,以奏纳气平喘之功。二诊延续首诊的治疗思路。由于血压偏高加用玉米须利湿祛浊,加用炙远志加强养心安神。三诊时患者感邪咳嗽。故遵循"急者治其标"的原则,解决当务之急外感咳嗽,而先祛外邪为首务,四诊时患者咳嗽止,复循行气活血,宣肺养心之法。

案9

杨某,男,31 岁。

初诊(2013 年 9 月 9 日)

主诉:胸闷不适 3 个月。

病史:左胸前痛,和活动无关,无放射痛,疼痛隐隐,数小时缓解。查体血压130/80 mmHg,余无殊。善欠,口干,饮少,大便日二行,先干继烂,寐艰短,早醒。苔薄,脉弦细滑。

否认慢性病史。

中医诊断:胸痹;西医诊断:胸痛待查。

辨治:证属心脾两虚。治拟健脾益气,行气宽胸。处方:

淮小麦 30 g,百合 9 g,瓜蒌皮 9 g,炒柴胡 9 g,枳壳 9 g,茯神 10 g,柏仁、枣仁各 9 g,生地黄、熟地黄各 9 g,炒白术、炒白芍各 9 g,炒怀山药 10 g,姜半夏6 g,北秫米 30 g,川厚朴花 6 g,扁豆衣 10 g,仙鹤草 15 g,大狼把草 15 g,太子参9 g,白豆蔻 3 g(后下),瓜蒌皮 9 g,橘络 3 g。

14 剂,每日 1 剂,水煎服。

二诊

药后安,胸闷已减,但有咽痛,干痒,少痰艰略,口干饮少,便调,无骨楚。脉细小弦滑,苔薄。处方:

前方加炒黄芩 9 g、辛夷 9 g、前胡 9 g、薄荷后 3 g。14 剂,每日 1 剂,水煎服。

三诊

胸闷不适减,神疲寐艰,早醒。脉小细滑,苔薄。处方:

前方加白芥子 9 g、细辛 3 g、吴茱萸 3 g、炒防风 9 g。14 剂,每日 1 剂,水煎服。

【按】 该患者 31 岁,其胸部不适症状和典型的心绞痛不甚相符,并且未行相关检查确诊或排除冠心病或其他可引起胸痛的疾病如肺部疾病、神经肌肉疾病等,故在诊断明确前无法使用西药治疗其症状。而中医胸痹的范畴较为广泛,囊括了以胸部疼痛不适,甚则胸痛彻背、短气为主症的所有疾病。故该患者的胸部不适症状可参照胸痹治疗。对该患者中医辨证示患者有心气不足之象,如乏力,寐艰短;其大便溏责之于脾虚。心气虚则胸阳不展,脾气虚则湿浊内生,阻碍气机流通。故治疗以健脾益气,行气宽胸为主。太子参、炒怀山药、大狼把草、炒白术、仙鹤草、扁豆衣等健脾益气;瓜蒌皮、炒柴胡、枳壳、川厚朴花、瓜蒌皮、白豆蔻、橘络等宽胸理气;北秫米、淮小麦、百合、茯神、柏仁、枣仁宁心安神。

二、心悸案

案 1

沙某,女性,71 岁。

初诊日期(2015 年 2 月 26 日)

主诉:心悸伴心神不宁 10 年。

病史:患者有室性期前收缩、房性期前收缩史 10 余年,外院查血低密度脂蛋白增高,诊断为冠心病,自服阿托伐他汀钙片、琥珀酸美托洛尔缓释片等药。心率 70 次/min,律欠齐,各瓣膜区未闻及病理性杂音。血压 130/80 mmHg。胃镜示:胃窦炎,消化性溃疡,幽门螺杆菌(+)。平素时有心悸,伴心神不宁,无乏力,左侧肢麻时有,口渴多饮,大便欠畅,日行量少,寐艰早醒,纳馨。脉细小结,苔薄。

既往有脑梗死史 7 年,2014 年 10 月因子宫肌瘤增大变性,行子宫、附件全切术。

中医诊断:心悸;西医诊断:冠心病,心律失常、期前收缩,消化性溃疡,子宫肌瘤全切术后,脑梗后。

辨治:证属心肾不足,气阴亏耗。治拟养心滋肾,气阴双补。处方:

太子参 12 g,南沙参 9 g,北沙参 9 g,佛手 9 g,生地黄 9 g,熟地黄 9 g,山茱萸 9 g,麦冬 9 g,生黄芪 9 g,大狼把草 15 g,玄参 9 g,炒山药 9 g,仙鹤草 9 g,楮实子 15 g,桑椹 9 g,炒苍术 6 g,炒白术 6 g,炒赤芍 6 g,炒白芍 6 g,白果 9 g,柏子仁 9 g,酸枣仁 9 g,苦参 6 g,莲子 9 g,莲心 3 g,淡竹叶 6 g,八月札 12 g,猪苓

12 g,茯苓 12 g,川石斛 12 g,炒谷芽 9 g,百合 9 g,五味子 5 g,生薏苡仁 45 g。

7 剂,每日 1 剂,水煎服。

二诊(2015 年 3 月 5 日)

药后心悸偶作,汗出已减,夜寐转酣,大便转畅,渴饮改善。脉弦,苔薄。

上方加益智仁 9 g、仙茅 6 g、淫羊藿 6 g。14 剂。

三诊(2015 年 3 月 19 日)

药后诉心悸未作,寐有改善,日前查肺 CT 提示:"毛玻璃样改变"0.5 cm 之结节。无咳呛,大便转畅行。脉细小弦,苔薄。

上方加火麻仁 15 g、光桃仁 9 g、郁李仁 9 g、炒瓜蒌子 9 g、炒稻芽 9 g、石见穿 15 g、石打穿 15 g、鹿衔草 15 g、泽漆 9 g、浙贝母 9 g。14 剂。

【按】《素问玄机原病式》云:"水衰火旺而扰火之动也,故心胸躁动,谓之怔忡。"该患者年逾七旬,肾阴不足,虚火扰心而致病,故予养心滋肾、气阴双补之剂。方中南沙参、北沙参、麦冬、玄参、炒赤芍、炒白芍、柏子仁、酸枣仁、莲心、淡竹叶、五味子、川石斛、百合滋阴养心;生地黄、熟地黄、山萸萸、炒山药、楮实子、桑椹、太子参、生黄芪、大狼把草、仙鹤草补肾益气;八月札、佛手、猪苓、茯苓、生薏苡仁、炒苍术、炒白术、白果、苦参、莲子、炒谷芽理气健脾降浊。

二诊患者诸症皆减,故加益智仁、仙茅、淫羊藿补益肾水。三诊患者大便欠畅,且有肺结节,故加鹿衔草、火麻仁、光桃仁、郁李仁、炒瓜蒌子、炒稻芽补肾润肠;石见穿、石打穿、泽漆、浙贝母化痰散结。现代药理研究发现薏苡仁对抗癌也有比较显著的疗效,故何立人针对子宫肌瘤变性重用至 45 g,后期发现肺结节,又加用了石见穿、石打穿等消癥散结之品。

案2

魏某,男,79 岁。

初诊(2014 年 9 月 18 日)

主诉:心悸时有 8 年。

病史:患者 2006 年自觉心悸时作,至外院查心电图:房颤,曾服用琥珀酸美托洛尔缓释片等药,于 2008 年、2011 年曾行 2 次射频消融术。心率 80 次/min,房颤律,各瓣膜区未闻及病理性杂音,血压 140/90 mmHg,脉细小结,苔薄。复旦大学附属中山医院 24 h 动态心电图(Holter)(2014 年 9 月 11 日):频发二度

Ⅱ型窦房传导阻滞,阵发房颤及房性心动过速(房速),室性期前收缩 26 次,单个房性期前收缩及房室连接处期前收缩 184 次,长 R－R 大于 2 s 8 次,最长 3.81 s,频发室性逸搏(最长周期 2.14 s)。现头晕、心悸时时骤作,多汗,恶热,便艰,夜尿频,纳可,寐安。

既往无高血压、糖尿病史。

中医诊断:心悸;西医诊断:冠心病,心律失常(房室传导阻滞、阵发房颤)。

辨治:证属脾肾亏虚,瘀浊阻心。治拟补益脾肾,活血养心。处方:

红景天 12 g,景天三七 15 g,灵芝 9 g,太子参 15 g,炒党参 9 g,柏子仁 30 g,酸枣仁 15 g,淮小麦 30 g,瓜蒌仁 15 g,桃仁 9 g,百合 15 g,炒黄连 3 g,麻黄根 6 g,仙鹤草 30 g,桂枝 3 g,炒白芍 9 g,炒白术 9 g,炒赤芍 12 g,干姜 3 g,鹿角霜 6 g,生地黄 15 g,熟地黄 15 g,白芥子 9 g,肉苁蓉 15 g,大狼把草 15 g,炙黄芪 9 g,白果 9 g,䗪虫 15 g,水蛭 6 g,蝉蜕 9 g,僵蚕 9 g,麦冬 9 g,炒当归 12 g,芡实 15 g,金樱子 15 g。

7 剂,每日 1 剂,水煎服。

二诊(2014 年 9 月 25 日)

药后心悸少作,汗出已减,脘安,大便欠畅。脉细小结,苔薄。处方:

上方加郁李仁 9 g、生山楂 9 g。14 剂。

三诊(2014 年 10 月 9 日)

药后诉咳少痰艰略,多汗恶热,心悸间有发作,少悦,大便多不实。脉细小结,苔薄。治以补脾化湿、清热化痰。处方:

太子参 15 g,明党参 15 g,桃仁 9 g,杏仁 9 g,苦参 9 g,白果 9 g,生地黄 12 g,熟地黄 12 g,炒当归 9 g,炒黄连 3 g,黄芩 9 g,焦栀子 9 g,地锦草 15 g,葛根 9 g,茯苓 9 g,大狼把草 15 g,丹参 9 g,牡丹皮 9 g,炒柴胡 6 g,炒白芍 9 g,炒赤芍 9 g,炒白术 9 g,炒苍术 9 g,炒山药 9 g,酸枣仁 9 g,柏子仁 9 g,五味子 6 g,薏苡仁根 30 g,玉米须 15 g,灯心草 3 g,淮小麦 30 g,生竹茹 9 g。

14 剂。

【按】《清代名医医案精华》云:"治上者必求其下,滋苗者必灌其根,心为致病之标,肾为受病之本,不必等治心,当专治肾。"《内经》云脾经"其支者复从胃,别上膈,注心中"。何立人治疗心悸注重治心不唯心,结合辨证多脏腑整体调治,该患者以调补脾肾为主,配合活血养心。方中红景天、景天三七、桃仁、炒赤芍、炒当归、䗪虫、水蛭活血；灵芝、太子参、炒党参、仙鹤草、炒白术、鹿角霜、生地黄、熟地黄、大狼把草、炙黄芪、芡实、金樱子、肉苁蓉补益脾肾；柏子仁、酸枣仁、淮小麦、百合、麦冬、炒黄连、麻黄根、桂枝、炒白芍养心敛汗；白芥子、白果、瓜蒌仁、干姜、蝉蜕、僵蚕化湿降浊。二诊考虑患者便艰，予郁李仁、山楂助通便。三诊患者诉咳少痰艰咯，便溏，故予太子参、明党参、炒白术、炒苍术、炒山药、薏苡仁根、茯苓、玉米须、地锦草、葛根、炒黄连补脾化湿；炒黄芩、焦栀子、桃仁、杏仁、生竹茹、苦参、白果清热化痰；生地黄、熟地黄、大狼把草、炒柴胡、炒白芍调补肝肾；丹参、牡丹皮、炒赤芍、炒当归、酸枣仁、柏子仁、五味子、灯心草、淮小麦活血养心安神。由此案可知何立人治疗心悸也会运用一些风药，如蝉蜕、僵蚕，此二药为升降散主药，皆有祛风解痉之功效。

案3

郁某，男，57岁。

初诊（2014年12月4日）

主诉：心悸时作10年余。

病史：患者2003年自觉心悸时有，即至外院就诊，查心电图有室性期前收缩，自服盐酸普罗帕酮等药物对症，至2009年又出现阵发性房颤，间断服用琥珀酸美托洛尔缓释片等药物，症情时轻时重。心率86次/min，律欠齐，血压120/80 mmHg，舌淡红，苔薄白，脉细小结。心电图（2014年9月）：房颤，室性期前收缩。平素自觉神疲乏力，伴厌烦、恐惧情绪，大便日难解，二三日一行，纳可，寐安。

既往有室性期前收缩史10年，阵发性房颤史5年，无高血压史。有吸烟史30余年。

中医诊断：心悸；西医诊断：冠心病，心律失常（房颤、室性期前收缩）。

辨治：证属气虚血瘀，心阴不足。治拟行气活血，滋阴养心。处方：

灵芝9 g，景天三七15 g，大狼把草15 g，仙鹤草15 g，炒当归9 g，柏子仁15 g，酸枣仁15 g，生地黄12 g，熟地黄12 g，砂仁1包（后下），肉豆蔻1包，赤芍9 g，炒白芍9 g，姜竹茹6 g，丹参9 g，牡丹皮9 g，生栀子9 g，炒柴胡9 g，炒枳壳9 g，炒黄连3 g，紫贝1包，煅灵磁石15 g，远志5 g，灯心草3 g，百合9 g，炒知母9 g，炒黄柏9 g，淮小麦30 g，广郁金9 g，怀牛膝9 g。

7剂,每日1剂,水煎服。

二诊(2014年12月11日)

药后心悸,惊惕,易紧张,昨房颤又作,苔薄,脉细小弦。处方:

上方加龟甲9g、鳖甲9g、紫石英9g、益智仁9g、穞豆衣9g、龙齿30g、桑椹9g、白果9g。14剂。

三诊(2014年12月25日)

药后心悸偶作,稍胸闷,余安,脉细小弦,苔薄。处方:

上方加蚤休6g。14剂。

【按】《景岳全书·怔忡》云:"凡治怔忡惊恐者,虽有心、脾、肝、肾之区分,然阳统乎阴,心本乎肾。"何立人认为心悸虽病位在心,然水火须相互既济,若肾水不足,则心火独亢于上,且该患者有恐惧情绪,故治疗中养心活血同时需注重补益肾水,结合疏肝理气之剂。方中灵芝、景天三七、大狼把草、仙鹤草、柏子仁、酸枣仁、淮小麦、远志、灯心草、百合、紫贝、煅灵磁石补虚养心定悸;炒柴胡、炒枳壳、炒白芍、广郁金、赤芍、丹参、怀牛膝、炒当归理气活血;熟地黄、怀牛膝补益肾水;生地黄、炒知母、炒黄柏、炒黄连、生栀子、牡丹皮、砂仁、肉豆蔻、姜竹茹清热化湿。二诊患者心悸仍有反复,故加龟甲、鳖甲、紫石英、益智仁、桑椹、穞豆衣补益肾水;龙齿、白果重镇定悸。三诊患者心悸已有改善,故再加蚤休增加定悸效果。蚤休味苦、甘、寒。功能清热解毒、强心利尿。现代药理研究发现其有增强心肌收缩力、扩血管、利尿、减慢心率的功效。

案4

张某,男,57岁。

初诊(2014年7月31日)

主诉:心悸时有2月余。

病史:患者2个月前有连续操劳史,后自觉心悸时有,无胸闷痛,至外院查心电图示房性期前收缩,未予治疗,后症情时轻时重。心率70次/min,律不齐,血压125/80mmHg。肺CT(2014年7月17日)示:右肺结节影,不能确定性质。血GPT、PSA增高。现心悸时作,寐少,纳可,便调。脉细小弦,间有歇止之象,苔薄腻黄。

有多年吸烟史。

中医诊断：心悸；西医诊断：冠心病，心律失常（房性期前收缩）。

辨治：证属气虚湿阻，气滞瘀血。治拟益气化湿，理气活血。处方：

苦参9g，白果9g，仙鹤草15g，功劳叶9g，生薏苡仁30g，茯苓9g，茯神9g，制半夏9g，炒党参9g，炒苍术9g，炒白术9g，灵芝9g，景天三七15g，红景天15g，淮小麦30g，灯心草3g，石菖蒲9g，丹参9g，酸枣仁9g，柏子仁9g，滑石15g，藿香9g，佩兰9g，生栀子9g，炒黄连3g，炒黄芩9g，薏苡仁根30g，远志6g，姜竹茹6g。

7剂，每日1剂，水煎服。

二诊（2014年8月7日）

药后心悸近1周改善，脘安，寐安，或欲嗳气。脉细小弦，苔薄腻黄。处方：

上方加淡竹叶9g，莲心3g，厚朴6g，陈皮6g，肉豆蔻1包。14剂。

三诊（2014年9月4日）

药后症安，脉细弦，苔薄。处方：

上方加稽豆衣9g、大狼把草15g。14剂。

【按】《医学衷中参西录·论心病治》言："心脏属火，痰饮属水，火畏水迫，故作惊悸也。"何立人治疗心悸也注重湿浊病机的治疗，该患者年届六旬，久劳后气虚失运，致湿浊、瘀血阻滞，故予益气化湿、活血养心之剂。方中炒党参、仙鹤草、功劳叶、灵芝、炒苍术、炒白术、生薏苡仁、茯苓、制半夏、薏苡仁根、姜竹茹、滑石、藿香、佩兰、苦参、白果益气化湿；景天三七、红景天、丹参、酸枣仁、柏子仁、茯神、灯心草、淮小麦、远志、石菖蒲；生栀子、炒黄连、炒黄芩清热燥湿。二诊患者善嗳、苔薄黄腻，故加厚朴、陈皮、肉豆蔻、淡竹叶、莲心化湿理气清热。三诊患者诸症皆安，故加稽豆衣、大狼把草补虚养阴，以续前功。苦参归心、肝、胃、大肠、膀胱经，功能清热燥湿、杀虫、利尿。现代药理研究发现苦参碱对乌头碱、哇巴因、氯化钡、肾上腺素诱发的实验性心律失常模型有一定的对抗作用，且能改善心肌缺血，故为何立人治疗心律失常所喜用。

案5

忻某，女，60岁。

初诊（2010年3月2日）

主诉：反复心悸3年余，加重伴头晕、咳痰1周。

病史：患者有"心律失常，室性期前收缩"病史3年，慢性支气管炎病史3年余，平素时有心悸胸闷，动辄汗出，易感冒，长期门诊对症治疗。查体：神清，气平，心率72次/min，律齐；两肺呼吸音粗，两肺可及散在细湿啰音，未闻及哮鸣音。实验室检查：（2010年1月）Holter：室性期前收缩有9 164个/24 h；（2010年2月）Holter示期前收缩有200余个；空腹血糖7.1 mmol/L，餐后血糖10.2 mmol/L。近1周来，心悸胸闷加重，伴有咳嗽咳痰，痰色白，量多；头晕，目黑矇瞬间可见，无胸痛气促，无双下肢水肿。舌淡，苔白腻微黄；脉小弦滑。

既往有糖尿病史10余年，药物治疗中，血糖基本控制在正常水平；高血压史2年，血压最高175/105 mmHg。

中医诊断：心悸；西医诊断：心律失常（室性期前收缩），高血压2级（极高危），2型糖尿病，慢性支气管炎。

辨治：证属湿热互结，痰瘀阻络证。治拟清热利湿，化痰消瘀。处方：

玉米须30 g，桃仁9 g，桃树胶30 g，姜半夏9 g，姜竹茹6 g，丹参、牡丹皮各9 g，炒黄芩9 g，炒川黄连3 g，炒知母、炒黄柏各9 g，远志6 g，生薏苡仁30 g，鼠曲草9 g，葛根9 g，灵芝9 g，景天三七9 g，大狼把草30 g，生黄芪15 g。

7剂，每日1剂，水煎服。

二诊

药后心悸、胸闷减，头晕依然，伴有肩颈板滞，但无黑矇，喉有痰阻之感，艰咯，无呕恶。心率78次/min，律齐。空腹血糖7.1 mmol/L，餐后血糖7.2 mmol/L，脉小弦滑，苔薄黄微腻，便调，两日一行。处方：

前方加川厚朴3 g，炒苍术、炒白术各9 g，青皮9 g，陈皮6 g，稆豆衣9 g，仙鹤草9 g，柏仁、枣仁各15 g，姜黄6 g。

随访：药后头晕黑矇之象明显改善，黄腻苔有所褪化，偶有心悸咳痰，病情基本稳定。

【按】 玉米须甘淡渗泄，功专利水消肿。现代药理学研究表明，玉米须除了具有较强的利尿作用外，还有明显的降血压、降血糖作用。对于高血压合并糖尿病的患者，若其证属水湿浊瘀内阻，兼有津液不足者，如舌边尖少苔，中根苔腻但乏津等，何立人常选用玉米须、玉竹，桃仁、桃树胶两组对药，利水养阴，泄浊化瘀，降压降糖。该患者苔白腻微黄，湿浊阻内，有化热之象，但无乏津之征，故未用玉竹。患者以心悸为主症，何立人仍以玉米须为君药，桃仁、桃树胶相辅，是因为病机吻合,故而异病同治。

心悸病证,《伤寒杂病论》中认为本病可由惊扰、水饮、虚劳及汗后受邪等引发,朱丹溪则认为"血虚""痰迷""痰火"是其主要病因。大多学者认为,心悸的发生主要由体虚久病,情志刺激和感受外邪,导致心神失养,心神被扰或心脉闭阻所引起。患者年已花甲,久病体虚,劳伤心脾,气机郁结,津凝为痰,久郁化火,扰动心神,可致心悸;痰浊内生,阻滞血脉,痰瘀互结,上蒙清窍,则可见头晕黑矇等症。初诊之时,同时取十味温胆汤之意化痰宁心,同时益气养血,补益心神。复诊则加强了燥湿健脾功效,如《成方便读》所说:"土不达则痰涎易生,痰为百病之母,所虚之处,即受邪之处,故有惊悸之状。"换言之,脾为生痰之源,喜燥恶湿,故用厚朴、炒苍术、炒白术、陈皮燥湿以健脾,脾之健运功能正常,则无生痰之由。

案6

唐某,男,37岁。

初诊(2009 年 12 月 19 日)

主诉:心悸 1 月余。

病史:患者 1 个月前因工作繁忙,多思善虑引发心悸阵阵,地段医院查心电图:窦性心律,室性期前收缩。之后于上海交通大学医学院附属新华医院查Holter 示:室性期前收缩 2 万余次,诊为"心律失常",予盐酸普罗帕酮片100 mg,每日 3 次口服,心悸有所改善。查体:心率 84 次/min,律不齐,即刻闻及期前收缩 10 次/min,部分呈三联律,两肺呼吸音清。24 h 动态心电图示:室性期前收缩 2 万余次。现寐中多汗,间或胸闷,神疲乏力,纳可便调,夜寐不酣,或有梦扰,口不渴。舌淡红,苔薄腻,脉细弦滑,有歇止之象。

中医诊断:心悸;西医诊断:心律失常。

辨治:气血不足,心神失养,兼有脾虚肝郁证。治拟益气养血,宁心安神,酌以健脾疏肝之法。处方:

仙鹤草 30 g,功劳叶 9 g,炒当归 9 g,炒川芎 9 g,炒苍术、炒白术各 9 g,炒怀山药 15 g,炒枣仁 30 g,柏子仁 18 g,五味子 6 g,远志 3 g,茯神 30 g,姜半夏 9 g,北秫米 30 g(包煎),苦参 9 g,生白果 9 g,炒川黄连 3 g,紫苏梗 9 g,炒防风 9 g,炒柴胡 9 g,枳壳 9 g,灵芝 9 g,景天三七 9 g。

14 剂,每日 1 剂,水煎服。

二诊(2010年1月2日)

苔薄,脉弦结,药后见舒,寐汗已减,乏力。心悸胸闷不甚,或有隐痛为刺,脘痞气攻,便调,即刻仍可闻及期前收缩较频,口干。处方:

上方加桂枝3g,炒党参9g,炒赤芍、炒白芍各9g,麦冬9g,五倍子5g,炙龟甲、鳖甲各9g,陈皮6g。14剂,每日1剂,水煎服。

三诊(2010年1月16日)

乏力,神疲,胸闷,已无隐痛为刺之苦,脘痞或见,寐汗已少,便调。脉结代,苔薄。即刻闻及期前收缩5次/min。处方:

柏仁、枣仁各18g,五味子6g,玉竹15g,黄精15g,丹参、牡丹皮各9g,仙鹤草30g,功劳叶9g,灵芝9g,生白果9g,生黄芪15g,枳壳9g,陈皮6g,茯苓9g,川厚朴花6g,大枣9g,炒川芎6g,生地黄、熟地黄各15g,砂仁、白豆蔻各3g(后下),桂枝5g,麦冬15g,炒白术、炒白芍各9g,炒党参15g。

14剂,每日1剂,水煎服。

随访:中药治疗3个月后,心悸、胸闷明显减轻,复查Holter:室性期前收缩9 600余次。

【按】《医学心悟》中说:"人之所主者心,心之所主者血,心血一虚,神气不守,惊悸所由来也。法当补养气血为主。"患者因工作劳累,多思善虑,伤及心脾,暗耗心血,以致心神失养发为心悸。因血属阴,血虚及阴,阴虚生内热,故方中以仙鹤草、功劳叶为君药,益气补虚清热;当归、川芎养血活血;炒白术、炒怀山药健脾益气,促进气血生化。脾虚生湿,苔薄腻可为佐证,故用半夏、炒苍术、北秫米、远志,燥湿健脾,化痰安神;酸枣仁、柏子仁、五味子、茯神养心安神;苦参、生白果燥湿敛肺,抑制心律失常;紫苏梗理气宽中,防风祛风胜湿;柴胡、枳壳疏肝理气;灵芝、景天三七补虚却劳。

复诊时,患者心胸部隐痛如刺,此为血脉不畅所致,加用桂枝少量,温通心脉,五倍子敛肺收玄府止汗。舌苔由薄腻转为薄,心阴不足之象渐显,故而加强养阴之品,如炒白芍、麦冬、炙龟甲、炙鳖甲,佐以陈皮理气,以防滋腻碍胃。

本病虽然病位在心,但"心病治心,不唯心",而是采用健脾法,促进气血化生,使心有所主;疏肝法,气机条畅,血脉通利,使心有所主等,从而达到治疗心悸目的。

案7

林某,女,68 岁。

初诊(2011 年 4 月 12 日)

主诉:感冒后心悸半年余。

病史:患者诉半年前感冒后心悸,出现期前收缩,曾服用普罗帕酮治疗有好转,无胸痛。查体:血压 135/80 mmHg。心率 72 次/min,律齐。2011 年 1 月 24 日查 Holter 示:偶发房性期前收缩 15 次,阵发性室上性心动过速 2 次,生化检查,仅胆固醇稍高于正常。刻下,心悸期前收缩感,口微渴,纳可寐安,腰酸背痛,凌晨鸡鸣时分即欲排便。舌淡红,苔薄;脉细小。

既往有高血压病史 8 年,药物控制中,血压平稳,多在 120～130/70～80 mmHg,最高 165/95 mmhg。有类风湿关节炎史,目前病情稳定。甲状腺结节手术史 15 年。

中医诊断:心悸;西医诊断:心律失常,高血压病Ⅱ级(中危)。

辨治:证属气血不足,心肾失养。治拟益气和血,养心益肾。处方:

灵芝 9 g,景天三七 9 g,苦参 9 g,生白果 9 g,生地黄 15 g,炒党参 15 g,炒当归 9 g,生黄芪 12 g,补骨脂 9 g,益智仁 9 g,巴戟天 9 g,甜苁蓉 9 g,菟丝子 9 g,麦冬 9 g,五味子 3 g,炒白术、炒白芍各 9 g。

7 剂,每日 1 剂,水煎服。

二诊(2011 年 4 月 19 日)

脉小,苔薄腻,舌红。药后安,偶有心悸,但腰背酸痛,神疲,持物指颤,寐艰欠酣。处方:

上方加百合 9 g、炒怀山药 9 g、仙鹤草 9 g、功劳叶 9 g、厚朴花 6 g、佛手花 6 g、合欢皮 9 g。14 剂,每日 1 剂,水煎服。

三诊(2011 年 6 月 21 日)

脉小弦,苔薄。诉心悸期前收缩改善,腰背酸痛无。2 周来,盐酸普罗帕酮片早晚各 1 粒。血压多在 120～130/70～80 mmHg。但即刻闻及期前收缩 12 次/min,心率 68 次/min。处方:

淮小麦 30 g,炒当归 9 g,炒白术、炒白芍各 9 g,生地黄、熟地黄各 9 g,丹参、牡丹皮各 9 g,炒怀山药 12 g,茯苓 9 g,陈皮 6 g,柏仁、枣仁各 9 g,苦参 9 g,生白果 9 g,炒黄芩 9 g,辛夷 9 g,炒防风 9 g,生黄芪 15 g,桂枝 5 g,炙甘草 6 g,大枣 9 g。

7 剂,每日 1 剂,水煎服。

四诊(2011 年 6 月 30 日)

2011 年 6 月 20 日 Holter 示:房性期前收缩 9 809 次,短阵房速 1 188 阵。6 月 28 日查甲状腺 B 超示:甲状腺术后,双侧甲状腺弥漫性病变,双侧甲状腺低回声结节。目前服盐酸普罗帕酮片 150 mg,每日 3 次,已服 3 日。即刻心率 72 次/min,律齐。有"鸡鸣泻",脉细弦,苔薄。处方:

上方加补骨脂 9 g,仙茅 9 g,淫羊藿 9 g,柏仁、枣仁各增至 18 g。14 剂,每日 1 剂,水煎服。

五诊(2011 年 7 月 7 日)

脉细弦小,苔薄。药后安,多形寒,怯冷。心率 72 次/min,律齐。处方:

上方加桂枝 1 g、仙鹤草 15 g、益智仁 9 g、熟附片 5 g、炒柴胡 6 g、莲子肉 9 g。14 剂,每日 1 剂,水煎服。

六诊(2011 年 7 月 21 日)

脉小弦,苔薄。朝起有胸闷,纳可,凌晨多便意。心率 72 次/min,律齐,盐酸普罗帕酮片减至每日 6 片。处方:

上方加巴戟肉 9 g、肉豆蔻 9 g。14 剂,每日 1 剂,水煎服。

七诊(2011 年 9 月 15 日)

2 周前体检,血压 153/97 mmHg,血胆固醇 5.91 mmol/L。胸闷已无,心胸安。口微渴,大便欠畅,每日一行,多于凌晨解。口疳。脉小弦,苔薄。昨起盐酸普罗帕酮片减至每日 4 粒。即刻心率 84 次/min,律齐。处方:

上方去桂枝、熟附片;加炒川黄连 3 g,肉桂 3 g(后下),玉竹 9 g,南沙参、北沙参各 9 g,炒知母、炒黄柏各 6 g。14 剂,每日 1 剂,水煎服。

随访:中药联合西药对基础疾病的治疗近半年后,心悸期前收缩感减轻,就诊时查体,连续听诊 1~2 min,多未闻及期前收缩,西药盐酸普罗帕酮片亦减量。

【按】 心律失常的主要症状是心悸,中医学之"心悸"包括惊悸与怔忡,是指患者自觉心中悸动,惊惕不安,甚则不能自主的一种病症。心悸的病机虚实有别,虚者为气血阴阳不足,心失所养引起,本例患者便以虚证为主,素体多病,久病体虚,感受外邪后,正气愈虚,心气不足,鼓动无力,不能化生心血,导致心神失养。历代多位医家认为气血不足是心悸发生的重要病机,如金代成无己在《伤寒明理论·悸》中云:"气虚者,由阳气内虚,心下空虚,正气内动而悸也。"方中以灵芝、景天三七、炒党参、生黄芪、生地黄补心之气血,何立人善用苦参、白果治疗心律失常,而现代实验研究发现苦参有降低心肌收缩力、减慢心搏、延缓房性传导以及降低自律性等作用,其作用具有"奎尼丁样效应"。故运用于本方以增强疗效。

另外患者年近古稀,肾气不足,命门火衰,火不暖土,脾失健运,而出现"鸡鸣泻",正如《素问·金匮真言论篇》云:"鸡鸣至平旦,天之阴,阴中之阳也,故人亦应之。"五更阴气极盛,阳气萌发之际,阴寒极盛,命门之火不能上温脾土,脾阳不升而水谷下趋。故合四神丸加减,以温肾暖脾。对于反复发作、顽固性心律失常患者,应注重对兼症的治疗。

案8

陈某,女,61岁。

初诊(2013年2月18日)

主诉:心悸不适半年。

病史:去年7月起自觉心悸不适,乏力,头昏沉,入暮尤甚。曾行Holter检查示房性期前收缩13个,室性期前收缩2个。查体无阳性体征。因西医不予治疗,遂来就诊寻求中医治疗。刻下:大便不畅,两日一行,中脘尚安。苔薄微腻,脉细小弦。

患者自诉有期前收缩病史多年。有胆囊切除术史20年。否认其他系统慢性病史。

中医诊断:心悸;西医诊断:自主神经功能紊乱。

辨治:证属气虚痰浊,心肾不足。治拟健脾化湿,补肾宁心。处方:

炒党参9g,炒当归9g,姜半夏9g,川厚朴6g,炙黄芪9g,炒川芎9g,葛根6g,瓜蒌仁9g,炒柴胡6g,枳实10g,仙茅6g,淫羊藿6g,益智仁6g,炒知母、炒黄柏各9g,百合9g,苦参6g,灵芝9g,景天三七15g。

7剂,每日1剂,水煎服。

二诊

入暮后心烦,烘热有汗,中脘不舒,欲泛。脉细小弦,苔薄根苔少。处方:

前方去半夏、川厚朴。加竹茹 6 g、陈皮 6 g、麦冬 6 g、炙甘草 3 g、大枣 9 g。14 剂,每日 1 剂,水煎服。

三诊

头昏眩鸣,心中不适次数减少,呈间歇阵作。脉细小,苔薄腻。处方:

前方加稽豆衣 10 g、淮小麦 30 g。

【按】 心悸是一种患者的自我感觉,有时和西医学的心律失常诊断并不平行。心律失常的患者不一定存在心悸,而心悸患者不一定存在心律失常。除了早(各种期前收缩)、速(各种阵发性/非阵发性心动过速)、扑(房扑室扑)、颤(房颤/室颤)、停(窦性停搏)、滞(各种传导阻滞)等心电图检查可证实的心律失常可能产生心悸症状外,窦性心律略增快或者心脏收缩力增加均可使人产生心悸之感。而窦性心律增快和心脏收缩力增加往往和情绪紧张、焦虑、劳累、不恰当的烟酒饮食有关,多属于功能性疾病。正如此患者,动态心电图的期前收缩次数基本可以忽略不计,但存在明显的心悸。现代医学对此类患者的治疗方案为给予适量的镇静剂或者使用抗焦虑药物。此类治疗方案的临床效果应该是明显的,但是通常不被患者所接受。患者普遍的心态是认为自己肯定存在某种潜在的心脏疾病而导致"如此严重"的心悸症状,如果医生仅给予镇静及抗焦虑治疗,患者认为自己的病情没有得到医生的重视而遗漏了诊断,或者自己的痛苦并没有得到医生的认可和同情,从而用药依从性差,并且反复就医。其中不少患者会来寻求中医治疗,因为中医对此类疾病的治疗中能充分体现出人文关怀的宗旨。

中医诊断心悸的思路和西医不同点在于:中医认为只要存在心悸症状,就属于中医的心病范畴。"悸证虽多,无非心病"。此处"心"的概念不局限于西医解剖学上的心脏,包括了部分神经、精神的范畴。并且中医治疗心悸不仅限于治疗心。认为心悸病位在心,但受五行生克关系和五脏六腑之间的生理病理联系的影响,五脏六腑气血阴阳失调,或者由其产生的各种痰饮水湿瘀等病理产物均可致悸。本案患者心悸不适,伴有乏力,头昏沉,入暮尤甚,结合苔薄微腻,脉细小弦考虑为气虚痰浊之证。痰浊中阻则纳谷不馨,痰浊上蒙清窍则头昏,痰浊扰心则发为心悸。患者 61 岁女性,肾气渐亏,脾胃素亏,脾气不健则痰浊内生。故治疗以健脾化湿,补肾宁心为主。用党参、黄芪之属健脾;姜半夏、川厚朴、柴胡、枳实、瓜蒌仁宽胸理气化痰;仙茅、淫羊藿、炒知母、炒黄柏之属补肾;百合、灵芝、景天三七养心安神。苦参可用之化湿降浊,现代药理亦认为其主要成分苦参碱能阻断心肌细胞 L 型钙通道,故多用于各种心律失常。

二诊时患者出现中脘不舒欲泛,并出现入暮后心烦,烘热有汗,考虑胃有虚热,故加用竹茹、麦冬清热养阴,陈皮理气健脾,甘草、大枣调和诸药。

三诊时患者心中不适次数减少,呈间歇阵作,说明治疗方案有效。但仍有头昏眩鸣,仍属于痰浊上扰的病机,故仍循原方之意,并加用稽豆衣、淮小麦健脾养胃和中。

案 9

汤某,女,39 岁。

初诊(2013 年 4 月 22 日)

主诉:心悸 1 个月余。

病史:患者半年前感冒后心悸期前收缩频发,无胸闷胸痛,无黑矇晕厥,无活动后呼吸困难。Holter 示室性期前收缩 6 600 次/24 h,曾予盐酸胺碘酮片治疗 3 个月,后复查 Holter 示室性期前收缩 2 000 余次,目前服用盐酸美西律片 100 mg 每日 3 次,以控制室性期前收缩。查体无异常发现。辅助检查:去年年底查胃镜示浅表性胃炎。时有胃脘部不适,心悸期前收缩,寐中尤多,喉有痰黏,寐易醒,大便隔日一行,欠畅。苔薄,脉细小结。

否认既往其他慢性病史。

中医诊断:心悸;西医诊断:心律失常,室性期前收缩。

辨治:证属心气不足。治拟养心安神。处方:

淮小麦 30 g,柏仁、枣仁各 12 g,五味子 6 g,生地黄、熟地黄各 12 g,太子参 15 g,仙鹤草 12 g,苦参 9 g,生白果 9 g,茯神 15 g,石见穿 15 g,白花蛇舌草 15 g,生黄芪 15 g,蚤休 5 g,炒怀山药 12 g,稽豆衣 10 g,瓜蒌仁 10 g,女贞子 10 g,墨旱莲 10 g,灵芝 10 g,景天三七 15 g,大狼把草 15 g,麦冬 10 g,玄参 9 g,川厚朴花 6 g,佛手花 6 g,挂金灯 10 g。

7 剂,每日 1 剂,水煎服。

二诊

心悸仍有,咽哽好转,目前盐酸美西律片减为 100 mg,每日 2 次,大便日行一次,经水将临。脉细小,苔薄。处方:

前方加月季花 5 g、炒柴胡 6 g、益母草 9 g、制香附 9 g。14 剂,每日 1 剂,水煎服。

三诊

乏力,心悸。纳可。口干饮多,便调。脉率 106 次/min,脉小数,苔薄微腻。

处方:

前方加百合 10 g,炒知母、炒黄柏各 9 g,灯心草 3 g。14 剂,每日 1 剂,水煎服。

【按】 临床上可常见这一类患者,他们可能素有或从无心悸期前收缩的病史,感冒后期前收缩频发,多呈单个室性期前收缩,甚则二联律、三联律。此类患者并不符合病毒性心肌炎诊断标准。然而此类患者心悸症状明确,并有心电图Holter 等证实症状和期前收缩的关系确切,期前收缩和感冒诱因的相关性明确,可考虑为"感染后心肌反应",对此类患者中医治疗有确切的疗效。此例患者就属于一个典型病例。此患者临证时见其形体单薄,语声轻细,加之工作学习较辛苦,脉来细小而结,考虑虚人受邪,心神受扰。虚者,气血阴阳不足。《经》云:"两虚相得,乃客其形。"就此患者而言,其有正气不足,易感外邪之扰,感邪后其正气虚但尚有祛邪外出的能力,但正气更加受损,气血阴阳不足在病后更加明显,心神失养发为期前收缩,心神慌乱,不能自主,同时亦可见寐中多梦、大便闭结之象。治疗以益气养阴,气血两顾之法。抗心律失常治疗并不是主要目的,而调补气血乃是治之根本。一诊方用太子参、仙鹤草、黄芪、大狼把草、灵芝等益气清补;麦冬、玄参、女贞子、墨旱莲、生地黄、熟地黄、柏仁、枣仁、五味子、茯神等养五脏之阴,养阴以安神;并用苦参、生白果、蚤休等针对心悸期前收缩进行对症处理,佐以理气之品如川厚朴花、佛手花,兼用石见穿、白花蛇舌草治疗胃部的基础疾病。二诊时患者经水将临,许多期前收缩和月经周期有关,故加用了疏肝理气、活血调经之品。三诊时患者经水已尽,乏力明显,脉率较快,考虑经水之后气血虚损,继续按一诊思路调理。

案 10

沈某,男,83 岁。

初诊(2013 年 5 月 27 日)

主诉:心悸头晕 1 年余。

现病史:患者有心律失常期前收缩史数十年,有阵发性房颤史 1 年。查体:

血压 120/80 mmHg,心率 65 次/min,律齐,无杂音,余无殊。（2012 年 10 月）Holter 检查：室性期前收缩 80 个,房性期前收缩 1 606 个（部分二联律、三联律）,4 阵房性心动过速。窦性静止,R - R 最长 2.96 s,大于 2.5 s 长间歇 5 次。自觉头晕心悸阵作,无胸闷胸痛,无呼吸困难,无头晕黑矇,无晕厥。纳可,二便调。苔薄,脉小。

既往史：否认高血压、糖尿病等慢性疾病,否认慢性肝病、慢性肾病等其他慢性病史。

中医诊断：心悸;西医诊断：心律失常,病态窦房结综合征。

辨治：证属心肾两虚。治拟补肾养心。处方：

淮小麦 30 g,炒当归 9 g,炒川芎 9 g,丹参 9 g,莪术 9 g,灵芝 9 g,景天三七 15 g,大狼把草 15 g,炙黄芪 9 g,生地黄、熟地黄各 9 g,山茱萸 9 g,巴戟天 9 g,细辛 2 g,麦冬 9 g,炒党参 15 g,益智仁 6 g。

7 剂,每日 1 剂,水煎服。

二诊

药后尚安,善忘。脉弦细滑,舌净光润。处方：

前方加太子参 15 g,炒赤芍、炒白芍各 9 g,仙鹤草 30 g。14 剂,每日 1 剂,水煎服。

三诊

两周来心悸、气短,畏寒,鼻流清涕。脉细小,舌净、润。处方：

前方加熟附片 5 g、益智仁 3 g、锁阳 9 g、蚤休 5 g。14 剂,每日 1 剂,水煎服。

【按】 病态窦房结综合征一般临床多见慢快综合征及快慢综合征两种情况。慢快综合征由于房性快速性心律失常均发生在缓慢性心律失常基础上,可以定义为原发性窦房结功能障碍伴继发性房性快速性心律失常。而快慢综合征指患者平时不伴有症状性窦性心动过缓和窦性停搏,在各种房性快速性心律失常终止后出现一过性的窦房结功能明显抑制,此种情况可定义为原发性房性快速性心律失常和继发性窦房结功能障碍。此两种类型在临床上均表现为 R - R 长间歇及其带来的临床症状如头晕、黑矇、晕厥等。从现代医学的机制上是不一样的,从中医证候上分析也有较大的差别。该患者属于慢快综合征,此证如果由年老体弱、传导系统退变引起,临床以脏腑功能低下为主要表现形式,中医多辨证为虚;也有部分患者是由于缺血、炎症、心肌病变造成窦房结功能低下,中医辨证为邪。邪有多种,可为瘀、可为痰、可为饮,临证之时辨邪而趋之。如有虚实夹杂,则为难治。此患者临床表现及理化检查及体征、舌脉均没有表现出邪实之象。故考虑为年老气血阴阳不足为主。治疗以补益脏腑为主。心动过缓则血流瘀滞,且房颤常见血瘀的并发症,故佐以少量活血化瘀之品未病先防。三诊时患者畏寒鼻流清涕,可能气虚兼有外感之象。出现心悸伴有气短,考虑为心功能不全,并有畏寒之象,为外邪阻遏阳气之象。故用附片、蚤休等温振心阳。加大益智仁用量及锁阳温补脾肾。

案 11

叶某,女,63岁。

初诊(2013 年 11 月 4 日)

主诉:心悸期前收缩阵作 8 年余。

现病史:8 年来患者反复发作心悸期前收缩,伴胸闷,时有头晕。查体:血压 130/80 mmHg,心率 72 次/min,律齐,心音正常,无杂音。2013 年 5 月胃镜示慢性浅表-萎缩性胃炎。旬日前头颅 CT 示基底节缺血灶,左侧枕叶脑梗死。颈动脉超声见"颈动脉斑块"。刻下:口无干渴,纳可,大便日行,有不实之忧。苔薄,脉弦细滑。

有胃脘不适病史数年。

中医诊断:心悸、胃痞;西医诊断:室性期前收缩,慢性胃炎。

辨治:证属心脾两虚,肝郁气滞。治拟健脾益气,疏肝和胃。处方:

淮小麦 30 g,石见穿 15 g,炒怀山药 10 g,炒苍术、炒白术各 10 g,茯苓 10 g,茯神 10 g,玉米须 15 g,灵芝 10 g,景天三七 10 g,大狼把草 15 g,苦参 5 g,生白果 9 g,炒柴胡 9 g,枳壳 10 g,仙鹤草 10 g,川厚朴花 10 g,白豆蔻 3 g(后下),白花蛇舌草 10 g,生薏仁 30 g。

7 剂,每日 1 剂,水煎服。

二诊

心中已安,中脘、左少腹或见隐痛,肢楚依然。日前感冒,喉有痰黏滞。苔薄,脉细小。处方:

前方加浙贝母 9 g、橘络 3 g。14 剂,每日 1 剂,水煎服。

三诊

昨因过劳今见心悸,中脘或有隐痛,且有冷感,无吞酸,咽痒,肢腿酸胀不适。

苔薄,脉细弦。处方:

前方加紫苏梗 9 g、炒党参 9 g、炒当归 9 g、炙黄芪 9 g。14 剂,每日 1 剂,水煎服。

【按】 现代医学中似乎心律失常和慢性胃炎两种疾病之间并无直接关联,无法用一元论来解释发病。然而在中医理论中五脏六腑是一个整体,此患者的根本病机在于气机不畅,中焦气机不畅而有胃脘不适,上焦气机紊乱可见心悸期前收缩。中焦气机的紊乱责之以肝脾,而上焦则和心肺有关。故调理脏腑功能,条畅全身气机乃是处理这个患者系列症状的关键。治疗分成健脾、疏肝、养心、宣肺等数个方面。健脾者党参、茯苓、怀山药、薏苡仁、苍术、白术之属,养心者灵芝、茯神之类;使用柴胡、川厚朴、枳壳、紫苏梗、白豆蔻等畅中焦肝脾之气,生白果、橘络宣上焦心肺之气,少佐以黄芪、仙鹤草、大狼把草等清补的草药以达调补之功。

案 12

高某,女,53 岁。

初诊(2013 年 12 月 2 日)

主诉:心悸胸闷反复 1 年余。

病史:患者阵发性房颤 1 年余,伴有胸闷。1 周内 2~3 作,发作时心电图提示心房颤动,ST‐T 段改变。查体:血压 140/80 mmHg,心率 92 次/min,律不齐,第一心音强弱不等,无杂音。腹软,肝脾肋下未及双下肢无肿。绝经 4 年。现寐易惊醒,苔薄,脉细小滑。

既往有腔隙性脑梗死史 2 次,有甲状腺功能亢进症史,目前甲状腺功能不详。

中医诊断:心悸;西医诊断:心律失常,阵发性房颤。

辨治:证属心肾阴虚。治拟补益心肾。处方:

炒知母、炒黄柏各 10 g,苦参 10 g,生白果 9 g,灵芝 9 g,大狼把草 15 g,景天三七 15 g,土茯苓 30 g,粉萆薢 15 g,薏仁根 30 g,仙鹤草 15 g,功劳叶 10 g,丹参、牡丹皮各 9 g,炒赤芍、炒白芍各 9 g,鱼腥草 15 g,远志 6 g,川贝母、浙贝母各 9 g,泽泻 9 g,夏枯草 9 g,炙龟甲 9 g,防风、防己各 9 g。

7 剂,每日 1 剂,水煎服。

二诊

心悸,脉细小,苔薄润。化验回报:甲状腺功能正常。胆固醇及低密度脂蛋白升高。心电图:窦性心律,房性期前收缩,ST 段下移。处方:

前方去泽泻、粉萆薢,加生地黄 12 g、太子参 12 g。14 剂,每日 1 剂,水煎服。

三诊

药后心悸较好转,但入夜后较显。脉细小,苔薄。处方:

前方加荷叶 9 g、平地木 9 g、虎杖 9 g、麦芽 9 g。14 剂,每日 1 剂,水煎服。

【按】 阵发性房颤患者房颤发作时有明显的胸闷心悸表现,许多患者在房颤未发作时可见频发的房性期前收缩,也有部分患者存在窦性心动过缓,或者心电图无异常。此患者就诊时正在房颤的发生过程中,患者出现明显的心悸症状。取中医比类象形的思维方式,房颤从"风"论治,故方用防风等祛风药物。考虑患者有心肾不足,故用补益心肾之法。房颤者多有痰、瘀等病理产物,栓塞是其常见的并发症,患者两次腔隙性脑梗死,可能同阵发性房颤有关。故以化痰活血之品以行气化痰、活血。二诊时患者恢复窦性心律,以生地黄、太子参益气养阴调理。

三、眩晕案

案1

陈某,男性,56 岁。

初诊(2014 年 11 月 27 日)

主诉:头晕、心悸时有 2 年。

病史:患者 2013 年无明显诱因自觉头晕、心悸时作,即至外院查心电图示:心房颤动,伴血压增高,高达 170/100 mmHg,曾服用酒石酸美托洛尔片、硝苯地平控释片等药,症情时轻时重。查体:心率 80 次/min,房颤律,各瓣膜区未闻及病理性杂音。血压 140/90 mmHg。血三酰甘油 4.25 mmol/L。现头晕、心悸时时骤作,多汗,恶热,便艰,夜尿频,纳可,寐安。脉沉小弦滑,苔薄。

既往高血压病史 2 年;十二指肠球溃、胃窦炎史 3 年,曾服奥美拉唑;高脂血症史 2 年,平素嗜酒。

中医诊断:眩晕,心悸;西医诊断:高血压病,阵发性心房颤动,高脂血症,十二指肠球部溃疡、胃窦炎。

辨治：证属湿阻血瘀，肝郁化风。治拟化湿活血，疏肝息风。处方：

炒黄连 6 g，枳椇子 15 g，葛花 15 g，决明子 9 g，苦丁茶 6 g，槐花 9 g，玉米须 15 g，茯神 9 g，茯苓 9 g，砂仁 1 g（包煎），肉豆蔻 1 g（包煎），金银花 12 g，丹参 9 g，牡丹皮 9 g，泽泻 9 g，淮小麦 30 g，灯心草 3 g，乌梅 6 g，大枣 9 g，苦参 9 g，白果 9 g，青皮 9 g，炒柴胡 6 g，炒枳壳 9 g。

7 剂，每日 1 剂，水煎服。

二诊（2014 年 12 月 4 日）

药后头晕已解，易心悸，善嗳，脉细小弦，苔薄。处方：

上方加酸枣仁 9 g、柏子仁 9 g、灵芝 9 g、景天三七 15 g、紫苏梗 9 g、大狼把草 15 g、天麻 15 g、桑叶 9 g、枸杞子 9 g。14 剂。

三诊（2014 年 12 月 18 日）

药后诉心悸、头晕皆减。2014 年 12 月 9 日复查心电图：未见异常。脉细小弦，苔薄。处方：

上方加仙鹤草 9 g、功劳叶 9 g。14 剂。

【按】《医灯续焰》云："胸中痰浊，随气上升，头目高而空明，清阳所注，淆浊之气，扰乱其间，欲其不晕不眩，不再得矣。"该患者年逾五旬，平素嗜酒，日久肝郁湿阻而致病，故予化湿疏肝之剂。方中金银花、牡丹皮、枳椇子、葛花、决明子、苦丁茶、槐花、玉米须、泽泻、苦参、茯神、茯苓、白果清热化湿降浊；炒柴胡、炒枳壳、砂仁、肉豆蔻、青皮疏肝理气；丹参、淮小麦、灯心草、乌梅、大枣养心安神。二诊头晕已减，唯心悸易作，故加酸枣仁、柏子仁、灵芝、景天三七、大狼把草、紫苏梗活血养心；枸杞子、天麻、桑叶补肾平肝。三诊诸症皆减，故加仙鹤草、功劳叶补虚养心。《本草纲目》云枳椇子："味甘、性平、无毒，有止渴除烦，去膈上热，润五脏，利大小便，功同蜂蜜。"故为何立人常用其解除酒毒，且多与葛花相伍。

案 2

张某，男，41 岁。

初诊（2014 年 5 月 15 日）

主诉：头昏胀时有 2 年余。

病史：患者两年来头昏头胀时有，至外院就诊确诊为原发性高血压病，血压最甚达 160/100 mmHg,未服用降压药治疗。查体:心率 72 次/min,律齐,血压 145/95 mmHg。诉左眼麦粒肿 4 日,尿频量少,无尿痛,纳可,便调,寐安。苔薄黄腻,脉弦细。

既往有高血压病史 2 年。

中医诊断:眩晕病;西医诊断:原发性高血压病。

辨治:证属肝湿内蕴,化热生风。治拟化湿清热,平肝息风。处方:

决明子 9 g,青葙子 9 g,密蒙花 9 g,龙胆草 3 g,天麻 12 g,潼蒺藜 9 g,白蒺藜 9 g,炒黄连 3 g,茯苓 9 g,灯心草 3 g,丹参 9 g,牡丹皮 9 g,炒黄芩 9 g,泽泻 9 g,生地黄 9 g,知母 9 g,黄柏 9 g,车前子 2 g(包煎),淡竹叶 9 g,桑叶 9 g,桑白皮 9 g,野菊花 5 g,蒲公英 15 g,苦参 6 g,生栀子 9 g,制大黄 12 g,通草 9 g,黄菊花 6 g。

7 剂,每日 1 剂,水煎服。

二诊(2014 年 5 月 29 日)

药后头晕胀好转,脘安,尿频,多便意,稍有汗出,脉细弦滑,苔薄腻。处方:

上方加土茯苓 15 g、芡实 15 g、金樱子 15 g、覆盆子 15 g、大狼把草 15 g、景天三七 15 g、白果 9 g、莲心 3 g。14 剂。

三诊(2014 年 6 月 13 日)

药后血压已平,头晕好转,纳可,便调,脉小弦,苔薄。处方:

上方加炒党参 9 g、炒白芍 9 g、炒白术 9 g。14 剂。

【按】《经》云:"诸风掉眩,皆属于肝。"后世医家又有"无痰不作眩"之论。何立人对于高血压所致眩晕病责之于土湿侮木,注重运用化湿泄浊法。本案苔黄腻、脉弦、伴发"针眼"皆为肝湿化热之象,热盛生风则见头昏胀,故予化湿清热、平肝息风之剂。方中决明子、青葙子、密蒙花、龙胆草、牡丹皮、生栀子、淡竹叶、炒黄芩、生地黄、知母、黄柏、炒黄连、制大黄、桑叶、桑白皮、黄菊花、野菊花、蒲公英清热解毒;茯苓、灯心草、泽泻、通草、车前子、苦参化湿泄浊;丹参、天麻、潼蒺藜、白蒺藜活血平肝。二诊患者诉尿意频频,故予莲心、芡实、金樱子、覆盆子、大狼把草补益脾肾,景天三七、白果活血化湿。三诊患者无所苦,故予炒党参、炒白术、炒白芍健脾柔肝。本案何立人运用桑叶、桑白皮一则清热,二则寓佐金平木之意;黄菊花、野菊花并用,乃取其二药平肝、清热之长。

案3

庄某,男,60 岁。

初诊(2014 年 7 月 24 日)

主诉:头昏胀时有 10 年余。

病史:患者 2004 年起自觉头昏、头胀时有,外院诊断为原发性高血压病,血压最甚达 180/100 mmHg,间断服用苯磺酸氨氯地平等降压药,血压时有波动。查体:心率 85 次/min,律齐,血压 150/90 mmHg。(2010 年 9 月)头颅 CT 示:左基底节区腔隙性梗死灶。现诉头晕,右侧肢体稍欠利,肌肤怯冷,纳可,便尚调。脉细弦滑,苔薄微黄。

既往高血压病史 10 年,脑梗死史 4 年,有吸烟、饮酒史多年。

中医诊断:眩晕;西医诊断:高血压病,脑梗死。

辨治:证属阴虚风动,痰瘀阻滞。治拟养阴息风,活血化痰。处方:

玉米须 15 g,石菖蒲 9 g,胆南星 6 g,茯苓 9 g,丹参 9 g,炒当归 9 g,炒川芎 9 g,薏苡仁根 30 g,制半夏 6 g,姜竹茹 6 g,绿豆衣 9 g,葛花 9 g,枳椇子 9 g,女贞子 9 g,墨旱莲 9 g,桑椹 12 g,景天三七 15 g,灵芝 9 g,炒白芍 9 g,炒赤芍 9 g,虎杖 15 g,苦参 9 g,僵蚕 9 g,蝉蜕 9 g。

7 剂,每日 1 剂,水煎服。

二诊(2014 年 7 月 31 日)

药后右肢麻好转,头晕稍有,唯寐艰易醒。脉小弦滑,苔薄。处方:

上方加防风 9 g、羌活 9 g、独活 9 g、远志 6 g、酸枣仁 15 g、灯心草 3 g。14 剂。

三诊(2014 年 8 月 14 日)

药后日有头晕,瞬息即安,血压平稳,寐转酣。脉小弦滑,苔薄。处方:

上方加枸杞子 9 g、麦冬 9 g、益智仁 9 g、野菊花 6 g、泽泻 9 g、茯神 9 g。14 剂。

【按】《素问·阴阳应象大论篇》云:"年四十,而阴气自半也,起居衰矣。"《血证论》又云:"瘀血既久,亦可化痰成水。"该患者年届六旬,肾阴亏虚,水不涵木,虚风内动,故见头晕;津血失于运化,化为痰瘀,阻滞脉络,故见右肢欠利。治以养阴息风,活血化痰之剂。方中女贞子、墨旱莲、桑椹、炒白芍、灵芝、僵蚕、蝉蜕补肾养阴息风;丹参、炒当归、炒川芎、景天三七、炒赤芍、虎杖、玉米须、胆南星、茯苓、薏苡仁根、制半夏、姜竹茹、苦参、葛花、枳椇子、石菖蒲、绿豆衣活血化湿清热。二诊症减,唯寐艰,故加防风、羌活、独活祛风通络;远志、酸枣仁、灯心草养心安神。三诊症安,故予前法进步,枸杞子、麦冬、益智仁补肾养阴;野菊花、泽泻、茯神化湿清热安神。《本草纲目》云枳椇子:"味甘、性平、无毒,有止渴除烦,去膈上热,润五脏,利大小便,功同蜂蜜。"功能止渴除烦,消湿热,解酒毒。《滇南本草》云葛花:"治头晕,憎寒,壮热,解酒醒脾,酒痢,饮食不思,胸膈饱胀,发呃,呕吐酸痰,酒毒伤胃,吐血,呕血,消热。"此二药为何立人治疗饮酒过多患者所喜用。

案4

武某,女,67岁。

初诊(2009年10月27日)

主诉:发现血脂偏高2月余,伴头晕、乏力。

病史:患者2个月前体检发现血脂偏高,三酰甘油8.35 mmol/L,胆固醇6.29 mmol/L,空腹血糖7.3 mmol/L。头晕乏力,但无房旋、呕恶,舌麻,吐字欠清晰,查头颅CT示"左基底节区腔隙性脑梗死,脑萎缩"。因担心降血脂西药对肝功能有影响,故期中药汤剂治疗。查体:血压135/80 mmHg,心率70次/min,律齐,双下肢不肿。时有头晕头重,如履棉絮,朝起神疲倦怠,善饥,吞酸,口渴欲饮,尿频多,大便调,夜寐安。舌质红,苔净;脉小弦滑。

有高血压病史3年,血压最高达180/110 mmHg,平素服用马来酸左旋氨氯地平片降压,血压基本控制在正常水平。

中医诊断:眩晕;西医诊断:高脂血症,腔隙性脑梗死,Ⅱ型糖尿病,高血压病3级(极高危)。

辨治:证属肾精亏虚,气血不足。治拟补肾滋阴,养血安神。处方:

枸杞子15 g,制何首乌12 g,炙鳖甲9 g,炙龟甲9 g,玉米须30 g,玉竹15 g,生地黄30 g,麦冬9 g,五味子3 g,合欢花9 g,灯心草3 g,玄参9 g,佛手9 g,桃仁9 g,红花6 g,生白果9 g,苦参9 g,炒知母、炒黄柏各9 g,淮小麦30 g,百合9 g,丹参、牡丹皮各9 g,稽豆衣9 g,仙鹤草9 g,水蛭3 g,朱茯神30 g,煅瓦楞子30 g。

7剂,每日1剂,水煎服。

二诊

口齿较前清,头晕未减,步履不稳,易饥,但纳谷乏味;脉小,舌红,音哑。处方:

前方加山豆根 3 g、蝉蜕 9 g、射干 5 g、白僵蚕 9 g、地龙 9 g、南沙参 9 g、石斛 9 g。

随访:患者药后病情基本稳定,嘱患者继续口服中药治疗,劳逸结合,保持心情舒畅。

【按】 高脂血症,大多学者认为此病证属中医"痰浊"范畴。与脾失健运,水谷不能化生精微,滋养机体,反而停聚变生痰浊,造成血脂升高,正如《临证指南医案》中所说:"痰本饮食湿浊所化。"因此采用健脾化湿泄浊法治疗高脂血症,在临床中颇为常用。

然而肾为先天之本,藏精、主水。何立人认为,若肾虚不能藏精、主水,则精可化浊,水聚成痰,亦可造成高脂血症。《灵枢·海论》认为"脑为髓海",并指出"髓海不足,则脑转耳鸣"。患者年老肾亏,精虚髓减,因精血同源,故以枸杞子、制何首乌益肾养血。阴虚,阴不制阳,则易阳亢,法当平衡阴阳,由于患者临证表现有舌红、口干欲饮等阴虚火旺之象,故方中以玉竹、生地黄、麦冬、五味子、灯心草、炒知母、炒黄柏滋阴清热,并辅以炙鳖甲、炙龟甲滋阴潜阳。方中桃仁、红花、水蛭、丹参、苦参、生白果,活血化瘀,利湿泄浊。方药标本兼顾,扶正祛邪。

复诊时,患者出现音哑之象,故于原方基础上加用山豆根、蝉蜕、射干以利咽;同时考虑患者中风后遗留口齿不清、步履不稳等后遗症,方中添加僵蚕、地龙等虫类药物搜剔通络;南沙参、石斛养阴生津,针对患者阴虚为本所设。

方中朱砂伴茯神,何立人认为不可长期服药,因朱砂过量,或长期内服可造成肝肾功能损害。因此,何立人在临证选用朱茯神、朱麦冬、朱灯心等中药时,多采用间断服用的方法,防止其毒性,避免肝肾损害。

案 5

王某,女,65 岁。

初诊(2007 年 5 月 31 日)

主诉:反复头晕史 6 年,加重 1 周。

病史:患者有头晕病史 6 年,外院经检查,即行颈椎片、颈椎 MR 确诊为"颈椎病"。查体：血压 125/75 mmHg,心率 56 次/min,律齐；两肺呼吸音清；腹软,剑突下无压痛,下肢不肿。实验室检查：头颅 CT 未见明显异常。颈椎双侧斜位片：颈椎病,但未见明显骨质异常。肝肾功能、血脂均正常。心电图示：窦性心动过缓,不完全性右束支传导阻滞。1 周来,因劳累头晕反复,多见于体位变化之时,伴房旋、呕恶,或有胸闷、心悸,时有嗳气、吞酸,口渴多饮,纳可便调,多汗,乏力神疲。舌淡红,苔薄白微腻,脉细小弦滑。

无高血压以及糖尿病史。曾诊断为抑郁症。

中医诊断：眩晕；西医诊断：颈椎病。

辨治：证属气血不足,清窍失养证。治拟补益气血,升举清阳,佐以调摄阴阳之法。方用补中益气汤合二仙汤加味。处方：

炙黄芪 18 g,葛根 9 g,炒白术、炒白芍各 9 g,炒当归 9 g,炒川芎 6 g,柏仁、枣仁各 12 g,泽泻 30 g,补骨脂 18 g,仙茅 6 g,淫羊藿 6 g,仙鹤草 15 g,功劳叶 9 g,稽豆衣 9 g,楮实子 12 g,柴胡 6 g,麻黄根 6 g,砂仁 3 g(后下)。

7 剂,每日 1 剂,水煎服。

二诊

药后患者苔腻加重,脉细小弦滑；但头晕减轻,乏力改善；间或嗳气,中脘痞满,无吞酸,多汗艰寐。处方：

上方加炒苍术 9 g、陈皮 6 g、制半夏 9 g,燥湿化痰；石菖蒲 6 g、远志 5 g,化痰安神。

随访：患者随症加减治疗半年余,头晕虽然仍有发作,但程度明显减轻,发作次数也显著减少。

【按】 查阅病史,患者曾服用平肝息风、疏肝解郁方药,效不显著。《内经》云："诸风掉眩,皆属于肝。"谓肝风动而火上炎。责之肝阳上亢者,除了头晕,当伴见口干口苦,性情急躁,脉弦滑,苔黄腻,甚或头晕有跌仆之象。该患者头晕,伴见乏力神疲,面色萎黄,脉细小滑,呈一派虚象,不仅与肝阳、肝风、肝火不符,也无肝气郁结之证。患者虽然有抑郁症病史,但抑郁症并非等同于中医之肝气郁结证。因为,人之气血阴阳失调皆可致气机郁滞,而气机郁滞的特征性表现为胀痛和痞满等,患者并无此症状。临证之时,若随俗附和,任意用枳壳、香附、青皮、郁金等理气破气之品,反而导致元气日益消耗,阳衰阴竭,祸将踵矣。

对于各种疾病的治疗,临证均须审脉辨证,细心体会,如此则病无遁情,而药投有验。眩晕治疗,亦当分虚实。该患者 65 岁,望其容,则精神萎靡;闻其声,则言语低微;察其症,乏力多汗;切其脉,细小带滑,气血不足,可见一斑。唯有补益气血,升举阳气,投芪、术二仙之剂,方可促进病情渐愈。何立人提出,升举阳气之品有葛根、升麻、柴胡,若患者无邪热内阻之征,则选用柴胡,既可升举清阳,又可疏肝解郁;若患有颈椎病,颈项板滞者,则可选葛根,升清之时又可解肌。何立人认为,在随访治疗中,若首诊药后无特殊不适,可加大益气养血填精之品,即炙黄芪、生地黄、熟地黄的剂量;若无出现咽痛,口渴加重或大便干结等内热加重现象,则加大仙茅、淫羊藿、补骨脂剂量,以温阳益肾,因"脑为髓海",而"肾主骨生髓"。若为潮热汗出加重,阴阳失衡,则以燮理阴阳为主;若情志抑郁,发怒不休,则以清泄肝火为主。可见处方用药,最宜变化,切勿执滞拘泥。

案 6

周某,男,80 岁。

初诊(2009 年 8 月 20 日)

主诉:头晕、目糊半年余。

病史:近半年来患者因劳累出现头晕目糊,时有耳鸣,行走不稳,如履棉絮,无房旋、呕恶。外院曾予"疏血通注射液、丹参注射液"治疗半月余,头晕稍有改善,但仍有步履不稳之象。查体:腰脊压痛。实验室检查:头颅 MR 显示,双侧基底节区、半卵圆区腔隙性梗死;颈动脉 B 超示,双侧颈动脉斑块形成;血脂、血糖基本正常。刻下:夜寐尚安,大便干结,数日一行,甚或 1 周,刻已 4 日未行,需依赖药物(培哚普利片、麻仁丸);纳可,口不渴,夜尿 3 次。舌淡红,有瘀色,苔薄腻;脉细小。

既往有高血压病史 20 余年,血压最高 180/115 mmHg,目前药物控制,血压稳定。"胃窦炎"史多年。2009 年 4 月 8 日因腰椎间盘突出行手术治疗。

中医诊断:眩晕;西医诊断:腔隙性脑梗死,高血压 3 级(极高危),腰椎间盘术后。

辨治:证属气血不足,肝肾亏虚。治拟益气养血,补益肝肾,润肠通便之法。

处方:

生黄芪 9 g,炒当归 9 g,炒党参 9 g,炒苍术、炒白术各 9 g,茯苓 9 g,肉苁蓉 9 g,枸杞子 9 g,生何首乌 9 g,生地黄、熟地黄各 12 g,葛根 6 g,生升麻 5 g,益智仁9 g,补骨脂9 g,月季花6 g,全瓜蒌9 g,薤白头6 g,骨碎补9 g,杜仲12 g,桑寄生9 g,潼蒺藜、白蒺藜各12 g,砂仁3 g(后下),薏苡仁30 g。

7剂,每日1剂,水煎服。

二诊

药后头晕目糊减,已无足履棉絮之感,但大便仍干结不畅,舌淡红有瘀色,苔薄,脉细。处方:

继守前法,上方加莱菔子9 g、芦荟1 g(另包),行气通便。并嘱患者,若大便转为稀薄,则将芦荟减为0.5 g。

随访:患者中药治疗2月余,头晕虽仍有发作,但程度较前明显减轻,大便转畅。

【按】 眩晕,《医学心悟》中说:"眩,谓眼黑,晕者,头眩也,古称头眩眼花是也。其中有气虚挟痰者,书云,清阳不升,浊阴不降,则上重下轻也,六君子汤主之。亦有肾水不足,虚火上炎者,六味汤。亦有命门火衰,真阳上泛者,八味汤。"可见,眩晕因虚所致者,多责之气虚、脾虚、肾虚。患者为"眩晕"所苦,但素有便秘。头晕、便秘虽是两个病证,病机相同者,则可采取异病同治法。舌淡红,有瘀色,苔薄腻,脉细小,均为虚象。结合腰椎间盘突出手术史,气血耗伤;多耳鸣,夜尿频,则与肾虚有关。因此患者头晕、便秘,结合耄耋之年,考虑为气虚血少,以致清窍失养,肠道失润。而有形之血不能自生,生于无形之气,故本方以补益为主,但重在补气。方中黄芪、当归寓当归补血汤之意,与炒党参、炒白术、茯苓合用,即四君子汤去炙甘草,使气旺则血自生;枸杞子平补而润,滋肾益肝,因乙癸同源,精血同源。用生何首乌意在通便,但最大剂量不要超过30 g,多以15~18 g为宜,防止肝功能损害。其中砂仁行气,目的防止过多补益之品导致气机壅滞。而茯苓合薏苡仁甘淡皆可渗湿。月季花润肠通便,活血化瘀、理气;炒苍术运脾通便。瓜蒌、薤白利气机、降浊气,浊降则清升;葛根、升麻升举清阳,清升则浊降。

此外,患者有"腰椎间盘突出"手术史,气血耗伤,加制苍术、炒白术,健脾燥湿运脾,脾健则气血得以生化,同时脾健大便得以畅通,即所谓运脾通便之意。大多认为燥、温之药石不能通便,非也。"因虚致秘"者,用苍术乃运脾而非燥湿。若苔黄腻者,苍术、白术与知母、黄柏同用,则是燥湿清热。可见,病证不同,配伍不同,药物功效的发挥也不相同。因患者夜尿频,方中益智仁、熟地黄益肾滋阴;

补骨脂、骨碎补可温肾活血,兼顾其腰部手术;同杜仲、桑寄生同用,取青娥丸之意,滋补肝肾,并降血压。潼蒺藜、白蒺藜,潼蒺藜又名沙苑蒺藜,补肾降压,何立人认为患者若肾虚同时有血压增高,则是潼蒺藜、白蒺藜合用的关键。二诊因药后便秘无改善,则加用莱菔子、芦荟,行气通便。

案7

陈某,女,44岁。

初诊(2002年9月7日)

主诉:头晕、头胀2年余。

病史:患者有高血压病史两年余,头晕、头胀时有发作;自服珍菊降压片2片,每日3次,血压不稳定,维持在150~160/90~105 mmHg。查体:测血压为156/100 mmHg。实验室检查:头颅CT未见明显异常;颈椎片示生理曲度变直,无明显增生改变。近1个月,朝起头晕、头昏蒙,泛恶作呕,肢困体倦,纳少口黏。舌淡红,苔薄白;脉细滑。

中医诊断:眩晕;西医诊断:高血压2级(中危)。

辨治:证属脾失健运,湿浊中阻,清阳不升,浊阴不降,清窍失养。治拟健运脾土,化湿泄浊。处方:

姜半夏9 g,姜竹茹6 g,陈皮3 g,生白术30 g,猪苓、茯苓各18 g,泽泻15 g,苦参10 g,枸杞子9 g,制何首乌9 g,仙鹤草18 g,功劳叶9 g,炒当归9 g,丹参30 g,大枣15 g。

7剂,每日1剂,水煎服。

二诊

头晕症减未平,口和无干苦,中脘不适,漾漾欲泛,指麻,易乏力;舌质淡红,苔薄白,脉细弦滑。血压140/96 mmHg。脾土不振有恢复之机,但胃土仍失于和降,且络中有瘀阻之象。拟原意出入,增益降逆和胃通络之品,盖胃腑以和降为贵。并嘱其珍菊降压片减量,改为1片,每日3次,观其变。处方:

上方加益母草9 g,旋覆花6 g(包煎),猪苓茯苓各增至30 g,生姜2片。去泽泻。7剂,每日1剂,水煎服。

三诊

头晕未作,指麻消失,中脘泛恶减,但纳谷温馨,乏力神疲,唇红,舌质淡红,

苔中根微黄腻,脉细弦滑。血压 146/94 mmHg。证属痰郁日久,化热伤阴。治拟养阴生津,理气和胃,清化痰热。处方:

生地黄 10 g,麦冬 30 g,石斛 10 g,柴胡 5 g,八月札 10 g,川厚朴花 9 g,佛手 9 g,竹茹 6 g,旋覆花 9 g(包煎),丁香 4.5 g,姜半夏 9 g,炙瓜蒌皮 10 g,平地木 15 g,生黄芪 15 g,黄芩 10 g。

7 剂,每日 1 剂,水煎服。

四诊

苔薄黄,脉细弦滑。头晕、头胀或有发作,脘痞、纳少。血压 145/85 mmHg。阴伤渐复,湿热已有化机,但尚未清彻,再拟健运脾土,清化湿热之剂。处方:

姜半夏 10 g,竹茹 6 g,陈皮 6 g,茯苓 15 g,川厚朴 3 g,滑石 30 g,川黄连 3 g,黄芩 10 g,煨葛根 10 g,煨木香 10 g,仙鹤草 30 g,黑豆 30 g,薏苡仁 30 g,藿香、佩兰各 9 g,荷叶 9 g,紫苏梗 9 g。

7 剂,每日 1 剂,水煎服。7 剂后,薄黄之苔渐化,纳增,体力恢复,中焦复健运之常,诸症向愈,血压渐正常平稳。

随访:薄黄之苔渐化,纳增,体力恢复,中焦复健运之常,诸症向愈,血压渐正常平稳。

【按】 此患者血压升高责之脾土不运,水湿内停,浊邪上犯。何立人治疗此型的基本方为:姜竹茹、竹沥(姜)半夏、陈皮、川厚朴花、苦参、苦丁茶、炒苍术、炒白术等;热痰加川黄连、炒条芩;脾虚、乏力明显加功劳叶、仙鹤草、景天三七、生炙黄芪;气滞,胃腹疼痛加陈皮、郁金、木香、八月札;胃中痞满泛恶加藿香、佩兰、荷叶、紫苏梗、旋覆花、丁香;土湿侮木,肝郁木旺加天麻、生石决明、菊花、蔓荆子等。《症因脉治·痰证论》中曰"湿痰之症,身或热或不热,体重足酸,呕而不渴,胸膈满,时吐痰,身体软倦"。患者因中气不足,胃阳不能消化,脾气虚弱失于施布,则水湿不化,湿聚成痰;而湿为阴邪,湿困脾土,不仅损伤脾气,甚至戕伐脾阳;而且土湿可反侮肝木,木郁不达,化火生风,挟痰湿走窜,变生诸症。首诊燥湿健脾,以杜生痰之源,中土健运则痰湿自化。二诊、三诊,因痰湿郁久,一则痹阻脉络,二则化热伤津;故酌加川黄连、黄芩清化痰热;益母草利水湿、通血脉,生地黄、麦冬、石斛养阴生津。四诊,因络瘀已除,阴伤渐复,而脾虚湿热又显,再拟健运中土,清化湿热之剂以击鼓再进。本例组方合度,丝丝入扣,俾水湿得利,痰浊得泄,瘀阻得通,湿热得清,气化复常,浊降清升,中焦枢机恢复,邪却病去。

案 8

吴某,女,60 岁。

初诊(2013 年 5 月 13 日)

主诉:头晕伴视物旋转年余。

现病史:患者头晕,有时伴有房旋、耳鸣。入暮后多有血压升高,160/90 mmHg 增多,查体无殊。曾赴医院检查:B 超提示左颈动脉分叉处局部内中膜增厚。血脂及尿酸升高。现纳可,寐安,二便调。脉细小弦,苔薄。

中医诊断:眩晕;西医诊断:高血压病,高脂血症。

辨治:证属土湿木侮。治拟化湿降浊,平肝潜阳。处方:

玉米须 15 g,平地木 15 g,虎杖 15 g,生槐花 10 g,荷叶 15 g,葛根 6 g,防风、防己各 9 g,羌活、独活各 9 g,泽泻 9 g,泽漆 9 g,仙鹤草 9 g,稽豆衣 10 g,灵芝 10 g,景天三七 15 g,山茱萸 9 g,潼蒺藜、白蒺藜各 9 g,天麻 9 g,枸杞子 9 g,桑叶 9 g,杭菊花 9 g。

7 剂,每日 1 剂,水煎服。

二诊

药后安,头晕减,胸闷已瘥。脉细小弦,苔薄。处方:

前方加巴戟天 6 g、益智仁 6 g、薏苡仁根 15 g。14 剂,每日 1 剂,水煎服。

三诊

药后安,头晕减,鼻塞流黄涕,偶咳,痰少。脉细小弦,苔薄。处方:

前方加黄芩 9 g、辛夷 9 g、生栀子 12。14 剂,每日 1 剂,水煎服。

【按】 患者头晕伴有房旋,为肝风之象。肝为风木之脏,体阴而用阳,其性刚劲,主升主动,肝气上逆则发为眩晕。脾虚则清阳不振,水湿内停,积聚成痰,土湿木侮为高血压发病的主要病机。其高脂血症的发病亦同脾虚湿胜相关。治疗采用化湿降浊之法。玉米须、泽泻、防己、荷叶利水渗湿,脾喜燥而恶湿,故祛湿可以健脾。虎杖活血化瘀,槐花治风眩欲倒,吐涎如醉,漾漾如荡舟车之上。上述诸药共奏化湿降浊之功。并用天麻、桑叶、杭菊花平肝潜阳。患者年过花甲,正虚不足,因合并高血压、高脂血症属于本虚标实之证,故补虚宜清补,用仙鹤草、稽豆衣、灵芝、山茱萸、潼蒺藜、白蒺藜、枸杞等补益肝脾肾,此组方原则为何立人临床常用之法。此后数诊均以此为基础方随方加减,患者逐渐症减。

案 9

陈某,女,75 岁。

初诊(2013 年 5 月 13 日)

主诉:头昏加重月余。

现病史:高血压史四五年,多头昏,胸闷气窒似压,或有心悸。查体:血压 140/80 mmHg。余无殊。查头颅 CT:双侧基底节腔隙性梗死灶。2 月前 Holter 示:房性期前收缩 177 次,室性期前收缩 21 次,有窦性心动过缓。查见胆固醇、三酰甘油稍高。胃镜"胃窦炎""溃疡",幽门螺杆菌阳性。平素易感冒,多口疮反复,中脘或有隐约不适。大便日行。脉细弦滑,苔薄。

既往曾有上消化道出血史。

中医诊断:眩晕;西医诊断:高血压病,心律失常,窦性心动过缓,房性期前收缩,室性期前收缩,高脂血症。

辨治:证属气滞痰浊。治拟疏肝理气,祛湿化浊。处方:

玉米须 15 g,茶树根 15 g,生槐米 10 g,生蒲黄 12,合欢花 9 g,石见穿 15 g,淮小麦 30 g,陈皮 6 g,茯神 10 g,紫苏梗 9 g,佛手 6 g,厚朴花 6 g,炒防风 9 g,防己 9 g,天麻 9 g,灵芝 9 g,大狼把草 15 g,瓜蒌皮 9 g,枳壳 9 g。

7 剂,每日 1 剂,水煎服。

二诊

牙龈肿痛,大便欠爽,心胸不适稍有改善。脉细弦滑,苔薄。处方:

前方加黄连 5 g,制川大黄 9 g,炒当归 9 g,生升麻 6 g,仙鹤草 15 g,生地黄、熟地黄各 9 g。14 剂,每日 1 剂,水煎服。

三诊

或见心悸,多食与进食生冷则胸脘隐隐不适,目糊。脉细弦,苔薄腻微黄。处方:

前方加木香 9 g、枸杞子 9 g。14 剂,每日 1 剂,水煎服。

【按】 患者有高血压病,多有头昏胸闷,或有心悸,究其病机在于湿浊内结,土湿木侮。"因于湿,首如裹",故见头昏。自觉心悸,但期前收缩并不多见,为气滞不畅,痰湿困阻气机,胸阳不展,故见胸痹。痰湿内蕴同脾胃关系最为密切。

脾失健运,水湿内停,留滞中焦,升降失司,土湿侮木,进而影响肝脏气机畅达。肝气犯胃则时有中脘不适。故治疗以疏肝理气,祛湿化浊为法。以紫苏梗、佛手、厚朴花、枳壳疏肝理气;合用瓜蒌皮、玉米须、生槐米、防己祛湿化浊;合欢花、淮小麦、茯神、灵芝养心安神。后诊随症加减。

案 10

宋某,男,79 岁。

初诊(2007 年 10 月 11 日)

主诉:头晕阵作 4 年,伴有晕厥。

病史:患者有阵发性头晕病史 4 年,伴有短暂性晕厥。2007 年 9 月因晕厥发作频繁而入院治疗。其晕厥发作多见于由坐位而站立之时,或见于饱餐后及头部转侧时,每次持续时间 2~3 s,伴有头晕、恶心、目糊,但无时视物旋转。并且无心悸胸痛,无冷汗等。发作后,有肢体麻木感。查体:神清,心肺无明显阳性体征,下肢不肿。实验室检查:头颅 MR 示未见明显异常。颈椎片示退行性改变及 C_4~C_5 椎间盘病变。心电图基本正常。血糖、血脂正常。平素头晕,乏力神疲,口不渴,纳可,大便溏薄,日行二三次。舌暗淡,苔白腻,脉小弦滑。

既往有高血压史 2 年,最高 175/115 mmHg,目前服用苯磺酸氨氯地平 5 mg,每日 1 次,血压控制在 110/70 mmHg。无糖尿病。

中医诊断:晕厥;西医诊断:血管迷走神经性晕厥。

辨治:证属气血亏虚,阳气不振,清窍失养。治拟益气养血,温补脾肾,升举阳气。方用补中益气汤、右归丸加味。处方:

炒党参 12 g,炒苍术、炒白术各 9 g,泽泻 30 g,炙黄芪 15 g,炒当归 15 g,制熟地黄 15 g,砂仁、白豆蔻各 3 g(后下),枸杞子 12 g,制何首乌 15 g,炒柴胡 6 g,炙升麻 6 g,陈皮 3 g,葛根 9 g,威灵仙 6 g,桂枝 1 g,虎杖 15 g,补骨脂 9 g,骨碎补 9 g,巴戟肉 15 g,山茱萸 9 g,熟附片 4.5 g,鹿角片 10 g(先煎),坎炁 1 条,大枣 15 g。

7 剂,每日 1 剂,水煎服。

二诊

患者头晕减轻。仍以原方续进,稍作损益。处方:

随访:门诊调治半年,眩晕虽时作时止,但晕厥未发。

【按】 患者年近八旬,头晕目花,间或伴昏厥之象,但无跌仆。厥者,乃阴阳之气不相顺接。头为诸阳之会，本证缘于气血亏虚不能上荣于脑，清窍失养。苔薄白腻为内有寒湿，脉小弦滑，其脉证神色均无明显热象。

厥证的主要病机是气机突然逆乱，升降乖异，气血运行失常。神志受影响则昏不知人，或气血不达四末则逆冷。如《素问·方盛衰论篇》中说："是以气之多少，逆皆为厥。"《灵枢·五乱》中进一步指出："气乱于臂胫则为四厥，乱于头则为厥逆，头重眩仆。"而气机逆乱又有虚实之分，凡气盛有余，气逆上冲，血随气逆，或挟痰挟食，壅滞于上，以致清窍暂闭，发生厥证的为实证；气血不足者，清阳不升，气陷于下，血不上达，气血一时不相顺接，以致神明失养，四末不温发生厥证为虚证。临床对于各种病证，贵在全面分析，不仅要明辨病机，还当审时度势，分清缓急先后，治疗才能做到准确无误。患者已是耄耋之年，脏腑不足，气虚血弱，清窍失养，故而平素眩晕；若气陷于下，清阳不升，气血一时不相顺接，则可导致短暂昏厥。《金匮要略》中说："夫病痼疾加以卒病，当先治其卒病，后乃治其痼疾也。"可见，久病势缓，可缓其治；卒病势急，稍缓即变化莫测，法当急治。方中党参、白术，取四君之首；当归、熟地黄，取四物之首。四君补阳，所以益气；四物补阴，所以养血。黄芪、当归，即当归补血汤，不仅大补脾肺之气，亦能使有形之血生于无形之气，养血而和阴。方中白术附子汤，白术暖其土脏，附子暖其水脏，水土两暖，脾肾双补；而泽泻汤，泽泻利水除饮，白术补脾制水，以防水饮寒湿之邪，上乘清阳之位。用鹿角片、巴戟肉气重而味之厚者，温补下焦元阳；用升麻、柴胡气轻而味之薄者，引清阳之气上腾，复其本位。全剂配合，共收温补气血，升阳举陷，使得气血各归其位，上下气机贯通，阴阳相互调和之功。

该患者气阳不足，阴阳之气一时不相顺接，并夹有寒湿之邪。寒、湿均为阴邪，寒易伤及阳气，湿易阻滞气机。寒邪伤阳，阳气虚衰，清阳不能上达，脑窍失养可致眩晕、厥证；湿阻气机，升降失常，浊阴上蒙清窍，也可导致眩晕、厥证。诚如《杂症会心录》所说："元阳被耗，气虚为病，盖禀厚则真火归元，脏亏则气逆上奔，此阳虚之运也……治阳亏者，用八味养血汤，加人参之类，益火之源，以生元气。所谓滋苗者，必灌其根。"处方用药，本证阳虚多寒，最嫌凉润，恐助阴邪；但亦尤忌辛散，恐伤阴气，宜甘温益火，故选用鹿角片、补骨脂、巴戟天；虽然桂枝、熟附片辛散，但量少轻微，无伤阴气之虞。由此可见，治疗高血压病，仍应以病证为主，有斯证即用斯药，不要拘泥血压高而不敢补，但也要注意使用温补药之后血压的变化，全面分析，辨证施治。

四、不寐案

案 1

张某,男,79 岁。

初诊(2009 年 12 月 3 日)

主诉:数十年足背冷,妨碍睡眠。

病史:患者数十年来足背冷,增加覆被无用,取暖亦无效,夜间妨碍睡眠亦数十载。近期曾至外院血管外科就诊,无异常发现,建议中药调治。查体:下肢及足背肤色正常,但肤温稍低,下肢无肿。实验室检查:下肢动、静脉彩超:未见明显异常。刻下:足背冷,艰寐,纳可便调,口不渴。舌淡红,苔根中薄黄,脉细弦滑。

中医诊断:不寐;西医诊断:睡眠障碍。

辨治:证属阳气不足,心神不宁,营卫失和。治拟温补阳气,养心安神,调和营卫。处方:

桂枝 3 g,肉桂 3 g(后下),炒柴胡、炒前胡各 9 g,炒赤芍、炒白芍各 9 g,紫苏子 9 g,半夏 9 g,生地黄、熟地黄各 9 g,炒党参 15 g,炒当归 15 g,厚朴 3 g,肉豆蔻 9 g,草果 9 g,干姜 6 g,枳壳 18 g,桃仁 9 g,红花 6 g,牛膝 9 g,虎杖 9 g,石楠叶 12 g,紫石英 30 g(先煎),淮小麦 30 g,羌活、独活各 9 g。

7 剂,每日 1 剂,水煎服。

二诊(2009 年 12 月 10 日)

服上药后足背冷好转。便调,寐艰短。脉弦滑,苔薄腻。处方:

上方加炒苍术、炒白术各 9 g,甜肉苁蓉 9 g,杜仲 15 g,补骨脂 12 g,炒川芎断各 9 g。14 剂,每日 1 剂,水煎服。

三诊(2009 年 12 月 24 日)

足趾冷,挛急及踝,甚再延上。苔薄白腻,脉小弦滑。处方:

炒当归 30 g,炒白术、炒白芍各 9 g,桂枝 6 g,细辛 5 g,干姜 6 g,补骨脂 9 g,炒川芎断各 9 g,益智仁 9 g,锁阳 9 g,虎杖 15 g,菟丝子 15 g,熟附片 9 g,炙麻黄 6 g,坎炁 1 条,生黄芪 30 g。

14 剂,每日 1 剂,水煎服。

121

四诊(2010 年 1 月 7 日)

药后安,足趾冷,趾挛急仅见于凌晨,夜无。伴见清涕,苔薄腻,脉弦滑。处方:

上方加木瓜 12 g,伸筋草 9 g,防风己各 9 g。14 剂,每日 1 剂,水煎服。

五诊(2010 年 1 月 21 日)

足冷减,遇寒多清涕,下肢筋脉易挛急。苔薄腻白,脉弦。处方:

上方加炒苍术 9 g、鹿角片 10 g(先煎)、制熟地黄 9 g、白豆蔻 3 g(后下)。14 剂,每日 1 剂,水煎服。

随访:前方加减调治 2 个月后,足冷缓解。

【按】 脾主四肢,肝主筋脉,气主温煦。足冷、下肢挛急,首当责之脾之气阳不足,首诊桂枝、肉桂、干姜、肉豆蔻合用,温补气阳。脾虚一则可造成气血生化不足,二则可造成痰湿停聚。痰湿之征,患者舌苔中根薄黄,脉弦滑可见一斑。故方选党参、当归补益气血;半夏、紫苏子、草果燥湿化痰。若痰浊阻滞血脉运行,痰瘀交阻,气血不畅,筋脉失养,则可加重足冷及下肢挛急,因此在温阳益气、健脾化痰基础上,配以桃仁、红花、牛膝、虎杖、石楠叶、羌活、独活等活血通脉,舒筋活络。

案 2

赵某,男,54 岁。

初诊(2014 年 12 月 1 日)

主诉:寐中心悸 2 月余。

病史:寐中有心悸,早醒。查体无殊。既往有高血压病史 6~7 年,130/90 mmHg 为常,无糖尿病史,1 个月前体检血糖增高,7.53 mmol/L,尿酸、胆固醇、三酰甘油及低密度脂蛋白增高。B 超见:甲状腺结节,肾囊肿,脂肪肝,胆囊内有胆固醇结节,但无所苦。中脘嘈杂。口干,纳可。苔薄,脉细小弦。

中医诊断:不寐,心悸;西医诊断:失眠。

辨治:证属肝肾阴虚,痰湿扰心;治拟健脾祛湿,养心安神。处方:

玉米须 15 g,桃仁 9 g,桑叶 10 g,桑白皮 12 g,苦丁茶 6 g,生槐米 9 g,薏苡根 30 g,女贞子 9 g,墨旱莲 10 g,稽豆衣 9 g,楮实子 15 g,大蓟 15 g,小蓟 15 g,仙鹤草 15 g,山茱萸 15 g,巴戟天 6 g,杜仲 15 g,桑寄生 15 g,牛膝 9 g,软滑石

15 g,茯神 15 g,柏子仁 9 g,酸枣仁 9 g,远志 6 g,淮小麦 30 g 玉竹 6 g,百合 9 g,景天三七 15 g,丹参 9 g,白果 9 g,苦参 6 g,牡丹皮 9 g,天麻 12,荷叶 15 g,茶树根 15 g。

7 剂,每日 1 剂,水煎服。

二诊

寐中心悸已少。脉细小弦滑,苔薄。处方:

前方加玉竹 9 g、黄精 12 g、大狼把草 15 g、灯心草 3 g。14 剂,每日 1 剂,水煎服。

三诊

药后安,寐欠酣,早醒,中脘嘈杂。脉细小弦滑,苔薄。处方:

前方加北秫米 30 g。14 剂,每日 1 剂,水煎服。

【按】 患者就诊的主要症状为寐中心悸。明代李中梓提出:"不寐之故,大约有五,一曰气虚,一曰阴虚,一曰痰滞,一曰水停,一曰胃不和。"该患者病机特点中包含气虚、阴虚、痰滞、胃不和,在寐中心悸的发病过程中均有一定的影响。患者肾水不足,真阴不升,心阳独亢故不得眠而心悸;治拟补肾养阴,药用山茱萸、巴戟天、杜仲、桑寄生、玉竹、黄精、二至丸之属;脾虚不健,痰湿内生,痰扰心神,而寐中心悸,药用健脾化湿之属。土湿木侮,肝胃不和而中脘不适,胃不和则卧不安,夜间难寐,故用平肝柔肝之法。安神治其标;调五脏化痰湿以治其本。

案 3

陈某,男,54 岁。

初诊(2015 年 2 月 10 日)

主诉:失眠 10 年。

现病史:失眠多年,入寐困难,兼有早醒,甚则彻夜难寐,寐则多梦绕。长期依赖安眠药。查体:血压 145/90 mmHg,心率 82 次/min,律齐,杂音(一)。余无殊。B 超:肝内钙化灶,胆囊多发息肉,胆囊结石,甲状腺实质性结节,轻度脂肪肝。头颅 CT:双侧放射冠及半卵圆中心多发缺血灶。心超:心脏舒张功能减退。偶有头昏,多思则甚,口苦,口干,喜饮,二便调。脉细小弦滑,苔薄中微腻。

既往有高血压病史,有胆固醇及三酰甘油轻微升高及尿酸升高。

中医诊断：不寐；西医诊断：失眠。

辨治：证属肝肾阴虚，痰扰心神；补益肝肾，宁心化痰。处方：

淮小麦30g，麦芽15g，灵芝10g，景天三七15g，大狼把草15g，金钱草15g，平地木15g，稽豆衣9g，绿豆衣9g，仙鹤草15g，柏子仁15g，莲子肉15g，生蒲黄9g，虎杖9g，玉米须15g，天麻15g，潼蒺藜、白蒺藜各12，决明子10g，生槐花10g，灯心草3，女贞子10g，墨旱莲10g，山茱萸9g，巴戟天6g，夜交藤12g。

14剂，每日1剂，水煎服。

二诊

安眠药已停。脉弦小，苔薄微腻。处方：

前方加楮实子15g、金樱子15g、五味子10g、菟丝子9g、北秫米30g（包煎）、覆盆子15g、莲心3g、功劳叶12g。14剂，每日1剂，水煎服。

三诊

脉细小弦，苔薄，血压150/90mmHg。

前方加荷叶15g、苦丁茶9g。14剂，每日1剂，水煎服。

【按】　不寐在中医多归属于心系疾病。病位主要在心，多为情志所伤、饮食不节、劳逸失调、久病体虚等因素引起脏腑功能紊乱，气血失和，阴阳失调，阳不入阴而发病。《景岳全书》："不寐证虽病有不一，然唯知邪正二字，则尽之矣。盖寐本乎阴，神其主也，神安则寐，神不安则不寐，其所以不安者，一由邪气之扰，一由营气之不足耳。有邪者多实证，无邪者皆虚证。"此患者头昏，兼见脉细小弦滑，苔薄中微腻乃有痰湿之象，肝气夹痰上扰，则发为血压升高及头昏，扰动心神则夜不能寐。故治疗以平肝、化痰湿为主，兼以补肝肾，养心脾。以补虚泻实，调整脏腑阴阳为治疗不寐之证的总纲。

五、郁证脏躁案

陈某，男，19岁。

初诊（2009年12月19日）

主诉：注意力难集中3月余。

病史：3个月来，患者注意力难集中，精神恍惚，心神不宁，多有头痛，易泻，闻及异味多咳，易咯，痰涕稠厚色黄，神疲乏力。外院诊为"抑郁症"，但患者拒服抗抑郁西药。查体：神清,表情抑郁,心肺听诊无正常。实验室检查：血常规、肝肾功能正常。心电图正常。现舌淡红,苔薄白腻,脉小滑。

中医诊断：郁证;西医诊断：抑郁症。

辨治：证属心肺郁热,神不守舍,肝郁气结。治拟养心安神定志,清热化痰宁心,行气疏肝解郁。处方：

淮小麦30 g,生甘草9 g,大枣9 g,炒黄芩9 g,辛夷9 g,鱼腥草9 g,紫贝30 g(先煎),龙齿30 g(先煎),郁金9 g,仙鹤草30 g,乌梅9 g,生白果6 g,百合9 g,羚羊角粉0.6 g(分吞),羌活9 g,生石膏30 g,吴茱萸3 g,紫苏梗9 g,旋覆梗9 g,炒柴胡9 g。

7剂,每日1剂,水煎服。

二诊(2009年12月26日)

寐转安,但乏力神疲倦怠,自觉思维迟钝,仍不得闻及异味,苔薄,脉小弦。处方：

前方加桑叶、桑白皮各9 g,杭白菊9 g,芦根、白茅根各9 g,益智仁6 g,五味子3 g,远志3 g。7剂。

三诊(2010年1月9日)

脉小弦,苔薄,乏力,寐欠酣;或见目糊花,涕清。处方：

前方加葶苈子30 g(包煎),白芥子9 g,细辛3 g,炒川黄连3 g,益智仁3 g,葛根9 g。14剂。

随访：腻苔化,涕转清,异味不适减,自觉症情好转,故再于清热泻肺、解表除痰、益智醒脑之剂。14剂后,诸症皆除,自觉心情愉快,精神转佳,学习思考无碍。

【按】 患者是大学一年级学生,上海生源但就读于外地,情志怫郁,闷闷不乐,当属"郁证"范畴。患者头痛多咳,痰涕色黄黏稠,似有外感之象,实为肺气郁闭所致并有化热之象。因肝气不舒,故而情志不舒,久则暗耗心血。精神恍惚、神疲乏力,乃脾虚不运之征,脉小滑、苔白腻则为脾虚生湿之佐证,患者证属神伤气郁,方用甘麦大枣汤加味,方中淮小麦补益心气,大枣健脾养心,生甘草缓急,并有解毒功效,三药合用,养心润燥,而安心神。紫贝、龙齿、羚羊角粉重镇安神,清肝平肝;柴胡、郁金疏肝解郁。

患者多咳有痰,此为肺气郁闭;头痛易泻,则为脾虚湿盛,上扰清窍,下趋肠道,清浊不分所致。故予辛夷开肺窍,鱼腥草、黄芩清热解毒,化痰止咳。乌梅、白果、百合敛肺生津。羌活、吴茱萸散寒止痛,治疗头痛。石膏清热除烦止渴;紫苏梗、旋覆梗理气宽中,降气消痰。标本兼治,考虑周全。二诊时,药后症减,然气郁痰湿之象愈显,予桑叶、菊花、桑白皮疏风清热,芦根、白茅根清热生津除烦,益智仁、五味子温脾暖肾补心,收敛固涩,益气生津。远志安神祛痰,协同益智仁益智之功效。三诊时,腻苔化,涕转清,异味不适减,症情好转,故再予清热泻肺、解表除痰、益智醒脑之剂。14剂后,诸症皆除,自觉心情愉快,精神转佳,学习思考已无大碍。

六、脏躁案

马某,女,53岁。

初诊(2009年11月26日)

主诉:停经1年余,伴腰酸、耳鸣、烘热。

病史:患者1年前停经,之后即出现腰酸痛,耳鸣,夜尿频,善太息,夜不安寐,入夜双侧指麻,大便艰难,2～3日一行,烘热阵阵,偶有胸闷胀。曾自服"更年安"等药物,症状改善不明显。查体:血压135/80 mmHg,心率88次/min,律齐;双肾区无压痛、叩击痛,下肢不肿。实验室检查:血常规、尿常规正常;肝肾功能正常。心电图大致正常。现舌淡红,苔薄微腻;脉小。

既往无高血压、糖尿病等慢性病史。

中医诊断:脏躁;西医诊断:更年期综合征。

辨治:证属肝肾不足,冲任失和。治拟滋补肝肾,调和冲任。方用二仙汤加减。处方:

仙茅6 g,淫羊藿6 g,山茱萸9 g,炒知母、炒黄柏各9 g,巴戟天9 g,杜仲12 g,桑寄生12 g,生地黄、熟地黄各9 g,砂仁3 g(后下),仙鹤草18 g,功劳叶9 g,丹参9 g,苦参9 g,生白果9 g,石菖蒲9 g,郁金9 g,合欢皮9 g,炒当归9 g,淮小麦30 g,枸杞子9 g,制何首乌9 g,稆豆衣9 g,炙黄芪9 g,姜黄6 g。

14剂,每日1剂,水煎服。

二诊(2009年12月24日)

脉小弦滑,苔薄,左腰腿酸痛,背擎枕项刺痛,指麻减,寐欠酣。处方:

上方加炒川芎、川断各9 g,桂枝3 g,炒苍术、炒白术各9 g,羌活、独活各9 g,防风、防己各9 g,合欢皮增至18 g。14剂。

三诊(2010 年 1 月 21 日)

脉细滑,苔薄,头昏见于体位变更,欲太息,腰酸痛,或有指麻,寐欠酣。处方:

上方加伸筋草 9 g、虎杖 9 g。14 剂。

四诊(2010 年 3 月 4 日)

苔薄腻,脉细滑,腰酸痛,口唇黏滞不爽。处方:

炒柴胡 9 g,炒当归 9 g,炒苍术、炒白术各 9 g,生薏苡仁 30 g,杜仲 12 g,桑寄生 12 g,牛膝 9 g,补骨脂 9 g,仙茅 9 g,淫羊藿 9 g,金狗脊 9 g,生地黄、熟地黄各 9 g,巴戟天 15 g,山茱萸 15 g,益智仁 9 g,锁阳 9 g。

随访:患者一直门诊中药汤剂治疗,症状虽时有反复,但总体趋于好转稳定。

【按】 患者停经一年余,主诉繁多,当属中医"脏躁"范畴。对于脏躁治疗,何立人临证多从以下几个方面入手:① 调和冲任。女子以血为本,"冲为血海"。仙茅、淫羊藿多为不二之选,其剂量在 6～9 g,不宜过大。② 滋补肾精。天癸是促进人体生殖功能发生、发展的重要物质基础。女子月经的发生与停经,与天癸密切相关,而肾气的盛衰与天癸盛衰相关,因此,滋肾是何立人治疗脏躁的重要方法。常选用山茱萸、巴戟天、补骨脂、熟地黄、益智仁、锁阳等补益肾精,填精益髓。③ 疏肝理气。古人云"女子以肝为本",肝主疏泄,调畅情志。肝气失和,疏泄失常,则易出现情志变化,悲伤欲哭,甚至不能自主。"气有余便是火",肝郁化火,则心烦易怒。因肝藏血,体阴而用阳,何立人多用柴胡、当归药对,疏肝气,养肝血;制香附、益母草药对,理气调经。八月札、佛手、月季花、玫瑰花等畅达肝气。④ 安神定志。脏躁患者多心绪不宁,多思善虑,此为神不守舍之象。心藏神,为五脏六腑之大主。安神之法,何立人常用柏子仁、酸枣仁养血以安神;合欢皮、合欢花解郁安神;茯神、远志、白秫米化痰安神等。何立人称以上中药在安神法中属治标之药。神安则志定,患者烦躁之情绪则可平定。方中熟地黄、白豆蔻亦是何立人常用的药对,在膏方中的应用则更为广泛。

七、喘咳案

案 1

王某,男,61 岁。

初诊(2011 年 6 月 9 日)

主诉:间断性反复胸闷气短 10 余年。

病史:患者有"高血压病、糖尿病"史 10 余年。2011 年 5 月 24 日因"间断性反复胸闷气短 10 余年"曾于外院住院治疗 10 日。经检查确诊为"高血压心脏病,心功能 4 级,肺部感染,2 型糖尿病"。患者诉"急性左心衰"发作,即胸闷、气急、呼吸困难、夜间难以平卧、下肢肿等症,由年余 1 次,而渐呈年余 4 次,迄来 2 个月 1 次,有劳累为因。查体:形体偏胖,血压 150/85 mmHg。心率 72 次/min,律齐,右肺底可及细湿啰音。心超射血分数(EF)35%。实验室检查:尿酸高,大于 600 μmol/L。刻下:动辄气急,夜间难以平卧,或有咳嗽,痰少白黏尚能咳出。口渴喜饮,大便调,晨起 1 次。纳少,有泛恶感。舌红净,苔薄;脉小弦细。

中医诊断:喘证;西医诊断:高血压心脏病,心功能 3~4 级,2 型糖尿病。

辨治:证属水湿停聚,肾阴不足。治拟利水泄浊,养阴清热。处方:

玉米须 15 g,茶树根 15 g,苦参 9 g,生白果 9 g,丹参、牡丹皮各 9 g,葶苈子 18 g,白芥子 9 g,泽漆 9 g,玉竹 9 g,生地黄 30 g,炒黄连 5 g,熟地黄 9 g,炒当归 9 g,炒赤芍、炒白芍各 9 g,天冬、麦冬各 12 g,天花粉 12 g,玄参 9 g,银柴胡 12 g,潼蒺藜、白蒺藜各 9 g,炙瓜蒌皮 9 g,蚤休 9 g,水红花子 9 g,阿胶 9 g,猪苓 9 g,五味子 3 g,厚朴花 6 g,佛手花 6 g,炙鳖甲 9 g,炙龟甲 9 g,灵芝 9 g,景天三七 9 g。

7 剂,每日 1 剂,水煎服。

二诊(2011 年 6 月 16 日)

药后症安,但大便日二三次,下物稀烂,便后舒,矢气畅。纳欠馨,凌晨干咳痰少,但能平卧。渴饮改善。脉小,苔薄。心率 72 次/min,律齐,两肺未及干湿啰音。处方:

上方加老君须 9 g、龙须草 9 g、桃仁 9 g、前胡 9 g、红花 5 g。14 剂,每日 1 剂,水煎服。

三诊(2011 年 6 月 30 日)

寐安,夜尿 1 次,昼尿正常,纳可,口已不渴,凌晨多痰,浓稠见黄,夜能平卧,每日 2 汁药后见泻。体重减 1.5 kg。脉小弦结,舌净。心率 72 次/min,期前收缩 1 次/min。处方:

上方加大狼把草 15 g、地骨皮 12 g、桑白皮 12 g、生黄芪 9 g、生栀子 9 g。14

剂,每日1剂,水煎服。

四诊(2011年7月14日)

经药石调治诸症渐安,寐转酣熟,口已不渴,体重减2.5 kg,脘腹气畅,矢气畅,近虽遇操劳,心中尚安,仅因食多而胸闷作,便调,脉细小弦沉,苔薄,舌红润。即刻心率84次/min,期前收缩4~5次/min,左下肺可闻及少量湿啰音。今外院心脏彩超见EF 39%。处方:

玉米须15 g、玉竹15 g、生黄芪9 g、大狼把草15 g、灵芝9 g、景天三七9 g、丹参、牡丹皮各9 g、生白果9 g、苦参9 g、炒黄芩9 g、桑叶9 g、桑白皮12 g、地骨皮12 g、稽豆衣9 g、赤小豆30 g、蚤休9 g、葶苈子18 g(包煎)、泽漆9 g、浙贝母9 g、鱼腥草15 g、天冬、麦冬各9 g、水红花子9 g、炙鳖甲9 g、炙龟甲9 g、炒黄连3 g、老君须9 g、前胡9 g、龙须草9 g、生山楂9 g、陈阿胶9 g(烊化)、白芥子9 g、桃仁、杏仁各9 g。

14剂,每日1剂,水煎服。

五诊(2011年7月28日)

药后安,纳馨寐安,偶有歇止,便调,日一行,成形,脉小滑,苔薄微腻。心率72次/min,律齐,二肺无殊。处方:

上方加生薏仁30 g、陈皮6 g、虎杖9 g。14剂,每日1剂,水煎服。

随访:随访月余,复查心脏彩超EF 45%。

【按】 患者年逾花甲,病程已久,喘促日久,动则喘甚,为肾不纳气之故,患者痰少白黏,口渴喜饮,皆因肾阴虚,阴虚而内热,为本虚标实。《类证治裁·喘证》认为:"喘由外感者治肺,由内伤者治肾。"治疗应攻补兼施,标本兼治,治以利水泄浊、养阴清热之法。方以玉米须、白芥子、葶苈子等利水泻肺,以炙鳖甲、炙龟甲、阿胶、玉竹等滋补肾阴。

喘证,是由多种原因引起肺失宣降,肺气上逆,或肺肾功能失常,肾不纳气而致以呼吸困难,甚至张口抬肩,鼻翼煽动,不能平卧为特征的病证。喘证的病理性质有虚实之分,实喘在肺,为外邪、痰浊、肝郁气逆、宣降不利所致;虚喘责之肺肾两脏。因阳气不足、肾精亏虚,而致肺肾出纳失常。本病病机为肾阴亏耗夹痰浊,故治疗时标本兼治,在清热利水泄浊的同时,佐以滋补肾阴之法,取得不错的疗效。

案2

钱某,男,73岁。

初诊日期(2013 年 10 月 19 日)

主诉:心悸气促伴下肢水肿半个月。

病史:患者有高血压病史 5 年,阵发性房颤史 3 年。查体:桶状胸,呼吸 24 次/min,两肺呼吸音低,散在湿啰音。心浊音界正常,血压 160/80 mmHg,心率 88 次/min,期前收缩 3~4 次/min,心音遥远,无杂音。腹软,坐位肝脾触诊不满意。双下肢水肿。辅助检查:脑钠肽 2 245 pg/ml。半个月前见心悸气促,肢肿,夜有端坐呼吸。咯痰黄稠,无发热胸痛。苔薄,脉弦细滑而结。

既往有支气管扩张咯血史。

中医诊断:喘证;西医诊断:支气管扩张,肺源性心脏病,高血压病,阵发性房颤。

辨治:证属痰湿蕴肺。治拟降气化痰平喘。处方:

苦参 9 g,生白果 10 g,灵芝 10 g,景天三七 15 g,大狼把草 15 g,蚤休 6 g,桃仁、杏仁各 9 g,鱼腥草 15 g,金荞麦 15 g,炒黄芩 10 g,桑白皮 15 g,地骨皮 12 g,玉米须 15 g,冬瓜子 12 g,生薏苡仁 30 g,青皮 9 g,麦冬 10 g,鹿衔草 15 g,芦根、茅根各 10 g,藕节 15 g,炙瓜蒌皮 9 g,浙贝母 9 g,前胡 12 g,炒当归 10 g,生地黄、熟地黄各 10 g,仙鹤草 15 g,太子参 12 g,明党参 12 g,平地木 15 g,鼠曲草 10 g。

7 剂,每日 1 剂,水煎服。

二诊

药后安,咯痰增多,痰黄稠易咯,下肢肿退,寐艰。脉细小弦滑,苔薄。处方:前方加山海螺 15 g、远志 6 g。14 剂,每日 1 剂,水煎服。

三诊

下肢肿,心中渐平,可平卧,纳可。脉细小弦滑,苔薄。处方:前方加猪苓 10 g、泽泻 9 g。14 剂,每日 1 剂,水煎服。

【按】 该患者有支气管扩张史,有明确的慢性肺部基础疾病,以下肢水肿为首发表现,当考虑为右心衰。随着疾病的进展,患者夜间端坐呼吸,脑钠肽达 2 245 pg/ml,考虑左心功能不全,故目前该患者属于全心衰的状态。且此次心衰的加重和肺部感染有明确的相关,表现为咯痰色黄,咳痰喘的明显加重。不论中西医治疗此病都首先要去除诱因,西医以抗感染治疗为首务,而中医治疗中宣肺化痰平喘是患者当前主要着眼点所在。一诊中使用大量的清热化痰药物如鱼腥草、金荞麦、炒黄芩、冬瓜子、浙贝母、前胡、杏仁等药物,并使用桑白皮、地骨皮等药物平喘,取泻白散之意。桑白皮有滋润的特点,既能降肺气止咳平喘,又能清肺热而不燥;地骨皮可以养阴,既针对肺热,又能补充肺热伤津的正虚。组方中考虑到患者年迈阴虚,病程已久,血气不足,外受风寒,咳嗽呕恶,喘逆多痰,乃虚实夹杂,属本虚标实之证,故留意维护正气,加以灵芝、大狼把草、仙鹤草、太子参等清补之品,并加用炒当归、生地黄、熟地黄等药物取金水六君煎之养阴化痰的方意。体现何立人用药因人制宜的指导思想。药后胸中渐平,仍有下肢水肿,故用猪苓、泽泻等利水消肿。

案3

姚某,女,50岁。

初诊(2015年6月17日)

主诉:动则喘促1年余。

病史:1年来夜有胸闷不适,动则喘促,咳嗽,有泡沫样痰,下肢水肿,纳差,大便不畅。脉细小结,苔薄腻。查体:血压110/70 mmHg,心率72次/min,律齐,主动脉瓣第二听诊区闻及中度舒张期叹气样杂音。辅助检查:2014年7月19日CT示升主动脉根部近主动脉窦区动脉瘤,左心房增大,胸腹动脉迂曲,腹主动脉中下段支架植入术,髂外动脉夹层形成。心超示升主动脉严重关闭不全。

既往有肾囊肿、肝血管瘤、胆囊炎病史,有风湿性关节炎、腰椎间盘突出、椎管狭窄病史。

中医诊断:喘证(心衰病);西医诊断:马方综合征。

辨治:证属气滞血瘀。治拟行气化痰,活血化瘀。处方:

桃仁、杏仁各9 g,生薏苡仁30 g,薏苡仁根30 g,生槐花16 g,灵芝9 g,苦参9 g,生白果9 g,大狼把草15 g,玉米须15 g,麦冬9 g,姜半夏6 g,玄参9 g,炒柴胡9 g,前胡9 g,枳壳9 g,仙鹤草9 g,白僵蚕9 g,瓜蒌皮9 g,炒白术、炒白芍各30 g,细辛3 g,五味子6 g,景天三七15 g,墨旱莲9 g,女贞子9 g,白及6 g,红藤15 g,败酱草15 g。

7剂,每日1剂,水煎服。

二诊

仍多咳痰,咳嗽后先咳出黄痰后转为白色,咳嗽后汗出,双下肢略水肿。脉弦细滑,苔薄。处方:

前方加鱼腥草 15 g,炒当归 9 g,生地黄、熟地黄各 9 g,郁金 9 g,远志 6 g,皂角刺 5 g。14 剂,每日 1 剂,水煎服。

三诊

咳痰减,汗出,双下肢略水肿。脉弦细滑,苔薄。处方:

14 剂,每日 1 剂,水煎服。

【按】 马方综合征为常染色体显性遗传。该患者四肢、手指、脚趾细长不匀称,身高明显超出常人,伴有心血管系统异常,主动脉中层囊样坏死而引起的主动脉窦瘤、夹层动脉瘤及破裂,伴随主动脉瓣关闭不全,符合马方综合征临床表现。该患者存在明显的心脏结构性异常,具有心衰的基础疾病,心衰因肺部感染而加重。中医药治疗虽然不能改变基因以治疗马方综合征,但抗感染治疗有助于去除疾病加重的诱因。中药拟清热化痰为主。同时进行行气活血、补肝肾养阴以攻补兼施。

案 4

张某,女,33 岁。

初诊(2010 年 1 月 21 日)

主诉:咳嗽、咳痰 2 周。

病史:2 周前不慎"感冒",经治流涕、喷嚏、咽痛好转。查体:咽部充血不显,扁桃体无肿大,两肺呼吸音略粗,未闻及干湿啰音。既往有病毒性心肌炎病史 2 年,平素心电图查有室性期前收缩。实验室检查:血常规示正常。胸片示两肺纹理略增多。心电图大致正常。刻下:咳嗽未已,咽燥,喉中有痰黏滞之感,无发热,无肢体酸楚,但畏风。经调,大便数日一行,但畅,夜寐欠酣,或有心悸。舌淡红,苔薄腻,脉小。

中医诊断:咳嗽;西医诊断:上呼吸道感染。

辨治:证属痰湿蕴肺,肺失宣降,土不生金。治拟健脾化湿,宣肺利咽,培土生金。处方:

远志 6 g,马勃 6 g(包煎),厚朴花 6 g,薏仁 30 g,蝉蜕 9 g,桔梗 3 g,生甘草 3 g,炙枇皮 9 g,姜半夏 9 g,陈皮 6 g,炒苍术、炒白术各 9 g,合欢花 9 g,炒当归 9 g,生地黄、熟地黄各 9 g,砂仁 3 g(后下),川贝母、浙贝母各 6 g,炒党参 9 g,炒防风 9 g,生黄芪 9 g。

14剂,每日1剂,水煎服。

二诊(2010年2月9日)

药后咳已,痰咯转畅,便已畅且日行。唯今有感冒,畏寒,无汗,头胀,涕清,口干欲饮,咽燥无痛,心中安,苔薄,脉小。患者复又新感,虽有风寒束表之象,但口干、咽燥欲饮,肺络邪热可见一斑,故转方治拟清肺化痰,解毒利咽,同时疏风解表为法调治。处方:

生栀子12g,淡豆豉12g,炒黄芩9g,浙贝母9g,桑叶、桑皮各9g,杭菊花9g,金银花9g,连翘9g,玄参9g,蒲公英30g,桔梗3g,生甘草3g,辛夷9g,薄荷3g(后下),炒荆芥、炒防风各9g,紫苏叶9g,羌活、独活各9g,炒川芎9g,炒柴胡、炒前胡各9g,大枣9g,炙瓜蒌仁9g,远志6g,杏仁9g,薏苡仁30g,益母草9g,制香附9g。

14剂,每日1剂,水煎服。

三诊(2010年3月11日)

脉细小,苔少,咽燥滞不适,口渴,咳嗽痰少,畏寒、头胀、涕清已无,便畅。表邪已解,但肺络邪热未净,气阴不足之象渐显,为促进病情向愈,益气养阴不容忽视,清解肺中余邪亦当并进。处方:

太子参9g,南沙参、北沙参各9g,生地黄、熟地黄各9g,玄参9g,石斛9g,桑叶、桑白皮各9g,地骨皮12g,川贝母3g,浙贝母9g,炙瓜蒌皮9g,马勃6g(包煎),桔梗3g,生甘草6g,生白果9g,山豆根6g,大枣9g,百合12g,蝉蜕9g,厚朴花9g,佛手9g,玫瑰花9g。

14剂,每日1剂,水煎服。

随访:14剂尽,病情痊愈。

【按】 咳嗽是指肺气上逆作声,咯吐痰液而言,为肺系疾病的主要证候之一。《医学入门·辨咳嗽》云:"咳因气动为声,嗽乃血化为痰,肺气动则咳,脾湿动为嗽,肺脾俱动则咳嗽俱作。"

本例咳嗽,因患者素有病毒性心肌炎病史,而该病的发生与正气不足有关。因此,何立人处理此类患者十分注意顾护正气,首诊之时,即使用炒党参、生黄芪、熟地黄,以健脾、补肺、滋肾,由此可见,针对病毒性心肌炎患者,何立人对于扶正方法的重视程度。而对于咽燥一症,何立人在此用药也颇有特色。初诊用马勃、蝉蜕、桔梗、生甘草;复诊用桔梗、生甘草、薄荷、玄参;三诊时,用生地黄、玄参、石斛、蝉蜕。由此可见，根据病情变化，清热解毒之品逐步递减，而养阴生津作用逐步增强，体现了"方从法出""法随证立""方即是法"。

案 5

丁某,女,59 岁。

初诊(2014 年 1 月 6 日)

主诉:咳嗽头晕胸闷 1 个多月。

病史:咳嗽,痰艰咯,头晕胸闷 1 个多月,脉细小滑弦,苔薄。查体:两肺呼吸音清,血压 120/80 mmHg,两肺呼吸音略粗,啰音(-),余无殊。X 线示双肺野纹理增多紊乱。实验室检查见总胆固醇及三酰甘油轻度升高,糖化血红蛋白 6.43 mmol/L。超声见胆囊术后胆总管内径增粗,心电图正常,鼻咽喉镜见双侧声带充血,无隆起肿物,活动正常。

既往史有高脂血症及高血糖史。

中医诊断:咳嗽;西医诊断:感染后咳嗽;高脂血症。

辨治:证属痰浊阻肺。治拟宣肺化痰止咳。处方:

炒当归 9 g、制熟地黄 12,砂仁 3 g(后下),陈皮 6 g,姜半夏 9 g,茯苓 9 g,茯神 9 g,远志 5 g,桃仁、杏仁各 9 g,桃树胶 15 g,瓜蒌皮 9 g,炒黄芩 9 g,绿豆衣 9 g,天花粉 9 g,蝉蜕 9 g,白芥子 9 g,玉米须 15 g,生白果 9 g,苦参 9 g,泽漆 9 g,炒党参 9 g,炒怀山药 9 g,炒苍术、炒白术各 9 g。

7 剂,每日 1 剂,水煎服。

二诊

咳嗽减,闻见异味仍咳,药后腹有隐痛,便调,肠鸣。脉细小滑弦,苔薄。处方:

前方去绿豆衣,加炒柴胡 9 g、炒前胡 9 g、枳壳 9 g、川厚朴花 6 g、紫苏梗 9 g、荷叶 9 g。14 剂,每日 1 剂,水煎服。

三诊

操劳忧伤而出现心神不宁,情绪波动,头耳鸣响,咽嘶,晨起微咳,无痰,右腿酸楚。苔薄腻,脉细小滑。处方:

炒柴胡、炒前胡各 9 g,姜半夏 6 g,蝉蜕 9 g,郁金 9 g,制香附 9 g,薏苡仁根 30 g,远志 6 g,陈皮 6 g,茯神 9 g,枳壳 9 g,瓜蒌皮 9 g,川厚朴 6 g,虎杖 15 g,玄参9g,浙贝母9g,炒川芎、川续断各9g,羌活、独活各9g,玉米须15g,桃仁、杏仁各9g,生地黄、熟地黄各9g,仙鹤草15g,生白果6g,杜仲9g,补骨脂9g,薄荷3g(后下),大枣9g,淮小麦30g,玉竹12g。

14剂,每日1剂,水煎服。

【按】 患者因咳嗽、头晕、胸闷就诊,已无明显恶寒发热之表证,根据合并头晕胸闷的症状,结合舌、脉辨为痰湿咳嗽。然而中医认为百病皆由痰作祟。痰湿蕴肺,发为咳嗽咯痰。痰湿内蕴,胸阳失展,故胸闷。痰蒙神窍发为头晕。心血管疾病的发生发展与痰湿密切相关,如患者的血压、血脂、血糖偏高亦和中医痰湿病机相关。患者病程较长,中年女性肝肾不足,故一诊处方选用二陈汤加当归、熟地黄,取金水六君煎之意;白芥子祛皮里膜外之痰。同时苦参清热燥湿,兼有祛瘀的功效;瓜蒌皮宽胸益气,远志祛痰宁心,桃仁加强化瘀之功。脾土不健是痰湿内蕴的内因,故方中使用党参、怀山药、苍术、白术健脾化湿。三诊之时,恰逢患者家中丧事,操劳忧伤而出现心神不宁,情绪波动,声嘶耳鸣,故调整方药,加大疏肝平肝之力如柴胡、郁金、香附、薄荷之属,并予宣肺利咽之药如蝉蜕、玄参等。

八、发热案

案1

丁某,女,82岁。

初诊(2009年12月31日)

主诉:身热1周。

病史:身热1周,畏风怯冷,肢楚骨痛,两胁痛,项背强几几。纳可便调,口不渴。舌淡红,苔少;脉细。查体:心率86次/min,律齐;两肺呼吸音略粗,未闻及干湿啰音。实验室检查:血常规未见明显异常。

中医诊断:感冒;西医诊断:发热。

辨治:证属风寒束表证。治拟疏风散寒,解肌清热。方用柴葛解肌汤合栀子豉汤加味。处方:

柴胡9g,葛根9g,羌活、独活各9g,枳壳9g,紫苏叶、紫苏梗各9g,当归9g,炒黄芩9g,生栀子12g,淡豆豉12g,丹参9g,桃仁、杏仁各9g,鼠曲草9g,白前9g,青黛末6g(包煎),前胡9g,贯众9g,生甘草3g。

7剂,每日1剂,水煎服。

二诊(2010年1月7日)

身热退,未清,颈胸肌肤掣痛,肢痛骨楚。脉弦小滑,苔少。处方:

炒柴胡、炒前胡各9g,枳壳9g,陈皮6g,茯苓9g,厚朴花6g,紫苏叶、紫苏梗各9g,蝉蜕9g,桃仁、杏仁各9g,羌活、独活各9g,炒川芎、炒川续断各9g,蒲公英30g,浙贝母9g,炙瓜蒌皮9g,炒黄芩9g,炒荆芥、炒防风各9g,葛根9g,生栀子12g,淡豆豉12g,桔梗3g,生甘草3g,青黛末6g(包煎)。

7剂,每日1剂,水煎服。

三诊(2010年1月28日)

苔薄微腻,质淡,右膝酸楚,乏力,身热基退。脉小弦。处方:

炒党参9g,炒白术、炒白芍各9g,炒怀山药9g,陈皮6g,厚朴3g,砂仁、白豆蔻各3g(后下),薏苡仁30g,土茯苓30g,鼠曲草9g,炒柴胡9g,仙鹤草30g,功劳叶12g,稆豆衣9g,杜仲12g,牛膝9g,玉米须30g,玉竹12g,炒知母、炒黄柏各9g,生栀子12g炒黄芩9g。

7剂,每日1剂,水煎服。

【按】 感冒之病是由于六淫、时行疫毒侵入人体而致病。六淫之中,以风邪为主因,风为六淫之首,流动于四时之中,故外感为病,常以风为先导。患者感于风邪又与秋冬寒冷之气相合,故为风寒之证。首方中柴胡、葛根、羌活、独活、枳壳、栀子、豆豉等疏风散寒,祛湿解表;症见肢楚骨痛,两胁痛,项背强几几,故以葛根升阳解肌,辅以当归、丹参、桃仁等活血之剂化瘀止痛。二诊中热虽退而肤痛甚,故于原方解表祛湿之基础上再辅以炒川芎、炒川续断、炙瓜蒌皮等止痛剂,取川芎之"血中之气药"能上行颠顶,下走血海,旁通四肢之效;川续断之行血脉、止痛之功及予瓜蒌皮利气宽胸通痹。三诊时患者邪去正虚,故予四君子补益中气,同时辅以陈皮、厚朴、砂仁、白豆蔻、薏苡仁等化湿及仙鹤草、功劳叶、绿豆衣等清热益气之剂防邪气反复。

案2

凌某,女,89岁。

初诊(2007年5月31日)

主诉:反复头晕2月余,加重1周伴发热1日。

病史：患者2个月前(即3月初)曾发热一次,之后出现头晕,乏力嗜睡,神识有迷昧之象,头颅CT:腔隙性脑梗死,轻度脑萎缩。曾口服阿米三嗪萝巴新片、桂利嗪片,静脉滴注银杏达莫注射液2周,病情渐缓解。入院前1周,患者因情绪波动后,头晕加重,健忘,家人发现其有间断反应迟钝,偶有词不达意,言语混乱,有神蒙不清之象,伴有纳少泛恶,予银杏达莫注射液、血塞通注射液静滴,头晕改善,但仍有言语错乱,反应迟钝短暂发作。5月16日午后(入院当日下午),患者出现颜面潮红,乏力肢软,行走不稳,测体温37.8℃。入院后查血常规,白细胞正常,中性粒细胞百分率72.8%。粪常规、尿常规、肝肾功能均正常。胸片未见明显异常。查体:神清,但反应略迟钝,问答基本切题;心肺无异常;四肢肌力、肌张力均正常;双下肢不肿。实验室检查:血常规复查示正常。头颅CT示腔隙性脑梗死,轻度脑萎缩。血糖、血脂、肝肾功能均正常。刻下:低热、纳少、活动后气短,口不渴,大便日行二三次,成形。舌边有瘀斑,舌前苔剥,中根微黄腻,脉细弦。

中医诊断:风温,眩晕;西医诊断:上呼吸道感染,腔隙性脑梗死,轻度脑萎缩。

辨治:证属气阴不足,风温兼湿夹郁证。治拟益气养阴,活血化瘀,酌以清化之法。处方:

党参15g,炒白术15g,茯苓15g,黄芪15g,山药18g,炒白芍6g,山茱萸12g,熟地黄15g,姜半夏6g,陈皮12g,焦枳壳9g,丹参9g,景天三七12g,灵芝9g,薏苡仁30g,竹茹6g,泽泻9g,炒川黄连1.5g,炒知母、炒黄柏各6g,焦山楂、神曲各9g,香谷芽15g,香麦芽15g。

5剂,每日1剂,水煎服。

二诊(2007年5月21日)

因腹泻,日行五六次,低热,身热不扬,测体温37.2℃,咳嗽少痰,纳少溲常,头晕;舌淡红,苔薄白腻,脉细小数。处方:

柴胡12g,黄芩12g,广郁金9g,姜半夏12g,茯苓12g,木香12g,山楂炭12g,六曲12g,炙百部12g,生谷芽20g,生麦芽20g,黄芪15g,北沙参9g,百合9g,炮姜3g。

7剂。

三诊(2007 年 5 月 28 日)

药后纳增,仍有低热,偶咳无痰,大便溏薄,日三四行,夜尿频,乏力神疲,舌欠津,苔白微黄,脉细。处方:

香谷芽 15 g,香麦芽 15 g,炒白术 15 g,山茱萸 12 g,熟地黄 15 g,山药 18 g,茯苓 15 g,牡丹皮 12 g,炮姜 6 g,黄芪 15 g,党参 15 g,陈皮 12 g。

3 剂。

随访:服药 3 日热退,纳增便调。尽剂后,精神爽慧。

【按】 从西医角度来讲,结合头颅 CT 结果,患者上述症状是与其腔隙性脑梗死、轻度脑萎缩所导致的脑功能障碍有关。但中医临证必须坚持自觉运用中医理论指导临床实践。

患者起病之际乃 3 月,正值春季风木当令,阳气升发,气候温暖多风;加之年近 90 高龄,正气虚弱,腠理失于致密,起居稍有不慎,即易触冒风热病邪,着而成风温之病。叶天士在《三时伏气外感病篇》指出:"风温者,春月受风,其气已温,《经》谓春病在头,治在上焦。肺卫最高,邪必先伤。此手太阴气分先病,失治则入手厥阴心包络,血分亦伤。"可见,风温初起以邪在肺卫为病变中心。如肺卫之邪不解,其发展趋势大致有两种情况:一是顺传于胃,二是逆传心包。即叶天士所说:"温邪上受,首先犯肺,逆传心包。"感受风温病邪,邪热不从外达,转从内陷,灼烁于内,阴津损伤,往往劫液而致神昏。患者发病伊始为发热,热退之后出现神志改变,虽并非典型之温热病邪逆传心包之证,但患者神识时清时昧、言语错乱、头晕之症,亦与风温夹湿之邪遗留未净、浊邪害清、扰动心神、神机失用有关。

《内经》:"邪之所凑,其气必虚。"患者发病初起,低热,身热不扬,咳嗽少痰,纳少,头晕;腹泻,日行五六次,舌淡红,苔薄白腻,脉细小数。如张聿青所言:"良由脾土素弱,所以感受风邪,上阻清窍,下趋大肠所致。但风脉必浮,今脉不以浮应,似非风象。殊不知,风在表则浮,今风入肠胃,病既入里,则脉不以浮应矣。"证属为中气不足,邪湿相合,风温挟湿,郁蒸肺胃,兼气郁不畅。

经拟疏风清热,化湿健脾法治疗 2 周,时邪渐清,但湿热未净,余邪留恋,耗气伤津,气阴之伤已现,舌前苔剥、质红,可见一斑。此时,若只清热而不益气养阴,则气阴难复,若只益气养阴而不清热,则邪热尚存,唯有清补并行,方为两全。同时患者舌边瘀斑显著,说明体内有瘀血停滞。由此可见,本证为虚实夹杂证,但以虚证为主,即气阴两虚,中气不足,夹有痰热、瘀血。治宜益气养阴,扶助中阳,活血化瘀,酌以清化之法。结合平素常服扶正之品,即白参粉、石斛、冬虫夏草等,方药取四君子汤之党参、炒白术、茯苓,加黄芪、山药,补气益中健脾;取四物汤中之炒白芍、熟地黄,加山茱萸,补血养阴生津。薏苡仁、泽泻甘淡渗湿,淡渗之药,亦可清其肺气,利其水道,给湿邪以出路,且利湿而不伤阴;竹茹、黄连、知母、黄柏清化湿热;丹参、景天三七、灵芝活血化瘀、补虚清热;陈皮、枳壳芳香清宣,舒胸中之气,气机畅通,亦有助于湿热之开化;并且白芍合枳壳,柔肝行气解郁。半夏虽温,但配入上述之清热生津药中,则温燥之性去而降逆之用存,且有助于转输津液,使白芍、熟地黄补而不滞。焦山楂、神曲、谷麦芽,消食运脾。诸药合用,扶正不敛邪,祛邪不伤正,补泻兼施,集益气、养阴、化湿、清热、活血为一体,邪去正安,故可获效。

案3

胡某,男,24 岁。

初诊(2016 年 12 月 13 日)

主诉:反复发热 4 月余,再发 3 日。

病史:2016 年 8 月起,患者出现不明原因发热,每于夜间六七时而起,多在38～39℃,发烧常历时 3～4 h 自行消退,发热时多伴畏寒乏力,微汗口渴,多尿。素有便秘,否认咳嗽咯痰、腹痛腹泻、尿痛等伴随症状。发热两三周后自行休止,几日后再作。医院痰培养、尿常规培养未见细菌、结核等。血压 110/65 mmHg。

刻下:体温正常,今日甫热退 3 日,暂无畏寒发热,纳谷欠馨,夜寐尚安,口干不多饮,小便尚清,大便秘结,三五日一行,舌苔薄,脉细小弦。

患者为本市某支队消防兵,2015 年 6 月因训练时遭遇高压电击伤,跌落导致脑外伤,致使左眼失明、左上肢和头部多处烧伤后植皮,下肢不能活动,上肢尚能自由活动,大小便尚能自理,术后长期住院治疗。

辨治:证属内伤发热,气阴两虚证。治拟益气养阴,清热降火。方用青蒿鳖甲汤参合补中益气之意。处方:

青蒿 15 g,炙鳖甲 15 g,炙龟甲 15 g,炒知母 15 g,黄柏 15 g,熟地黄 30 g,生地黄 30 g,麦冬 12 g,天冬 12 g,银柴胡 18 g,地骨皮 15 g,白薇 9 g,百合 12 g,生黄芪 18 g,大狼把草 30 g,仙鹤草 15 g,功劳叶 12 g,桑叶 12 g,桑白皮 12 g,炒黄

芩 12 g,生栀子 12 g,炒当归 9 g,炒赤芍 12 g,炒川芎 9 g,谷芽 9 g,白僵蚕 9 g,䗪虫 9 g,五味子 6 g,金樱子 15 g,猪苓 15 g,茯苓 15 g,牛膝 9 g,景天三七 15 g,生白果 9 g,苦参 9 g,生甘草 3 g。

7 剂,每日 1 剂,水煎服。

二诊(2016 年 12 月 20 日)

血压 115/80 mmHg,患者药入 1 周以来身热未起,大便 7 日 2 次,胃纳可,夜寐安。苔薄,脉细小滑。处方:

上方加桃仁 9 g、麻仁 9 g、郁李仁 9 g。

三诊(2017 年 1 月 3 日)

两周来患者未再发热,诸症平稳,大便通畅,胃纳可。处方:

效不更方,继服 14 剂。

随访:1 年未见发热再作。

【按】 对于发热病患,何立人首辨其外感、内伤。两者虽均有发热,但发热特点、起病形式、病程长短及伴随症状、转归预后诸方面均不相同。

外感发热因感受外邪而引起,起病急,病程短,一般为持续发热,常伴恶寒、头痛、鼻塞、脉浮等症,及时适当治疗则邪除热退,预后多数较好。内伤发热起病缓而病程长,发热呈间歇性,多伴乏力神疲、自汗、盗汗、脉弱无力等症。经治疗后,病情多数可逐渐好转,亦有迁延反复,少数甚则病重难愈,预后多或不良。此患者发热持续不退,症已 4 个月,时而热起,时而热退,伴有乏力微汗、脉细小等症,故属内伤发热。

内伤发热,多为气血阴阳亏虚、脏腑功能失调所致,其病因包括久病虚劳、饮食不节、思虑过度、情志不舒、热病伤阴等,其证型可见气虚发热、阴虚发热、血虚发热、阳虚发热、肝郁发热、瘀血发热、痰湿郁热等。

本患者发热休作有时,多固定在夜晚时分,或两三日一行,类似有疟疾证象,因此何立人在问诊是特别注意与疟疾相鉴别。患者虽发作有时,但发热前后并未有明显寒战现象,虽然从 8 月夏秋之际起出现发热,但也未有流行疫区接触史,患者血涂片检查未见疟原虫阳性,故暂可排除疟疾。肺痨古时亦称之为"痨瘵",可表现为潮热盗汗、乏力消瘦等症,病程日久,久病可现气血津液耗伤劳损,故称之为"痨",与本病相类似。但肺痨为痨虫侵肺所致,即现代医学之肺结核,可伴见咳嗽、咯血等症,痰培养结核菌多呈阳性,胸片亦可见结核病灶。而该患者未曾有咯血病史,其住院期间痰培养结核菌阴性,故暂可排除肺痨。另外,患者因曾受电击伤和颅脑外伤,是否会因此导致大脑提问调节中枢障碍,尚值得探讨,目前没有明确依据证实,故需进一步随访观察。

此患者因电击伤和脑外伤后,导致下肢瘫痪,症已1年余,脏腑气血功能渐已亏虚,同时患者突遭罹难,情志不佳,心身俱病,思虑过度,导致脾胃气虚,亦可致使气虚发热。又何立人从其发热特点出发,患者发热时间多在晚上六七点之阴时,直至夜半而止,此为阴虚内热之特征。因阴液不足,阴不敛阳,夜半阳气已衰,阴虚内热更甚。患者除发热外,更见乏力神疲,自汗盗汗,脉弱无力等症,均为一派气阴两虚之象。

瘀血发热的证候特点是发热多在午后或夜晚,或热势昼轻夜重,或自觉发热,或局部发热,口干咽燥,欲漱水而不欲饮,常伴有其他瘀血证候见证,如舌质暗,或有瘀斑、脉细涩等,亦属阴分,与本证有所类似。因此,何立人在用药是亦用当归、川芎、赤芍、生地黄、䗪虫等入血分之药,活血凉血以退热。

本证既属气阴两虚之内伤发热,何立人治以益气养阴清热之法,方选青蒿鳖甲汤合补中益气汤。《温病条辨》两载青蒿鳖甲汤,卷二《中焦篇·湿温(疟、痢、疸、痹附)》云:"脉左弦,暮热早凉,汗解渴饮,少阳疟偏于热重者,青蒿鳖甲汤主之。"方用青蒿、知母、桑叶、鳖甲、牡丹皮、花粉,此为苦辛咸寒之法;卷三《下焦篇·风温温热温疫温毒冬温》云:"夜热早凉,热退无汗,热自阴来者,青蒿鳖甲汤主之。"

方用青蒿、鳖甲、生地黄、知母、牡丹皮,此为辛凉合甘寒之法。青蒿清虚热、疗骨蒸之力尤甚,能芳香逐秽开络。《神农本草经》云青蒿:"味苦寒,主疥搔,痂痒,恶创,杀虫,留热在骨节间。"鳖甲乃蠕动之物,入肝经至阴之分,既能养阴,又能入络搜邪。《本经疏证》言鳖甲"疗温疟……肉味甘,主伤中,益气,补不足"。龟甲、知母、黄柏、银柴胡、地骨皮、白薇均为清热降火、透热除蒸之品,生地黄、熟地黄、天冬、麦冬、百合又具养阴清热之效。

何立人虽未用补中益气汤原方,但亦蕴含补中益气之法,常用生黄芪、大狼把草、仙鹤草、功劳叶等药扶正以祛邪。大狼把草,味苦性平,补虚清热,《上海常用中草药》将大狼把草列入强壮药,具有强壮、清热解毒的功效,可用于治疗体虚乏力、发热、盗汗、咯血等症。仙鹤草又名仙鹤草,可配伍补虚强壮药治疗脱力劳伤。桑叶、桑白皮、黄芩、栀子、僵蚕清热疏风,当归、赤芍、川芎、䗪虫凉血活血。

药味虽多,但方中有法,法中有方,辨证精准,全方共奏益气养阴清热之功,竟获良效。

九、喉痹案

史某,女,60岁。

初诊(2010年5月27日)

主诉:咽哽不适1月余。

病史:患者1个月来咽喉不适似堵,似燥痒,或有咳嗽。乏力。素大便不成形,日一行,多怯寒。查体:咽微红,扁桃体无红肿,两肺呼吸音清,无干湿啰音。实验室检查:血常规正常,胸片未见明显异常。就诊时,患者不停发出"哼哼"之声。舌淡红,苔薄;脉细小弦。

既往无糖尿病病史。

中医诊断:喉痹;西医诊断:慢性咽炎。

辨治:证属气虚燥热证。治拟清热益气利咽之法。处方:

桂枝3g,炒白术、炒白芍各9g,生地黄、熟地黄各9g,厚朴花6g,仙鹤草30g,炮姜6g,生黄芪30g,蝉蜕9g,苦参9g,山茱萸9g,巴戟天9g,挂金灯9g,西青果9g,胖大海9g,玉蝴蝶3g,山豆根3g,生甘草6g,大枣9g。

7剂,每日1剂,水煎服。

二诊(2010年6月10日)

脉细弦,苔薄,咽有不适,多有呛咳之状,仍怯冷,大便先干继烂。处方:

桂枝3g,炒赤芍、炒白芍各9g,生甘草3g,大枣9g,玄参9g,蝉蜕9g,玉蝴蝶3g,挂金灯9g,山豆根3g,茯苓9g,马勃6g(包煎),桑白皮12g,地骨皮12g,生怀山药15g,仙鹤草15g,功劳叶9g,稆豆衣9g,赤小豆30g,莲子肉9g,泽泻9g。

14剂,每日1剂,水煎服。

三诊(2010年6月24日)

脉小弦,苔薄黄,咽中转舒,喉间不适,音哑,仍怯冷。处方:

上方去泽泻;加西青果9g,白僵蚕9g,大狼把草15g,厚朴花9g,石菖蒲9g,郁金9g,鱼腥草9g,炒苍术、炒白术各9g,老君须9g。14剂,每日1剂,水煎服。

四诊(2010 年 7 月 8 日)

苔薄腻,脉弦细滑,药后咽喉转舒。处方:

上方加生地黄、熟地黄各 15 g,川贝母 6 g,浙贝母 9 g,凤凰衣 9 g,地锦草 12 g。14 剂,每日 1 剂,水煎服。

五诊(2010 年 7 月 22 日)

喉痹,喉间不断哼咳。苔薄腻,脉小弦带数,脉小,咽哽,便已调。处方:

上方加桂枝 3 g、熟附片 3 g、炒当归 9 g、玄参 9 g、川贝母 3 g、浙贝母 9 g、前胡 9 g、生黄芪 9 g,去马勃,川贝母、浙贝母各减 3 g。14 剂,每日 1 剂,水煎服。

六诊(2010 年 8 月 5 日)

消瘦,咽梗不适,口渴,喜饮。脉小,舌净,咽梗不适。处方:

生地黄 30 g,玄参 12 g,南沙参 12 g,蝉衣 9 g,生怀山药 18 g,丹参、牡丹皮各 9 g,山豆根 3 g,桔梗 3 g,生甘草 3 g,炒赤芍、炒白芍各 9 g,玉竹 9 g,白僵蚕 9 g,地龙 9 g,射干 5 g,生白果 9 g,太子参 30 g,山茱萸 125 g,巴戟天 15 g。

14 剂,每日 1 剂,水煎服。

【按】 喉痹一词,最早见于帛书《五十二病方》,之后《内经》认为喉痹的病因病机为阴阳气血郁结,瘀滞痹阻所致。现以"清、泻、补、消"为治疗之大法,故方中有补益脾肾之剂,有疏风清热之剂,亦有利咽消肿之剂。二诊时患者症减,大便不调,故以稽豆衣、赤小豆、莲子肉、泽泻等化湿止泻。后几方则因邪去正虚,辅以滋阴益气之味。

十、皮肤病案

案 1

王某,女性,35 岁。

初诊(2014 年 12 月 4 日)

主诉:肌肤时痒伴皮疹 1 月余。

病史:患者近 1 个月来无明显诱因自觉肌肤瘙痒间歇发作,时伴皮疹,平素多喷嚏,鼻咽多痒,善嚏不畅,胃纳尚可,二便调顺,经调,寐安。脉细小结,苔薄。

既往无高血压、糖尿病史。

中医诊断:瘾疹;西医诊断:荨麻疹。

辨治：证属肺气不足，风热上扰。治拟益气养阴，祛风清热。处方：

炒防风9g、生黄芪12g、炒白芍9g、炒白术9g、炒山药9g、太子参15g、明党参15g、北沙参9g、南沙参9g、乌梅9g、苦参6g、淮小麦30g、百合9g、炒黄芩9g、生地黄15g、辛夷花9g、大狼把草15g、野菊花6g、白果9g、仙鹤草15g。

7剂，每日1剂，水煎服。

二诊(2014年12月11日)

药后皮肤瘙痒已减，唯咽干痒，鼻塞，欲咳。脉细小滑，苔薄。处方：

上方加玄参9g、桑白皮12g、地骨皮12g、灯心草3g、麦冬9g、五味子6g、淡竹叶9g。14剂。

三诊(2014年12月25日)

药后诉咽痒咳嗽已减，嗳气亦少，唯身热肤痒又作，伴见便湿，带下色黄。脉细小，舌净。证属肺气不足，风湿热扰。治拟益气祛风，化湿清热。处方：

上方加薏苡仁根30g、土茯苓30g、潼蒺藜10g、金樱子10g、炒黄柏9g、炒知母9g。14剂。

【按】《医宗金鉴·外科心法要诀》云："此证俗名鬼饭疙瘩，由汗出受风，或露卧乘凉，风邪多中表虚之人。初起皮肤作痒，次发扁疙瘩。"该患者肺气不足，阴虚化热，复外受风邪，故见肤痒、喷嚏、鼻痒，故予益气祛风、养阴清热之剂。方中炒黄芩、生地黄、野菊花、辛夷花、苦参、大狼把草、白果、炒防风清热祛风；生黄芪、炒白术、炒山药、太子参、仙鹤草、淮小麦、明党参、北沙参、南沙参、乌梅、炒白芍、百合益气养阴。二诊肤痒已减，唯咽干痒，鼻塞，欲咳，故加玄参、桑白皮、地骨皮、灯心草、麦冬、五味子、淡竹叶养阴清热利咽。三诊身热、肤痒、便湿、带黄，考虑湿热加重，故予薏苡仁根、土茯苓、潼蒺藜、金樱子、炒黄柏、炒知母化湿清热。由此案可知瘾疹多为虚实夹杂之证，宜予益气养阴、祛风清热祛湿诸法兼施，方能奏效。

案2

江某，女，47岁。

初诊(2010年8月10日)

主诉：周身肌肤皮疹1年余。

病史：患者1年来周身肌肤皮疹，瘙痒，外院疑为"湿疹"，经治后效果不显。

查体：肌肤皮疹，色暗红。刻下：周身肌肤皮疹，四肢为甚，纳可便调。舌红，苔薄，脉小弦。

既往有过敏性鼻炎史。

中医诊断：湿疮病；西医诊断：湿疹。

辨治：证属血虚风燥证。治拟养血祛风，润燥止痒。处方：

淮小麦 30 g，生甘草 6 g，大枣 12 g，桑白皮 12 g，地骨皮 12 g，玉竹 15 g，蝉蜕 9 g，乌梅 9 g，防风、防己各 9 g，炒黄芩 9 g，生地黄 30 g，牡丹皮 9 g，银柴胡 12 g，制香附 9 g，郁金 9 g，赤小豆 30 g。

14 剂，每日 1 剂，水煎服。

二诊(2010 年 8 月 24 日)

药后症见改善，肌肤皮疹已隐，痒已少，新发更少，但唇燥。脉细小，苔薄。处方：

上方加百合 9 g、紫贝 30 g(先煎)。14 剂，每日 1 剂，水煎服。

三诊(2010 年 9 月 9 日)

脉细小数，苔薄。肌肤皮疹作痒新起 2 日，脱发。处方：

淮小麦 30 g，炙甘草 3 g，大枣 9 g，桑白皮 12 g，地骨皮 12 g，玉竹 12 g，黄精 12 g，枸杞子 9 g，制何首乌 9 g，浙贝母 9 g，仙鹤草 9 g，功劳叶 9 g，野菊花 9 g，青黛末 6 g(包煎)，生白果 9 g，苦参 9 g，厚朴花 6 g，百合 9 g，炒知母、炒黄柏各 9 g，生地黄 30 g，女贞子 9 g，墨旱莲 9 g，楮实子 12 g，月季花 9 g，南沙参 12 g，泽泻 9 g，灯心草 3 g，炒黄连 3 g，炒黄芩 9 g，丹参、牡丹皮各 9 g，生栀子 9 g，炒赤芍 9 g，滑石 18 g，生薏苡仁 30 g，北秫米 30 g(包煎)。

14 剂，每日 1 剂，水煎服。

四诊(2010 年 9 月 28 日)

肌肤作痒，搔后有少量渍水。脉细小，苔薄腻。便调，唇燥。处方：

上方加赤小豆 30 g、银柴胡 12 g、乌梅 9 g、紫贝 18 g(先煎)、炙瓜蒌皮 9 g；去泽泻、滑石。14 剂，每日 1 剂，水煎服。

五诊(2010 年 10 月 21 日)

湿疹痒已瘥，肌肤有色素沉着，苔少，舌红，脉小弦。处方：

桑白皮 12 g，地骨皮 12 g，茯苓 9 g，灵芝 9 g，景天三七 9 g，大狼把草 15 g，生薏苡仁 30 g，蝉蜕 9 g，川贝母 6 g，玉竹 9 g，稽豆衣 9 g，防风、防己各 9 g，百合

9 g,生地黄 9 g,生升麻 6 g,薄荷 3 g(后下),连翘 9 g,金银花 9 g,野菊花 6 g,大青叶 9 g,苦参 9 g,生白果 6 g,炒知母、炒黄柏各 6 g,山茱萸 6 g,炒赤芍 9 g,淮小麦 30 g,生甘草 6 g,大枣 9 g,莲心 3 g,莲子肉 9 g。

14 剂,每日 1 剂,水煎服。

【按】 湿疮多因饮食不节,脾湿内蕴或外感风湿,久居湿地,湿蕴化热,浸淫肌肤而成。急性者以湿热壅盛为主,慢性者以血虚风燥为主。患者病程较长,为慢性湿疮,故首方治以养血祛风,润燥止痒之剂。三诊时病情反复且有脱发,因发为血之余,血虚风燥而发斑疹,阴血亏虚而见脱发,故方中重用滋阴润燥,益气养血及补益肝肾之味。后二诊是患者症减,故予轻宣之剂退邪扶正。

案 3

胡某,女,30 岁。

初诊日期(2015 年 5 月 28 日)

主诉:反复皮肤痒疹年余,再发 1 周。

病史:皮肤多过敏痒疹,经水渐见紊乱,本次已 52 日未应,结婚 2 年未育,寐易醒,便调,体重增,善怒。脉细小滑,苔薄。尿人绒毛膜促性腺素(一)。

中医诊断:瘾疹;西医诊断:过敏性皮炎,月经先后无定期。

辨治:证属冲任不调,血虚生风。治拟调和冲任,养血息风。处方:

野菊花 6 g,桑白皮 12 g,薏苡仁 30 g,稆豆衣 9 g,薏苡仁根 30 g,益母草 9 g,制香附 9 g,淮小麦 30 g,百合 9 g,黄芪 9 g,炒苍术 9 g,炒白术 9 g,炒黄连 3 g,炒黄芩 9 g,紫苏梗 9 g,炒防风 9 g,乌梅 6 g,砂仁 3 g(后下),白豆蔻 3 g(后下),仙鹤草 9 g,女贞子 9 g,墨旱莲 9 g,炒川芎 9 g,灵芝草 9 g,景天三七 15 g,苦参 9 g,绿豆衣 9 g。

7 剂,每日 1 剂,水煎分 2 次温服。

二诊(2015 年 6 月 2 日)

经临 3 日,量少色黯,无腹痛,神疲软,多矢气,寐已安,肌肤痒已少,口干喜饮。脉细小滑,苔薄。处方:

上方加地黄 9 g,熟地黄 9 g,月季花 6 g,玫瑰花 9 g,八月札 12 g,广郁金 9 g,生蒲黄 9 g(包煎)、石斛 12 g,玄参 9 g。

14 剂,每日 1 剂,水煎分 2 次温服。

三诊(2015 年 6 月 18 日)

药后安,纳馨,便调,肌肤痒疹已瘥。脉细小滑,苔薄微腻。处方:

上方去苦参、石斛,加白茯苓 9 g、泽泻 9 g、菟丝子 9 g、金樱子 9 g、覆盆子 9 g、莱菔子 9 g、白芥子 9 g、葶苈子 9 g、大枣 9 g。

14 剂,每日 1 剂,水煎分 2 次温服。

四诊(2015 年 7 月 2 日)

经水先期 5 日,净已 1 周,量已多,色已正,肌肤瘙痒未作,纳可。苔薄,脉细小滑。处方:

淮小麦 30 g,百合 9 g,生地黄 9 g,熟地黄 9 g,山茱萸 9 g,稆豆衣 9 g,女贞子 9 g,墨旱莲 9 g,枸杞子 9 g,炒防风 6 g,制乌梅 9 g,太子参 15 g,月季花 3 g,八月札 9 g,广郁金 9 g,桑椹子 15 g,覆盆子 15 g,金樱子 12 g,菟丝子 9 g,灵芝 9 g,景天三七 15 g,丹参 9 g,牡丹皮 9 g,蜜炙黄芪 9 g,砂仁 3 g(后下),生山楂 9 g。

14 剂,每日 1 剂,水煎分 2 次温服。

五诊(2015 年 7 月 16 日)

药后诸症安,或有乏力。苔薄,脉细小滑。处方:

上方加盐杜仲 15 g、功劳叶 9 g、仙鹤草 9 g、川续断 9 g、炒川芎 9 g、补骨脂 9 g。

14 剂,每日 1 剂,水煎分 2 次温服。

【按】　此案即是朱杰人在 2017 年 10 月 16 日《文汇报·笔会》刊载的《医案中的哲学与智慧》一文中提到的过敏皮疹得安、喜得子嗣的病案。该病患以过敏痒疹来诊,追问病史,患者有素有冲任不调,肝肾不足,甚至欲得嗣而不如愿,在皮则见血虚生风化燥导致的皮损反复迁延日久。方中桑白皮、绿豆衣、炒黄连、炒黄芩清泻肺胃之热,野菊花、苦参清热解表止风痒,淮小麦、百合取甘麦大枣汤合百合地黄汤之意清心火,益母草、制香附益气养血调和冲任,薏苡仁、薏苡仁根同用既能健脾润肺,又能清热燥湿;玉屏风散加乌梅益气固表,现代医学证实了其具有一定抗过敏作用。稆豆衣合二至丸补益肝肾,滋阴养血;紫苏梗、砂仁、白豆蔻理气和胃;川芎、灵芝草、景天三七益气活血通络。处方除以清热燥湿、疏风泻肺解表证之剂,同时予以健脾和胃、补益肝肾、养心安神以助调和冲任之品。多个治则糅而不杂,四剂经水即得应,二诊瘀色显,予加重益气养阴活血之品;三诊瘾疹得安,但见苔微腻,酌加利湿化痰之品;四诊时,诸症皆安,予益气养阴、理气化痰、滋肾养心、活血化瘀之剂巩固。此案中,不孕之证得瘥表面上看为无心之治,此可谓中医之奇,究其理,实则为异病同治之理,亦为中医之常。

十一、胃痛胃痞案

案 1

徐某,男,28 岁。

初诊(2009 年 12 月 19 日)

主诉:胃痛隐隐 2 月余。

病史:患者诉 2 个月前工作繁忙,加班加点,饮食无规律,之后发生胃脘部时时作痛,得食可安。胃镜检查示:浅表性胃炎,伴轻度糜烂。曾口服"胃复春、多潘立酮片"等药物,症状无明显缓解。查体:面色少华,无贫血貌,心肺听诊正常,腹软,剑突下轻微压痛。实验室检查:血常规正常,幽门螺杆菌示阴性。肝肾功能正常。胃镜检查示:浅表性胃炎,伴轻度糜烂。正常心电图。刻下:中脘隐隐作痛,多嗳气,无吞酸,进食则安,纳少,大便稍稀薄,日一行。舌暗红,苔薄腻白;脉细小滑。

既往有支气管哮喘史,病情稳定。

中医诊断:胃痛;西医诊断:浅表性胃炎。

辨治:证属脾胃虚弱,胃失和降。治拟健脾养胃,化湿和中,稍酌理气养阴之法。处方:

生黄芪 18 g,桂枝 1 g,炒白芍 9 g,炙甘草 6 g,大枣 9 g,炒党参 9 g,炒苍术、炒白术各 9 g,炒怀山药 15 g,姜半夏 9 g,陈皮 6 g,茯苓 9 g,川厚朴 6 g,枸杞子 9 g,丹参 9 g,炒当归 9 g,砂仁、白豆蔻各 3 g(后下),薏苡仁 30 g,白扁豆 30 g,玉竹 9 g,麦冬 9 g,生地黄、熟地黄各 15 g,赤小豆 30 g。

7 剂,每日 1 剂,水煎服。

二诊(2009 年 12 月 26 日)

过劳后,脘或不适,脉弦细滑,苔薄白腻质红。处方:

上方去桂枝,加炒川黄连 3 g,紫苏梗 9 g。14 剂,每日 1 剂,水煎服。

随访:14 剂后中脘无胀痛之感,余皆安。

【按】 胃痛是临床上常见的一种病证,西医的急、慢性胃炎,胃、十二指肠球部溃疡病,胃癌,胃神经症等病以上腹部疼痛为主症的均可按中医胃痛进行辨证治疗。《素问·痹论篇》篇说:"饮食自倍,肠胃乃伤。"可见,饮食不规律,饥饱无常是导致胃痛的常见原因之一。

胃脘痛发病的基本病理是脾胃纳运,升降失常,气血不畅,即所谓"不通则痛""不荣则痛"。治疗上多用通法,是纳运恢复正常,气血调和,则胃痛自止。但具体治疗,需细辨虚实寒热,分别论治。如寒凝者散寒止痛,气滞者疏肝理气,阳虚者温阳益气,血瘀者活血化瘀等。正如清代高士宗所说:"通之之法,各有不同,调气以和血,调血以和气,通也;上逆者使之下行,中结者使之旁达,亦通也;虚者助之使通,寒者温之使通。"叶天士所谓"通字须究气血阴阳",说的正是此意。

患者因工作原因,饮食不节,伤及脾胃,以致脾运胃纳失司,胃失和降,故而隐隐作痛。薄腻白,为脾胃气虚,寒湿内生之象;但其舌质暗红,二诊时舌红明显,其阴虚可见一斑。何立人治疗,以黄芪建中汤加味,健脾养胃,同时取薏苡仁、白扁豆、茯苓,化湿和中;姜半夏、陈皮、炒苍术、炒白术、厚朴,燥湿健脾。同时稍酌理气养阴之品,砂仁、白豆蔻、玉竹、麦冬、熟地黄,方药合度,丝丝入扣,效果颇佳。

案 2

吴某,男,79 岁。

初诊(2007 年 10 月 11 日)

主诉:胃腹痞满 6 月余。

病史:患者胃腹痞满 6 月余,进食后尤甚,漾漾泛恶,纳少,食谷不馨,口干不多饮,夜尿频,五六次;大便不畅,数日一行。曾服理气行气之剂,痞满不减。舌淡红,苔心薄黄;脉弦小滑。查体:腹软,腹部各区无压痛、反跳痛;莫氏征阴性。实验室检查:2007 年 9 月胃镜检查示萎缩增生性胃炎伴糜烂。腹部平片示肠道内有较多粪便积聚。肠镜未见异常。

中医诊断:胃痞;西医诊断:萎缩增生性胃炎伴糜烂。

辨治:胃痞,寒热错杂之证,中焦气机痞塞,气滞因虚而致。治拟益气健脾,理气养胃,佐以清化湿热之法。处方:

炒党参 30 g,炒苍术、炒白术各 6 g,炒怀山药 9 g,白扁豆 15 g,莲子肉 15 g,

枳壳9g,厚朴花6g,陈皮3g,姜半夏6g,姜竹茹6g,炒黄芩6g,炒川黄连1.5g,吴茱萸3g,丁香3g,柿蒂9g,旋覆花9g(包煎),旋覆梗9g,生赭石15g(先煎),大枣9g。

3剂,每日1剂,水煎服。

二诊(2007年10月14日)

药后胃腹稍宽,纳少,大便未行,苔心黄腻,脉小弦滑。处方:

上方加莱菔子9g、生升麻3g、益智仁9g。7剂,每日1剂,水煎服。

三诊(2007年10月21日)

药后3日大便行,痞满减而未已,纳少,苔黄腻转薄,脉小弦滑。处方:

前方稍事出入,上方加谷芽、麦芽各9g。

随访:调治2个月后,诸症改善。

【按】 痞,尤在泾言:"按之濡而不硬不痛。所以然者,阴邪内陷,止于胃外,与气液相结则为痞,痞病为虚,而按之自濡耳。"痞证的病因病机,多为脾胃气伤,邪气内陷,升降失常,中焦气机痞塞所致,治疗当甘调扶虚,辛开苦降为要,气机升降畅达,则痞满自消。《伤寒论》中治疗痞证的方剂主要有:大黄黄连泻心汤、附子泻心汤、半夏泻心汤、生姜泻心汤、甘草泻心汤等。可采取"补以行气"之法。补以行气,是针对气虚气滞者所设之法,由清代名医罗国纲在其《罗氏会约医镜》一书中提出,病机为"虚则力不足运动其气,亦觉气滞",此见解对临证颇有指导意义。根据五脏相关,脏腑兼证,罗氏提出如下具体方药:如心脾气虚而滞,宜五味异功散;如脾胃气虚而滞,宜六君子汤、归脾汤;如脾胃气虚寒而滞,宜温胃饮、理中汤;如脾胃气虚寒而滞,胀满腹痛,宜理阴煎;如元气下陷,滞而不升,宜补中益气汤;如元气大虚,气化不行而痛,宜十全大补汤。

本病治疗方剂中寓四君子汤、半夏泻心汤、温胆汤、旋覆代赭汤、丁香柿蒂汤以及左金丸于其中。取四君之首党参、白术,党参剂量为30g,益气补虚,健运中土,即补以行气之法。半夏泻心汤辛开苦降,和中降逆消痞;温胆汤、左金丸,清热和胃;旋覆代赭汤、丁香柿蒂汤,下气和胃;厚朴花、枳壳、陈皮行气除痞。方中山药、白扁豆、莲子肉与党参、白术合用,则增强其补以行气之功效。

案3

林某,女,55岁。

初诊(2015年1月5日)

主诉：胸闷不适，胃脘痞胀3月余。

病史：患者3个月来自觉胸闷不适，胃脘痞胀，多食尤甚，大便不畅，口干饮少，舌痛，两胁胀满。脉细小弦，苔薄。

曾赴医院就诊，查心电图正常，胃镜检查示慢性浅表性胃炎。绝经已4年。否认慢性病史。

中医诊断：胃痞；西医诊断：慢性胃炎。

辨治：证属气滞湿阻。治拟疏肝理气，健脾化湿。处方：

炒柴胡9g，枳壳、枳实各9g，青皮、陈皮各9g，八月札9g，郁金9g，丹参、牡丹皮各9g，竹叶9g，百合9g，北秫米30g，生地黄、熟地黄各9g，山楂9g，炙鸡金9g，紫苏梗9g，佛手6g，川厚朴花9g，香橼皮9g，制甘松6g。

7剂，每日1剂，水煎服。

二诊

大便转畅，皮肤干燥，善嗳气，口干，饮入则胀。脉细小滑，苔薄微黄。处方：

前方加玉竹9g、黄精9g、生薏苡仁30g、滑石15g、青礞石9g。14剂，每日1剂，水煎服。

三诊

大便欠畅，饮入易胀。苔薄，脉细小。处方：

前方加谷芽、麦芽各9g，石斛9g。14剂，每日1剂，水煎服。

【按】 临床有许多患者不能区分胸痞症状和胃痞症状，自觉前胸连剑突下均有闷胀之感，定位不甚明确。古文献中"心""心下"的部位区分亦不是很明确。患者胸脘不适，但食入后症状加重，伴有大便不畅等消化道伴随症状，考虑其病位当在脾胃，病机当属土湿木侮。脾喜燥而恶湿，脾气不健，痰湿聚于体内，不能输布，肝气不能调达故产生气郁诸症。故方中以疏肝理气，健脾化湿为主。炒柴胡、枳壳、枳实、青皮、陈皮、八月札、郁金、紫苏梗、佛手、川厚朴花、香橼皮、制甘松为系列疏肝理气要药；辅以山楂、炙鸡内金、谷芽、麦芽消食导滞；生薏苡仁、滑石、青礞石化痰湿，玉竹、黄精、石斛等养阴生津，使中焦气机得畅，脾之运化复健。

十二、中风案

案1

朱某，男，50岁。

初诊（2006 年 2 月 20 日）

主诉：左侧肢体乏力、言语不清 3 日。

病史：患者诉 3 个月前无明显诱因出现左侧肢体乏力,并于饮酒后发生短暂性言语不清,因自行恢复,故未予重视治疗。3 日前,患者左侧肢体乏力再发,渐至不能行走,言语含糊,遂就诊。查体：神清,鼻唇沟对称,无口角歪斜。左侧上、下肢肌力约Ⅲ级左右,右侧肢体肌力正常;下肢无凹陷性水肿。实验室检查：头颅 MR 显示：右侧额顶叶多发新鲜梗死灶,脑干、双基底节、半卵圆区多发性腔隙性梗死,部分已为软化灶。血脂、肝肾功能正常;血、尿常规正常。患者无口眼歪斜,无头晕头痛,大便干结,三四日一行,口不渴,纳可寐安。嗜烟喜酒。舌暗红,苔黄腻灰;脉右脉小弦,左脉小弦滑。

既往有高血压病 10 余年,最高为 180/100 mmHg,药物控制中,但血压不稳定,时有偏高。无糖尿病。

中医诊断：中风(中经络);西医诊断：脑梗死,高血压病 3 级(极高危)。

辨治：证属肝阳火盛,夹湿、热、瘀浊阻滞脉络。治拟平肝潜阳,化湿泄浊,清热通络。处方：

石菖蒲 9 g,姜半夏 9 g,陈胆星 6 g,青礞石 30 g(打碎),黄芩 6 g,夏枯草 6 g,猪苓、茯苓各 12 g,车前子 15 g(包煎),牛膝 30 g,益母草 12 g,苦参 6 g,虎杖 15 g,杜仲 12 g,桑寄生 12 g,天麻 9 g,钩藤 15 g(后下),石决明 30 g(先煎),羚羊角粉 0.6 g(分吞),制川大黄 12 g,枳椇子 9 g。

7 剂,每日 1 剂,水煎服。

二诊

药后腻苔有所退化,但大便仍干结不畅,脉小弦。处方：

上方加芒硝 3 g(分冲)。

随访：中药治疗 2 个月后,大便转畅,但腻苔退净后又有反复。嘱患者戒烟、限酒、少饮浓茶。后根据病情转为健脾化痰,祛瘀通络法调治半年余,肢体功能基本恢复。

【按】《内经》云"诸暴强直,皆属于风"。又云,"邪之所凑,其气必虚"。《金匮要略》说："正气引邪,㖞僻不遂。"人体肢体、筋脉、肌肉活动与肝脾两脏密切相关。肝主筋脉,脾主四肢,肝主藏血、脾主统血;二者血虚,无以荣养筋络,引动内风,可致肢体猝然废弛,遍身筋络拘急,甚者神识不清。此病机多责之肝阳挟动外风,乘隙袭凑空窍,若痰热无由宣泄,痰沫上壅,阻闭清窍,则不能言语。患者平素嗜烟、酒、茶,三者均可助湿生热。苔黄腻灰,右脉小弦,左脉小弦滑;湿热内阻,夹有肝阳。左脉弦小滑,肝阳夹有湿热之邪;右脉小滑,为湿浊内伏。大便日一行,但干结,内有热邪之征。结合头颅 MR,脑络、肢体筋脉不畅,责之湿热阻内,血行痹阻。总之,本证为肝阳火盛,夹湿、热、瘀浊,阻滞脉络所致。治宜平肝潜阳,化湿泄浊,清热通络。方寓三鲜汤、天麻钩藤饮、羚羊角汤以及礞石滚痰丸之意,化湿浊,平肝阳,清肝火,通络脉。

案 2

俞某,男,82 岁。

初诊(2007 年 1 月 31 日)

主诉:右侧肢体偏瘫 3 月余,伴失语。

病史:患者于 2006 年 10 月因"脑梗死"导致左侧肢体瘫软,失语。长期卧床,咳痰无力,其间因高热不退,喉间痰鸣难咯,曾予鼻插管进行支气管肺泡灌洗,痰多质黏、黄稠。查体:神清失语,不能对答;76 次/min,律齐,两肺呼吸音粗,肺底可及湿啰音、痰鸣音;左侧肢体肌力 0 级,肌张力偏高,右侧肢体肌力。头颅 CT:左侧基底节区大面积脑梗死;胸片:两下肺感染,少量胸腔积液;血常规:白细胞计数 13.4×10^9,中性粒细胞百分比 89%。刻下:神清,左侧肢体偏瘫,言语不能,喉间仍有痰鸣,呼吸机辅助呼吸中,吸出痰液质黏,色黄夹绿,大便稀薄,留置胃管、导尿。舌暗淡,苔中微有白腻,脉小弦滑。

既往有高血压病史 10 余年,血压不稳定,最高 180/115 mmHg,目前药物控制中。自 1993 年始,先后脑梗死 4 次,左侧肢体活动不利。否认糖尿病。

中医诊断:中风;西医诊断:脑梗死,肺部感染。

辨治:证属脾肾亏虚,肺有余邪,脉络瘀阻。治拟益肾健脾,佐以清肺涤痰,化瘀通脉。处方:

补骨脂 9 g,骨碎补 9 g,山茱萸 15 g,巴戟天 9 g,炒党参 9 g,炒白术 9 g,炒苍术 6 g,炒赤芍、炒白芍各 6 g,炒当归 9 g,炒川芎 6 g,葛根 15 g,威灵仙 9 g,丹参 9 g,伸筋草 9 g,鹿衔草 30 g,白扁豆 30 g,桑白皮 12 g,浙贝母 9 g,炙瓜蒌皮 6 g,鱼腥草 15 g,虎杖 12 g,白僵蚕 9 g,地龙 9 g,全蝎 3 g,桂枝 1.5 g。

7 剂,每日 1 剂,水煎服。

二诊

精神萎靡,反应迟钝,吸痰黄稠,小溲赖速尿以行,舌象未能望及,脉弦滑。考虑痰浊有蒙蔽清窍之象,而正虚情况仍存。结合患者皮肤潮湿温润,当予温阳之品以回阳固表。处方:

故上方酌加熟附片 3 g、鹿角片 3 g、皂角刺 9 g 以涤痰开窍。7 剂,每日 1 剂,水煎服。

随访:1 个月后,因高热中药转为清肺化痰之剂,配合抗感染治疗,热退。半年后,总因病情日益加剧,无力回天病故。

【按】 患者 82 岁,耄耋之年,病初责之肝阳挟风,痰走窜经隧,蒙蔽清窍,故而神志昏蒙,肢体瘫软。当下风痰之象不显,而正虚之征彰显。其四肢废用、大便稀薄,咳嗽咳痰,皆与脾肾虚损相关。四肢肌肉为脾脏所主,并且脾亦主升清。脾虚失健,一则气血生化乏源,四肢百骸失于濡养,而致肢体瘫软失用;二则脾虚水谷不化,清浊混杂而下,大便稀薄;三则水湿停聚成痰,上渍于肺,肺失宣肃,则咳嗽咳痰,痰色黄夹绿,为郁久化热所致。其次,病久及肾,肾司二便,肾虚也可致二便失禁,故大便稀薄一症,不仅与脾虚有关,亦责之肾虚。下元虚衰,虚阳上浮,痰浊随之上泛,堵塞窍道,可致"瘖痱"。"瘖"为舌强不能言,"痱"为足废不能用。肾虚水泛为痰,痰浊壅肺,可致咳嗽、咳痰不已。而痰阻脉道,血行不畅,则可加重肢体废用。可见本病以脾肾两虚为主。

方取地黄饮子、四君子、补阳还五汤、桑白皮汤之意,补骨脂、骨碎补、巴戟天、山茱萸温肾滋肾;炒党参、炒苍术、炒白术、白扁豆健脾化痰;桑白皮、地骨皮、炙瓜蒌皮、鱼腥草清肺涤痰止咳;炒赤芍、炒当归、炒川芎、地龙、全蝎、虎杖化瘀通脉等,方以扶正为主,益肾补脾,兼顾阴阳;佐以攻邪,清肺涤痰,活血通脉,上下并治,标本兼顾,而以治下、治本为主,可服用野山参、石斛等加强扶正功效。二诊,患者病情日趋加重,药仅尽人事,恐无回天之力。何立人认为,患者皮肤潮湿温润,多汗,知其气阳渐脱,急需回阳救逆,但又恐骤补敛邪,温阳助火,痰随火升,横窜经隧,加重窍闭,补之以缓,熟附片、鹿角片均为 3 g,取"少火生气"之意,更佐以皂角刺,搜剔经络风痰。

十三、淋证案

沈某,女,75 岁。

初诊(2008 年 5 月 15 日)

主诉：尿频、急,尿痛 1 周。

病史：患者"尿路感染"病史多年,遇劳则发。此次发病为 1 周前,因家事烦劳,诱发尿频、急,尿痛,自服"诺氟沙星胶囊,三金片"无效。实验室检查：尿常规：白细胞(++)/HP,红细胞 2～3 个/HP,尿蛋白阴性;血常规、血糖、血脂、尿酸正常。现尿频、尿急、尿痛;无肉眼血尿,无发热、腰痛;中脘喜温,纳少乏味,食后胃腹痞满;大便平素稀薄,间或秘结不畅;口不渴,但喜热饮,艰寐,依赖艾司唑仑片助眠;平素畏寒怯冷。舌暗红,苔腻微黄,脉细滑。

既往有高血压病史 5 年,血压最高 165/105 mmHg,药物控制中,平素无头晕、头痛,无颈项板滞等不适。有快慢综合征病史多年。

中医诊断：淋证(热淋);西医诊断：急性尿路感染。

辨治：证属肾虚而膀胱湿热,心神不宁。治拟滋肾清热,约束二便,健脾化湿,宁心安神。处方：

知母、黄柏各 6 g,熟地黄 9 g,茯神 15 g,炒黄连 9 g,肉桂 2 g(后下),制半夏 9 g,姜竹茹 9 g,青皮 9 g,陈皮 3 g,炒党参 9 g,柏仁、枣仁各 9 g,生黄芪 9 g,炒枳壳 6 g,砂仁、白豆蔻各 3 g(后下),灵芝 9 g,景天三七 9 g,莲心 3 g,莲子肉 9 g,炒苍术、炒白术各 9 g,远志 3 g,石菖蒲 9 g,郁金 9 g,制香附 9 g,朱灯心 3 g。

7 剂,每日 1 剂,水煎服。

二诊

药后尿频、急、痛缓解;但大便干结不畅,数日一行;畏寒,纳少乏味;夜寐尚安;苔黄腻,乏津,脉弦缓。复查尿常规：白细胞 7～8 个/HP。患者苦于便秘,此乃脾肾阳虚所致,属虚寒证,治宜温里攻下。处方：

熟附片 6 g,肉苁蓉 12 g,鹿角片 9 g(先煎),姜半夏 9 g,姜竹茹 6 g,厚朴 6 g,枳实 15 g,炒当归 15 g,制熟地黄 30 g,陈皮 6 g,茯苓 12 g,炒苍术、炒白术各 9 g,炒知母、炒黄柏各 6 g,肉桂 3 g(后下)。

3 剂,每日 1 剂,水煎服。

三诊

3 剂后,黄腻苔有所退化,脉弦滑。大便可二日一行,但仍干结。处方：

上方加生升麻 3 g、郁李仁 9 g、瓜蒌仁 12 g,升清降浊,润肠通便。

随访：根据病情,上方去熟附片、鹿角片,加锁阳 9 g、益智仁 9 g,调治 2 月余,二便基本调畅,复查尿常规正常。

【按】 淋之名称,时见于《内经》,《素问·六元正纪大论篇》称"淋闷"。《金匮要略》说:"淋之为病,小便如粟状,小腹弦急,痛引脐中。"可见小便不爽,尿道刺痛为淋证之主症。淋证病因主要与湿热蕴结下焦有关,病久也可见到各种虚证。但老年患者,尤其发病与劳累有关者,其病因病机大多以肾虚为本,膀胱湿热为标。隋代巢元方在其《诸病源候论·淋病诸候》中提出:"诸淋者,由肾虚而膀胱热也。"明确了淋证的病位在肾与膀胱。又说:"肾虚则小便数,膀胱热则水下涩,数而且涩,则淋沥不宣,故谓之淋。"

患者淋证病机即为肾虚而膀胱湿热,方取知柏地黄丸、滋肾通关丸之意,滋肾清热,约束二便。其纳少,食后胃腹痞满,中脘喜温,结合平素大便稀薄,畏寒怯冷,当兼有中焦虚寒。艰寐,一方面与下焦湿热,扰动心神有关;另一方面,与中焦虚寒,气血不足,心神失养相关。故方中既有黄连、肉桂之交泰丸交通心肾;亦有莲心、朱灯心清心安神;同时还有石菖蒲、远志化痰安神,茯神、柏子仁、酸枣仁养心安神。其次,方中选用了多种益气健脾、燥湿化痰之品,如生黄芪、炒党参、炒苍术、炒白术、莲子肉、陈皮、制半夏等,用意在于脾主运化水湿,脾虚则水湿停聚,水性趋下;而淋证为下焦在湿热之证。因此,加强健脾作用,可防止水湿积聚下焦,此也可视为治疗淋证之治本之法。

十四、虚劳案

案1

胡某,男,51岁。

初诊(2012年12月31日)

主诉:易疲劳半年余。

病史:患者半年来自觉精神不济,易疲劳,腰脊酸痛,无明显体重的增加或下降,大便不畅,中脘安,夜尿二三次。近期行全身体检示右肺上叶后段,左肺上叶下舌段及左肺下叶后基底段慢性炎症。右肺上叶下舌段肺大疱。颈胸腰椎退变。$L_5 \sim S_1$、$L_4 \sim L_5$椎间盘突出,L_5双侧椎弓崩解。血脂:三酰甘油↑,高密度脂蛋白↓。查体无异常发现。平素易感冒后咳嗽,晨起喉痰黏滞。苔薄,脉小弦。

既往有习惯性便秘史数十年,曾有"咯血"史。否认其他系统慢性病史。

中医诊断:虚劳;西医诊断:高脂血症,便秘,肺大疱,腰椎间盘突出症。

辨治:证属气阴两虚。治拟益气养阴。处方:

仙鹤草 12 g,稆豆衣 12 g,女贞子 10 g,墨旱莲 10 g,楮实子 15 g,灵芝 15 g,景天三七 15 g,大狼把草 15 g,葛根 9 g,生蒲黄 9 g(包煎),玉竹 9 g,荷叶 9 g,虎杖 15 g,炒黄芩 9 g,炒知母、炒黄柏各 9 g,瓜蒌皮 9 g,瓜蒌仁 9 g,生山楂 15 g,浙贝母 9 g,石斛 9 g,南沙参 12 g,明党参 9 g。

7 剂,每日 1 剂,水煎服。

二诊

药后便稍转畅。感冒 3 日,恶寒,咳嗽鼻塞,牙龈肿,腰背酸痛。脉细小,苔薄。处方:

前方加杏仁 9 g,薏仁 30 g,生栀子 12 g,竹叶 9 g,葛花 9 g,淡豆豉 12 g,羌活、独活各 10 g,炒荆芥、防风各 9 g,大青叶 15 g。14 剂,每日 1 剂,水煎服。

随诊:腰背疼痛减,微咳,痰少,大便日行,欠畅,口不渴。脉细滑,苔薄舌净。

【按】 患者中年男性,主诉易疲劳,在体检中发现血脂代谢紊乱,此种情况多见于现代社会的白领阶层。中医强调"治未病",在此阶段的调理中可充分显示出中医特色。对该患者进行辨证论治。该患者不存在明显的脏腑功能的紊乱,症见乏力,易疲劳,腰脊酸痛,夜尿略多,提示稍有肺、脾、肾三脏的气虚之象;大便不畅,感冒后易咳嗽,晨起喉痰黏滞,当归于胃阴、肺阴的不足,故整体调整以益气养阴为主。益气用仙鹤草、稆豆衣、灵芝、大狼把草等药物,养阴用石斛、南沙参、明党参、玉竹、女贞子、墨旱莲、楮实子等。脾虚则湿浊内生,为高脂血症的病因,故兼以化湿降浊治疗,药用生蒲黄、荷叶、虎杖、山楂、苍术、白术等。易咳嗽有痰,用浙贝母、黄芩等清热化痰。复诊时,患者有外感之象,咳嗽有痰,故在原方中加用祛风散寒、化痰止咳之品。

案2

罗某,女,36 岁。

初诊(2014 年 7 月 28 日)

主诉:乏力数月余。

病史：患者有缺铁性贫血史，近来乏力，中脘或痛，纳少，无反酸，无恶心呕吐，无腹痛腹泻，口渴喜饮，经水尚调，寐欠酣，易醒。舌净，脉细小弦。查体无殊。

中医诊断：虚劳；西医诊断：缺铁性贫血。

辨治：证属气阴两虚。治拟益气养阴。处方：

淮小麦30g，柏仁、枣仁各15g，五味子6g，生地黄、熟地黄各12，砂仁3g，玄参9g，炒当归9g，炒白术、炒白芍各9g，稆豆衣9g，女贞子9g，墨旱莲9g，桑椹12g，太子参15g，炙黄芪12g，仙鹤草15g，功劳叶9g，灵芝9g，莲子肉12g，石斛9g，芦根、白茅根各9g，无花果9g，炙升麻6g，银柴胡12g，川厚朴花6g。

7剂，每日1剂，水煎服。

二诊

药后寐转安，今大便水泻2次，痔疾再作。脉细小，苔薄。处方：

前方加大狼把草15g、生地榆15g、生槐花9g、玉竹15g。14剂，每日1剂，水煎服。

三诊

倦卧，大便已调，有痔疾，易排便时脱肛，但可回纳。脉弦细结，苔薄舌净。处方：

前方加量：炙升麻9g，炙黄芪12g，黄精9g。14剂，每日1剂，水煎服。

【按】　成人缺铁性贫血的主要原因是慢性失血，该患者无黑便、月经正常，而见有痔疾反复，故其贫血可能和痔疮出血有关。而中医血虚之证不仅包括了西医的贫血，还包括一系列中医可归为血液濡养功能不足的症状如精神不振、气短懒言、乏力自汗、心悸失眠、注意力不集中等。中医认为，引起血虚的病因有脾胃虚弱、饮食不足、失血过多、肾气亏虚、劳作过度等因素。由于气血之间有着密切的关系，故病理上常相互影响，而有气病及血或血病及气的病变，结果是气血同病，故治疗时需调理两者的关系。由于血源于水谷精微，与脾胃、心、肝、肾等脏腑的功能密切相关。因此补血时，应注意同时调治这些脏腑的功能，其中又因"脾胃为后天之本，气血生化之源"，故尤为重视对脾胃之气的补养。此例患者的治疗中即可体现上述气血同治、顾护脾胃的诊疗思路，并对痔疾进行了对症处理。

膏方医案精选

一、心系病案

案 1

甘某,女,34 岁。

壬辰年孟冬(2012 年 11 月 9 日)膏方八诊

历年膏滋尽剂良,期前收缩见于乏力与感冒之后,经行量少,带下量多色黄如渣。宫颈糜烂,咳嗽二月余未已,咯痰少。多梦,目涩,眼干,脱发,脉小,苔薄净。左乳纤维瘤已手术,右乳小叶增生。右腹股沟淋巴结肿。气虚血少,脾虚湿多,肝虚液亏,痰瘀滞互结。治拟益气养血健脾,利湿补肝生液,祛痰化瘀,消滞散结之法,制膏代煎。

仙鹤草 150 g,功劳叶 100 g,炒党参 100 g,炒苍术、炒白术各 100 g,苦参 100 g,生白果 100 g,炒当归 100 g,补骨脂 100 g,制何首乌 100 g,枸杞子 120 g,玉竹 100 g,黄精 100 g,炙黄芪 120 g,炒知母、炒黄柏各 100 g,土茯苓 150 g,白花蛇舌草 150 g,炒怀山药 120 g,百部 150 g,橘叶、橘核各 150 g,川贝母、浙贝母各 100 g,炒柴胡、炒前胡各 100 g,粉萆薢 100 g,防风、防己各 90 g,巴戟天 100 g,山茱萸 100 g,女贞子 100 g,墨旱莲 100 g,牛膝 100 g,稽豆衣 100 g,芡实 150 g,金樱子 100 g,益母草 150 g,制香附 100 g,生地黄、熟地黄各 150 g,砂仁、白豆蔻各 30 g,益智仁 100 g,天冬、麦冬各 100 g,薏仁根 300 g,石见穿、石打穿各 150 g,鹿衔草 150 g,茯苓、茯神各 100 g,远志 45 g,柏仁、枣仁各 100 g,莲心 30 g,莲肉 200 g,大枣 200 g,坎炁 10 条,人参精 2 袋,西洋参 100 g,铁皮枫斗 24 g,藏红花 10 g,山楂精 4 袋,龙眼肉 100 g,胡桃肉 100 g,阿胶 300 g,龟甲胶、鳖甲胶各 60 g,鹿角胶 30 g,黄酒 200 ml。

上药一料,如法收膏,不入糖。

甲午年季秋(2014 年 11 月 21 日)九诊

年内心安,无感冒与他苦,唯夜寐欠酣且早醒已 2 个月,神疲乏力喜欠伸,大便日一行,或如泻状,泻前腹痛泻后安,膝腹冷喜温,经水多先期,带下量多,脱发,喉痰滞黏,口气浊,目干。有浅表性胃炎史,咽炎史,妊娠糖尿病史,查有宫颈糜烂,乳腺小叶增生。苔薄,脉细小。心脾肝肾不调。治拟养心健脾,调肝益肾之法。制膏代煎。

淮小麦 300 g,柏仁、枣仁各 100 g,五味子 100 g,茯苓、茯神各 100 g,灯心草 30 g,远志 45 g,仙鹤草 150 g,功劳叶 90 g,稽豆衣 100 g,墨旱莲 100 g,桑椹 100 g,炙龟甲、炙鳖甲各 150 g,紫河车 50 g,坎炁 10 条,炒党参 100 g,生地黄、熟地黄各 120 g,川贝母、浙贝母各 100 g,天冬、麦冬各 100 g,砂仁、白豆蔻各 30 g,炒苍术、炒白术各 100 g,炒柴胡 100 g,枳壳 100 g,生白果 100 g,青皮、陈皮各 90 g,姜半夏 100 g,北秫米 300 g(包),炙黄芪 100 g,炒防风 100 g,大枣 200 g,炒川黄连 50 g,木香 90 g,紫苏梗 90 g,乌药 90 g,肉桂 15 g,干姜 15 g,茴香 15 g,炒赤芍、炒白芍各 90 g,郁金 90 g,炙甘草 30 g,灵芝 100 g,景天三七 150 g,玉竹 120 g,黄精 120 g,大狼把草 150 g,炒当归 100 g,炒川芎、炒川续断各 100 g,杜仲 150 g,狗脊 100 g,牛膝 100 g,炒知母、炒黄柏各 90 g,土茯苓 300 g,石见穿、石打穿各 150 g,川厚朴花 60 g,玉蝴蝶 30 g,苦参 100 g,人参浸膏 20 g,铁皮枫斗 24 g,高丽参精 35 g,西洋参 100 g,藏红花 5 g,山楂膏 120 g,珍珠粉 30 g,羚羊角粉 3 支,阿胶 250 g,黄酒 250 ml。

上药一料,如法收膏,不入糖。

案 2

黄某,男,70 岁。

癸巳年孟冬(2013 年 11 月 21 日)初诊

先天性心脏病,室间隔缺损,一度房室传导阻滞,曾见一次室性心动过速。查见:左房增大,室间隔基底段增厚,左室舒张功能减退。头颅双侧放射冠半卵圆中心皮层下“腔隙灶”,双侧颈动脉有斑块形成。活动后胸痛,寐前胸痛,夜深酣睡胸痛,兼伴血压增高,大便隔日,脉细小滑弦,苔薄腻。古稀之年,心脑瘀滞,气弱血缓。治以益气助血行、养心通脑窍之法,制膏代煎。

炙黄芪 150 g,大狼把草 300 g,炒党参 120 g,炒苍术、炒白术各 100 g,炒怀山药 120 g,炒当归 100 g,紫河车 100 g,益智仁 100 g,灵芝 100 g,景天三七 150 g,炒川芎、炒川续断各 100 g,桃仁 100 g,生地黄、熟地黄各 120 g,砂仁、白豆蔻各 30 g,稽豆衣 100 g,桑椹 100 g,墨旱莲 100 g,女贞子 100 g,蚤休 50 g,生白果 100 g,巴戟天 100 g,山茱萸 100 g,姜半夏 100 g,青皮 90 g,陈皮 50 g,瓜蒌皮 100 g，薤白头 90 g，桂枝 30 g，莪术 90 g，白僵蚕 100 g，地龙 100 g，蝉蜕 100 g，䗪虫 60 g，泽兰叶 90 g，生蒲黄 90 g（包煎），山楂 150 g，潼蒺藜、白蒺藜各 100 g，天麻 120 g，白芥子 90 g，细辛 30 g，玉竹 100 g，荷叶 150 g，黄精 100 g，生槐花 90 g，莲心 30 g，莲子肉 200 g，大枣 200 g，人参精 70 g，高丽参精 35 g，藏红花 10 g，西洋参 100 g，虫草 10 g，铁皮枫斗 24 g，山楂精 240 g，羚羊角粉 10 支，珍珠粉 30 g，阿胶 250 g，龟甲胶、鳖甲胶各 100 g，鹿角胶 50 g，饴糖 150 g，冰糖 200 g，蜂蜜 100 g，黄酒 250 ml。

上药一料，如法收膏。

乙未年季秋（2015 年 10 月 29 日）二诊

嗜睡懒言。大便二三日一行，但无干结，夜尿及紧张之后易作胸痛，下肢微肿。先天性心脏病，室间隔缺损，一度房室传导阻滞，有一次室性心动过速，左心房增大，室间隔基底段增厚及左心室舒张功能减退。"腔隙性梗死"，双侧颈动脉斑块形成，甲状腺多发结节，脉小苔薄微腻。治守益气养心滋肾，助运和中通窍之法，制膏代煎。

灵芝 100 g，景天三七 100 g，大狼把草 150 g，炒当归 100 g，生地黄、熟地黄各 120 g，砂仁、白豆蔻各 30 g，炒党参 100 g，炒苍术、炒白术各 90 g，生黄芪、炙黄芪各 120 g，仙鹤草 150 g，功劳叶 90 g，天冬、麦冬各 100 g，玉竹 100 g，黄精 100 g，枸杞子 120 g，桃仁 90 g，稽豆衣 100 g，女贞子 100 g，墨旱莲 100 g，桑椹 150 g，覆盆子 150 g，苦参 100 g，生白果 100 g，瓜蒌皮 90 g，姜半夏 90 g，青皮 90 g，陈皮 60 g，川厚朴 60 g，白僵蚕 90 g，王不留行 90 g，水红花子 90 g，补骨脂 100 g，山茱萸 100 g，巴戟天 100 g，猪苓、茯苓各 90 g，玉米须 150 g，茶树根 150 g，泽漆 100 g，泽泻 90 g，荷叶 90 g，浙贝母 90 g，泽兰叶 100 g，橘络 60 g，郁金 90 g，虎杖 150 g，莲心 30 g，莲子肉 200 g，大枣 200 g，羚羊角粉 5 支，珍珠粉 30 g，生晒参 100 g，西洋参 100 g，藏红花 10 g，鲜石斛 60 g，铁皮枫斗 24 g，琥珀粉 10 g，阿胶 250 g，龟甲胶、鳖甲胶各 50 g，鹿角胶 25 g，饴糖、冰糖各 100 g，蜂蜜 100 g，黄酒 150 ml。

上药一料，如法收膏。

案3

王某，男，88 岁。

癸巳年仲冬(2013 年 12 月 13 日)十四诊

寐艰寐短,心悸期前收缩,胸闷痛,中脘嘈杂隐痛,腰膝疼痛,急躁焦虑,渴饮便艰,夜尿频、欠畅,脉弦滑苔薄腻。查见:冠状动脉左前降支混合斑块,右冠状动脉管腔轻度狭窄,慢性浅表性胃炎伴局灶萎缩,左心房增大,左心室舒张功能减低,轻度脂肪肝,肝肾囊肿,胆肾结石,甲状腺小结节,腰椎间盘突出,颈椎病,前列腺中度增大。米寿之翁,多病之身,真元亏损。治以培本固元之法,制膏代煎。

灵芝 100 g,景天三七 150 g,大狼把草 150 g,生白果 100 g,肉苁蓉 100 g,益智仁 100 g,炒党参 120 g,炒苍术、炒白术各 100 g,炒怀山药 120 g,炒当归 100 g,炒川芎、炒川续断各 100 g,金狗脊 100 g,补骨脂 100 g,瓜蒌皮 100 g,瓜蒌仁 100 g,合欢皮 90 g,柏仁、枣仁各 100 g,生地黄、熟地黄各 120 g,砂仁、白豆蔻各 30 g,炒知母、炒黄柏各 90 g,炙鳖甲、炙龟甲各 100 g,山茱萸 100 g,巴戟天 100 g,薏苡仁根 300 g,石见穿、石打穿各 150 g,川贝母、浙贝母各 100 g,南沙参、北沙参各 100 g,天冬、麦冬各 100 g,五味子 50 g,生蒲黄 120 g(包煎),生槐米 120 g,仙鹤草 150 g,功劳叶 100 g,稽豆衣 100 g,桑椹 100 g,墨旱莲 100 g,女贞子 100 g,丹参、牡丹皮各 90 g,苦参 100 g,茯苓、茯神各 100 g,姜半夏 90 g,陈皮 50 g,炙黄芪 90 g,玉竹 100 g,黄精 100 g,杜仲 100 g,生栀子 90 g,石斛 100 g,莲心 30 g,莲子肉 200 g,大枣 200 g,人参精 70 g,西洋参 100 g,铁皮枫斗 24 g,藏红花 10 g,羚羊角粉 5 支,阿胶 250 g,鳖甲胶、龟甲胶各 100 g,珍珠粉 30 g,山楂膏 180 g,饴糖 100 g,冰糖 150 g,蜂蜜 100 g,黄酒 250 ml。

上药一料,如法收膏。

王某,男,89 岁。

甲午年仲秋(2014 年 11 月 14 日)十五诊

头晕或伴泛恶,偏头时痛,寐艰焦躁,夜尿多达四五次,多渴饮,大便欠畅,血压或高,腰膝酸楚,"冠状动脉轻度狭窄,左心房增大""慢性浅表性胃炎""脂肪肝""肝肾多发囊肿、结石""甲状腺结节""腰椎间盘突出症""颈椎病""前列腺增生"。脉细弦滑,苔薄中腻。耄耋寿翁,真元亏耗,守赔补真元之法,制膏代煎。

紫河车 100 g,坎炁 10 条,灵芝 100 g,景天三七 150 g,大狼把草 150 g,生白果 100 g,苦参 100 g,益智仁 100 g,甜苁蓉 100 g,炙黄芪 150 g,炒党参 100 g,炒

苍术、炒白术各 100 g,炒怀山药 120 g,炒当归 100 g,炒川芎、炒川续断各 100 g,炒柴胡 100 g,枳壳 100 g,青皮、陈皮各 100 g,生地黄、熟地黄各 120 g,砂仁、白豆蔻各 30 g,巴戟天 100 g,山茱萸 100 g,稆豆衣 100 g,女贞子 100 g,墨旱莲 100 g,仙鹤草 150 g,功劳叶 100 g,金狗脊 120 g,杜仲 150 g,桑寄生 100 g,牛膝 100 g,薏苡仁根 300 g,虎杖 150 g,金钱草 300 g,茵陈蒿 150 g,平地木 150 g,郁金 100 g,补骨脂 100 g,瓜蒌皮、瓜蒌仁各 90 g,炙鳖甲、炙龟甲各 150 g,南沙参、北沙参各 100 g,玉竹 100 g,黄精 100 g,川贝母、浙贝母各 100 g,天冬、麦冬各 100 g,五味子 60 g,丹参、牡丹皮各 100 g,生栀子 120 g,竹茹 100 g,炒知母、炒黄柏各 100 g,炒黄连 60 g,姜半夏 90 g,北秫米 300 g(包煎),红景天 150 g,三七粉 30 g(分冲),莲心 30 g,莲子肉 200 g,大枣 200 g,人参膏 70 g,山楂膏 120 g,铁皮枫斗 24 g,羚羊角粉 10 支,西洋参 100 g,珍珠粉 30 g,虫草 10 g,阿胶 250 g,饴糖、冰糖各 150 g,蜂蜜 150 g,黄酒 250。

上药一料,如法收膏。

案4

江某,女,43 岁。

壬辰年孟冬(2012 年 11 月 30 日)一诊

期前收缩史 10 余年,多悸动之苦。既往动态心电图曾见一阵室性心动过速。半年前动态心电图示室性期前收缩昼夜计 10 070 个。大便干结,入冬畏寒,口渴喜饮,经前乳胀。脉细弦滑,舌净。查见:双乳增生伴双乳右腋下钙化。胆固醇 5.96 mmol/L(偏高),有腰椎间盘突出症史年余。木火两脏气盛,瘀热停结。治以清肝木,泻心火,散结气,宁心志之法,制膏代煎。

炒柴胡 100 g,枳壳 90 g,炒赤芍、炒白芍各 100 g,炙甘草 50 g,淮小麦 300 g,苦参 100 g,生白果 100 g,制香附 150 g,八月札 100 g,青皮 100 g,陈皮 50 g,郁金 100 g,生地黄、熟地黄各 150 g,橘叶 150 g,橘络 60 g,瓜蒌仁 120 g,天冬、麦冬各 100 g,玄参 100 g,南沙参、北沙参各 100 g,炒川黄连 60 g,生栀子 120 g,丹参、牡丹皮各 120 g,百合 90 g,炒知母、炒黄柏各 100 g,巴戟天 100 g,山茱萸 100 g,太子参 150 g,玫瑰花 100 g,月季花 100 g,大狼把草 150 g,玉竹 100 g,黄精 100 g,稆豆衣 100 g,桑椹 150 g,茯神 200 g,柏仁、枣仁各 150 g,荷叶 100 g,益母草 150 g,景天三七 150 g,莲心 30 g,莲子肉 200 g,大枣 200 g,人

参精 70 g,西洋参 100 g,铁皮枫斗 24 g,山楂精 180 g,珍珠粉 25 g,阿胶 250 g,龟甲胶、鳖甲胶各 100 g,鹿角胶 30 g,黄酒 250 ml,饴糖 150 g,冰糖 250 g。

上药一料,如法收膏。

癸巳年季秋(2013 年 10 月 25 日)二诊

口干苦,心悸期前收缩,入冬畏寒,经前乳胀,面黄少华,半年前动态心电图示室性期前收缩 4 000 余次,未见短阵室性心动过速。脉细小滑,苔薄润。治以泻心清肝散结之法,制膏代煎。

炒柴胡 100 g,枳壳 100 g,青皮、陈皮各 90 g,夏枯草 90 g,八月札 100 g,炒黄连 60 g,生栀子 100 g,丹参、牡丹皮各 90 g,炒当归 90 g,炒赤芍、炒白芍各90 g,生地黄、熟地黄各 120 g,砂仁、白豆蔻各 30 g,生白果 90 g,苦参 90 g,郁金90 g,炒党参 90 g,炒苍术、炒白术各 90 g,炒怀山药 90 g,茯苓、茯神各 100 g,灵芝 100 g,景天三七 150 g,大狼把草 150 g,橘叶 90 g,橘络 30 g,川贝母、浙贝母各 90 g,稆豆衣 90 g,女贞子 90 g,墨旱莲 90 g,天冬、麦冬各 90 g,五味子 50 g,炙黄芪 120 g,玉竹 90 g,黄精 90 g,仙鹤草 150 g,功劳叶 100 g,桑椹 100 g,姜半夏 90 g,瓜蒌皮 90 g,莲心 30 g,莲子肉 200 g,柏仁、枣仁各 90 g,大枣 200 g,人参精 2 袋,西洋参 100 g,铁皮枫斗 24 g,山楂精 2 袋,珍珠粉 30 g,羚羊角粉 5支,龟甲胶、鳖甲胶各 100 g,鹿角胶 30 g,阿胶 250 g,饴糖 100 g,冰糖 200 g,黄酒 250 ml。

上药一料,如法收膏。

案 5

戴某,女,73 岁。

癸巳年仲冬(2013 年 12 月 12 日)初诊

头摇,子夜胸闷,甚则冷汗出湿衣,是时冠状动脉造影未见异常,隔已五载,恙症仍有间见,高血压史 20 余年,血压波动在 140~150/85~90 mmHg,午后肢肿且甚,饥则脘嘈,食则安,隔日更衣,腑气干结,多梦善忘,畏寒喜饮,苔薄,脉细沉小。有乙型病毒性肝炎、多发性胆结石史。心肝脾肾不足。治以养心柔肝,健脾滋肾之法,制膏代煎。

炒党参 100 g,炒苍术、炒白术各 100 g,炒怀山药 120 g,炒柴胡 100 g,枳壳100 g,枳实 100 g,瓜蒌仁 100 g,瓜蒌皮 100 g,薤白头 90 g,柏仁、枣仁各 100 g,

五味子 60 g,茯苓 100 g,茯神 100 g,灵芝 100 g,大狼把草 150 g,景天三七 150 g,苦参 100 g,生白果 100 g,姜半夏 90 g,陈皮 50 g,稽豆衣 100 g,墨旱莲 100 g,女贞子 100 g,桑椹 120 g,天麻 150 g,潼蒺藜、白蒺藜各 100 g,生石决明 300 g,石见穿、石打穿各 150 g,金钱草 300 g,平地木 300 g,天冬、麦冬各 100 g,凤凰衣 100 g,玉蝴蝶 30 g,虎杖 150 g,巴戟天 100 g,山茱萸 100 g,灯心草 30 g,炒赤芍、炒白芍各 100 g,川厚朴花 60 g,佛手 60 g,玉竹 100 g,黄精 100 g,炙鸡内金 100 g,郁金 100 g,莲心 30 g,莲子肉 200 g,大枣 200 g,生晒参 100 g,西洋参 100 g,山楂精 120 g,铁皮枫斗 24 g,羚羊角粉 5 支,珍珠粉 20 g,阿胶 250 g,藏红花 10 g,龟甲胶、鳖甲胶各 100 g,鹿角胶 50 g,饴糖 100 g,冰糖 150 g,蜂蜜 100 g,黄酒 200 ml。

上药一料,如法收膏。

甲午孟秋(2014 年 10 月 23 日)二诊

冠心病心肌梗死史 6 年未置支架,高血压 20 余年,170/100 mmHg 为常,岁前膏滋一料,胸痛已少作,大便转畅,踝肿寐汗,善忘,脉小,苔薄,气短。有乙型病毒性肝炎史,胆囊炎、胆结石史。

心肝脾肾不足,瘀热内结。治以养心柔肝,健脾益肾,散瘀清利之法,制膏代煎。

桃仁 120 g,红花 60 g,炒当归 100 g,炒川芎 90 g,景天三七 150 g,炒党参 120 g,炒苍术 100 g,炒白术 100 g,炒怀山药 120 g,猪苓 100 g,茯苓 100 g,远志 50 g,天冬 100 g,麦冬 100 g,五味子 60 g,平地木 300 g,大蓟 150 g,小蓟 150 g,柏仁 100 g,枣仁 100 g,灵芝 100 g,瓜蒌皮 100 g,瓜蒌仁 100 g,郁金 100 g,益智仁 100 g,肉苁蓉 100 g,炒赤芍 100 g,炒白芍 100 g,大狼把草 150 g,炒柴胡 90 g,枳实 150 g,玉米须 150 g,天麻 180 g,潼蒺藜 100 g,白蒺藜 100 g,钩藤 120 g,生石决明 150 g,金钱草 300 g,虎杖 150 g,茵陈蒿 120 g,炒黄连 45 g,炒知母 100 g,炒黄柏 100 g,生栀子 90 g,制川大黄 100 g,蟅虫 100 g,水蛭 50 g,全蝎 30 g,炙黄芪 100 g,仙鹤草 120 g,功劳叶 100 g,稽豆衣 100 g,女贞子 100 g,枸杞子 120 g,墨旱莲 100 g,桑椹 100 g,玉竹 120 g,黄精 120 g,炙龟甲、炙鳖甲各 100 g,砂仁、白豆蔻各 30 g,生地黄、熟地黄 120 g,莲心 30 g,莲子肉 200 g,大枣 200 g,人参浸膏 70 g,藏红花 10 g,山楂膏 60 g,铁皮枫斗 24 g,西洋参 100 g,羚羊角粉 10 支,阿胶 250 g,黄明胶 150 g,饴糖 150 g,冰糖 200 g,蜂蜜 150 g,黄

酒 250 ml。

上药一料,如法收膏。

案 6

陈某,男,48 岁。

甲午年孟冬(2014 年 12 月 5 日)初诊

高血压史三四年,或见心动过速,有上消化道出血史,胃镜示糜烂性胃炎,查有脂肪肝、三酰甘油 2.50 mmol/L、高密度脂蛋白 1.03 mmol/L、低密度脂蛋白 3.84 mmol/L,心电图示 T 波改变。尿时急,多梦,脉弦数,苔薄腻。肝胃不和,脾肾虚弱。治以调和肝胃,补益脾肾之法,制膏代煎。

玉竹 120 g,黄精 120 g,玉米须 150 g,茶树根 150 g,天麻 150 g,钩藤 120 g,潼蒺藜、白蒺藜各 100 g,稆豆衣 100 g,枸杞子 150 g,茯苓、茯神各 120 g,淮小麦 300 g,柏仁、枣仁各 100 g,郁金 100 g,苦参 100 g,生白果 100 g,石见穿、石打穿各 150 g,虎杖 150 g,葛根 100 g,墨旱莲 100 g,女贞子 100 g,杜仲 150 g,桑寄生 120 g,桑椹 120 g,楮实子 150 g,荷叶 150 g,陈皮 60 g,姜半夏 90 g,炒党参 120 g,砂仁、白豆蔻各 30 g,生地黄、熟地黄各 120 g,炒苍术、炒白术各 100 g,炒怀山药 120 g,青皮 100 g,白及 50 g,血余炭 50 g,海螵蛸、桑螵蛸各 120 g,莲心 30 g,莲子肉 200 g,大枣 200 g,川贝母粉 30 g(冲),人参浸膏 70 g,铁皮枫斗 24 g,西洋参 100 g,藏红花 5 g,羚羊角粉 5 支,山楂膏 120 g,阿胶 250 g,黄明胶 250 g,饴糖 150 g,冰糖 150 g,黄酒 250 ml,蜂蜜 150 g。

上药一料,如法收膏。

案 7

胡某,女,39 岁。

壬辰年季秋(2012 年 11 月 2 日)初诊

慢性肾炎,高血压史 8 年,一年来左心室增大,左心室舒张、收缩功能降低,EF 值 48%。头昏寐少却酣,大便干结隔日。口气浊,间或胸闷脘痛,脉细小,苔薄微腻。年将四旬,心脾肝肾兼伤。治以清养之法,制膏代煎。

薏苡仁根 300 g,玉米须 300 g,灯心草 45 g,炒知母、炒黄柏各 100 g,生地黄、熟地黄各 120 g,山茱萸 150 g,巴戟天 100 g,天冬、麦冬各 120 g,砂仁、白豆蔻各 30 g,茯苓、茯神各 100 g,柏仁、枣仁各 150 g,太子参 150 g,南沙参、北沙参各 120 g,玄参 90 g,玉竹 120 g,淮小麦 300 g,百合 90 g,佛手花 60 g,厚朴花 60 g,月季花 100 g,瓜蒌皮 100 g,瓜蒌仁 100 g,潼蒺藜、白蒺藜各 100 g,天麻 150 g,竹叶 90 g,生槐花 100 g,桑叶、桑白皮各 120 g,地骨皮 120 g,生白果 100 g,景天三七 150 g,大狼把草 150 g,稆豆衣 100 g,女贞子 100 g,墨旱莲 100 g,桑椹 100 g,楮实子 150 g,炒苍术、炒白术各 100 g,炒怀山药 120 g,水红 花子 60 g,鸭跖草 150 g,莲心 30 g,莲子肉 200 g,大枣 200 g,生晒参 200 g,羚羊 角粉 10 支,铁皮枫斗 24 g,西洋参 100 g,藏红花 10 g,山楂精 4 袋,冬虫夏草 10 g,阿胶 250 g,龟甲胶、鳖甲胶各 100 g,冰糖、饴糖各 150 g,蜂蜜 100 g,黄酒 200 ml。

上药一料,如法收膏。

案 8

金某,女,66 岁。

壬辰年仲冬(2012 年 12 月 14 日)一诊

高血压新起仅半载,有头晕之苦,膝痛,活动受制亦有数月。夜不安寐伴见 口渴,尿路感染史四五年,尿中白细胞(＋),但尿畅。尿酸稍高,脉细小弦滑,舌 净,有高脂血症,甲状腺结节,腔隙脑梗死,慢性胃炎,颈椎病史。肝脾肾不调,治 以柔肝健脾益肾,佐以清利之法,制膏代煎。

玉米须 150 g,车前子 300 g,灯心草 30 g,竹叶 100 g,荷叶 100 g,合欢皮 100 g,夜交藤 120 g,土茯苓 300 g,石见穿、石打穿各 150 g,牛膝 90 g,天麻 150 g,潼蒺藜、白蒺藜各 100 g,生石决明 300 g,代赭石 150 g,龙葵 150 g,稆豆 衣 100 g,女贞子 100 g,墨旱莲 100 g,枸杞子 100 g,玉竹 100 g,桑叶、桑白皮各 90 g,杭菊花 90 g,生地黄、熟地黄各 120 g,砂仁、白豆蔻各 30 g,郁金 100 g,炒 党参 160 g,炒苍术、炒白术各 100 g,炒怀山药 120 g,灵芝 100 g,虎杖 150 g,山 茱萸 100 g,巴戟天 100 g,仙鹤草 150 g,功劳叶 100 g,黄精 100 g,炒知母、炒黄 柏各 100 g,白花蛇舌草 150 g,薏苡仁根 300 g,威灵仙 60 g,杜仲 150 g,葛根 60 g,姜黄 60 g,姜半夏 60 g,天冬、麦冬各 100 g,桑椹 120 g,泽漆、泽泻各 90 g, 川贝母、浙贝母各 60 g,夏枯草 50 g,莲心 30 g,莲子肉 200 g,大枣 200 g,人参精 35 g,山楂精 180 g,西洋参 100 g,铁皮枫斗 24 g,阿胶 300 g,龟甲胶、鳖甲胶各 100 g,珍珠粉 20 g,羚羊角粉 5 支,冰糖 300 g,黄酒 200 ml。

上药一料,如法收膏。

癸巳年孟冬(2013 年 11 月 23 日)二诊

头晕欲泛目重,腰膝酸软,受寒脘痞,高血压服药仅年余,尿路感染数月前作,诊断为萎缩性胃炎。查有轻度脂肪肝,甲状腺结节,双侧额颞顶叶、基底节区及放射冠区多发性腔隙脑梗死,三酰甘油 7.54 mmol/L(偏高),胆固醇 5.32 mmol/L(偏高),尿酸 345.4 μmol/L(偏高),同型半胱氨酸 25.41 μmol/L(偏高),脉细小弦滑,舌净,边有齿痕。岁前服用柔肝健脾,益肾清利,膏滋一料,尽剂尚安。拟再守法制膏续进。

稽豆衣 100 g,女贞子 100 g,墨旱莲 100 g,桑椹 100 g,楮实子 150 g,巴戟天 100 g,山茱萸 100 g,仙鹤草 150 g,功劳叶 100 g,枸杞子 150 g,生地黄、熟地黄各 120 g,砂仁、白豆蔻各 30 g,天冬、麦冬各 100 g,制何首乌 120 g,玄参 100 g,潼蒺藜、白蒺藜各 120 g,天麻 200 g,钩藤 120 g,玉米须 150 g,炒知母、炒黄柏各 100 g,炙龟甲、炙鳖甲各 100 g,土茯苓 300 g,灯心草 30 g,姜半夏 60 g,陈皮 50 g,姜竹茹 60 g,杜仲 150 g,桑寄生 100 g,牛膝 100 g,夜交藤 90 g,虎杖 150 g,炒党参 100 g,炒白术、炒白芍各 100 g,炒怀山药 120 g,夏枯草 100 g,白僵蚕 100 g,地龙 100 g,䗪虫 100 g,补骨脂 100 g,川贝母、浙贝母各 100 g,玉竹 100 g,黄精 100 g,薏苡仁根 300 g,高良姜 45 g,制香附 90 g,莲心 20 g,莲子肉 200 g,大枣 200 g,人参精 35 g,高丽参精 35 g,山楂精 240 g,西洋参 100 g,铁皮枫斗 24 g,羚羊角粉 5 支,龟甲胶、鳖甲胶各 100 g,阿胶 250 g,鹿角胶 30 g,饴糖 150 g,冰糖 200 g,黄酒 250 ml。

上药一料,如法收膏。

案 9

陈某,男,66 岁。

乙未年孟冬(2015 年 11 月 26 日)初诊

高血压病史降压治疗已 6 年,脂代谢轻度紊乱,素喜多饮,脘痞纳减,膝痛。四末冷,苔薄腻微黄,脉细小弦。脾肾渐亏。治以温补脾肾兼佐清潜之法,制膏代煎。

益智仁 90 g,锁阳 90 g,菟丝子 100 g,肉苁蓉 100 g,补骨脂 90 g,巴戟天 100 g,山茱萸 100 g,炒当归 100 g,生地黄、熟地黄各 120 g,砂仁、白豆蔻各 30 g,稽豆衣 100 g,女贞子 100 g,墨旱莲 100 g,桑椹 150 g,楮实子 150 g,覆盆子 150 g,天麻 150 g,潼蒺藜、白蒺藜各 100 g,钩藤 120 g,玉米须 150 g,茶树根 150 g,生山楂 150 g,厚朴花 90 g,佛手花 90 g,生薏苡仁 300 g,薏苡仁根 300 g,茯苓、茯神各 100 g,猪苓 150 石见穿、石打穿各 150 g,竹茹 90 g,姜半夏 90 g,仙鹤草 150 g,功劳叶 100 g,炒党参 120 g,炒苍术、炒白术各 100 g,炒怀山药 120 g,石菖蒲 90 g,胆南星 60 g,炒川黄连 30 g,炒黄芩 90 g,苦参 90 g,生白果 90 g,苦丁茶 90 g,炒赤芍、炒白芍各 120 g,淮小麦 300 g,莲心 30 g,莲子肉 200 g,百合 90 g,紫贝 90 g,炒柴胡 90 g,枳壳 90 g,竹叶 90 g,灯心草 30 g,车前子 300 g,丹参、牡丹皮各 100 g,生栀子 100 g,杜仲 120 g,牛膝 90 g,桑寄生 120 g,玉竹 100 g,黄精 100 g,大枣 200 g,生晒参 100 g,西洋参 100 g,铁皮枫斗 24 g,羚羊角粉 10 支,藏红花 10 g,鲜石斛 60 g,阿胶 250 g,龟甲胶、鳖甲胶各 50 g,饴糖、冰糖各 150 g。

上药一料,如法收膏,不入酒,糖少量。

案 10

陈某,女,73 岁。

癸巳年孟冬(2013 年 11 月 28 日)初诊

冠心病室性期前收缩二联律史 10 余年,安已五载。年前有药源性糖尿病病史,已接受胰岛素治疗 1 年,今血糖 9.3 升高,糖化血红蛋白 8.5% 升高。头昏心悸,昼夜见咳,痰黄咯吐不畅已年余,肢沉软,稍有畏寒,纳少乏味,脉细小滑,苔薄微腻白。年逾古稀,心、脾、肺、肾亏损。治以养心健脾,清肺益肾之法,制膏代煎。

苦参 100 g,生白果 100 g,灵芝 100 g,景天三七 150 g,玉米须 150 g,炒当归 100 g,生地黄、熟地黄各 120 g,砂仁、白豆蔻各 30 g,仙鹤草 150 g,功劳叶 100 g,稽豆衣 100 g,墨旱莲 100 g,女贞子 100 g,姜半夏 100 g,陈皮 60 g,桃仁、杏仁各 100 g,桃树胶 300 g,薏苡仁根 300 g,玉竹 100 g,黄精 100 g,炒党参 100 g,炒苍术、炒白术各 100 g,炒怀山药 120 g,桑叶、桑白皮各 120 g,地骨皮 120 g,炒川黄连 60 g,丹参、牡丹皮各 100 g,巴戟天 100 g,山茱萸 100 g,天冬、麦冬各 100 g,天花粉 100 g,稽豆衣 100 g,鸭跖草 180 g,鱼腥草 150 g,川贝母、浙贝母各 100 g,瓜蒌皮 90 g,葶苈子 300 g(包煎),水红花子 100 g,大狼把草 150 g,竹叶 100 g,防风、防己各 90 g,蝉蜕 90 g,白僵蚕 100 g,莲心 30 g,莲子肉

200 g,大枣 200 g,人参精 70 g,西洋参 100 g,铁皮枫斗 24 g,藏红花 10 g,山楂精 180 g,阿胶 250 g,龟甲胶、鳖甲胶各 100 g,黄酒 150 ml。

上药一料,如法收膏,不入糖类。

案 11

高某,男,76 岁。

乙未年孟冬(2015 年 11 月 26 日)初诊

唇暗,登高气促,手足不温。脂代谢紊乱二三十年,今胆固醇 6.36 mmol/L(升高),三酰甘油 5.72 mmol/L(升高),高密度脂蛋白 0.94 mmol/L(降低),胆囊手术史近 20 年,高血压史 10 年余,带状疱疹史 2 年,服降脂药后肝损。纳呆,食后脘痞胀,寐艰短早醒,查有腔隙性梗死、左颈内动脉硬化斑块形成。脉细弦滑,苔薄。肝肾,心脾不足。治拟柔肝滋肾,养心健脾之法,制膏代煎。

稆豆衣 100 g,女贞子 100 g,墨旱莲 100 g,桑椹 150 g,楮实子 150 g,炒当归 100 g,生地黄、熟地黄各 120 g,砂仁、白豆蔻各 30 g,巴戟天 100 g,山茱萸 100 g,仙鹤草 100 g,功劳叶 100 g,平地木 150 g,马鞭草 150 g,五味子 60 g,柏仁、枣仁各 100 g,玉米须 150 g,生白果 100 g,景天三七 150 g,大狼把草 150 g,灵芝 100 g,锦鸡儿根 150 g,荷叶 100 g,虎杖 150 g,生山楂 150 g,郁金 100 g,泽兰 90 g,莪术 90 g,炒党参 100 g,炒苍术、炒白术各 100 g,炒怀山药 120 g,猪苓、茯苓各 120 g,生薏苡仁 300 g,绿豆衣 100 g,谷芽、麦芽各 150 g,合欢皮 100 g,天麻 120 g,钩藤 120 g,川厚朴花 60 g,佛手花 60 g,八月札 120 g,生黄芪 120 g,潼蒺藜、白蒺藜各 100 g,大枣 200 g,莲心 30 g,莲子肉 200 g,生晒参 200 g,西洋参 100 g,藏红花 10 g,玉竹 100 g,黄精 100 g,铁皮枫斗 24 g,鲜石斛 60 g,阿胶 250 g,羚羊角粉 10 支,鳖甲胶、龟甲胶各 100 g,珍珠粉 20 g,鹿角胶 25 g,饴糖、冰糖各 150 g,蜂蜜 150 g,黄酒 150 g。

上药一料,如法收膏。

案 12

杲某,男,61 岁。

壬辰年孟冬(2012 年 11 月 30 日)复诊

高血压史 20 年,阳痿 11 年,已两年未见,入秋身热,多头晕,秋后目糊、目胀痛,牙龈疼,足趾时痛,阴囊痒,寐短不酣早醒,中脘受寒则见口气浊,肠鸣。排尿时易见寒嚏,过敏体质易见风疹,今又查见肾结石。脉细弦滑,苔薄。花甲之年,肝肾不足,肺脾虚寒。治拟滋肝肾,益肺脾之法,制膏代煎。

制何首乌 120 g,枸杞子 120 g,穞豆衣 100 g,墨旱莲 100 g,女贞子 100 g,桑椹 100 g,山茱萸 100 g,巴戟天 100 g,柏仁、枣仁各 100 g,五味子 60 g,仙鹤草 150 g,功劳叶 100 g,玉竹 100 g,黄精 100 g,玉米须 90 g,益智仁 100 g,锁阳 150 g,菟丝子 100 g,高良姜 45 g,吴茱萸 45 g,制香附 90 g,炒柴胡 60 g,姜半夏 90 g,炒黄连 60 g,干姜 30 g,炒知母、炒黄柏各 90 g,炒怀山药 120 g,炒党参 100 g,姜竹茹 60 g,滑石 150 g,白鲜皮 100 g,野菊 50 g,紫苏梗 90 g,炒防风 90 g,天麻 150 g,潼蒺藜、白蒺藜各 120 g,生地黄、熟地黄各 150 g,砂仁、白豆蔻各 30 g,大狼把草 150 g,茯苓、茯神各 150 g,炙黄芪 90 g,莲心 30 g,莲子肉 200 g,大枣 200 g,百合 90 g,南沙参、北沙参各 100 g,人参精 70 g,西洋参 100 g,铁皮枫斗 24 g,山楂精 120 g,阿胶 300 g,羚羊角粉 10 支,珍珠粉 20 g,鳖甲胶、龟甲胶各 100 g,鹿角胶 45 g,饴糖 150 g,冰糖 250 g,黄酒 250 ml。

上药一料,如法收膏。

案 13

顾某,男,74 岁。

癸巳年孟冬(2013 年 11 月 1 日)初诊

高血压史 15 年,登楼气短,无心悸胸闷,胃镜年有一检,示慢性萎缩性胃炎、反流性食管炎,右肘疼痛,左足底或麻,有腰肌劳损史。脉细弦,舌净。年逾古稀,肝脾肾不足。治拟柔肝健脾益肾之法,制膏代煎。

制何首乌 120 g,枸杞子 120 g,穞豆衣 100 g,桑椹 100 g,墨旱莲 100 g,女贞子 100 g,楮实子 100 g,五味子 50 g,山茱萸 100 g,巴戟天 100 g,炒怀山药 120 g,仙鹤草 150 g,功劳叶 100 g,炒党参 120 g,炒白术、炒白芍各 100 g,玉米须 150 g,杜仲 120 g,天麻 150 g,潼蒺藜、白蒺藜各 100 g,牛膝 90 g,灵芝 100 g,景天三七 150 g,大狼把草 150 g,生白果 90 g,石见穿、石打穿各 100 g,白花蛇舌草 150 g,龙葵 150 g,虎杖 150 g,玉蝴蝶 30 g,凤凰衣 90 g,炒川黄连 30 g,天冬、麦冬各 90 g,姜半夏 90 g,姜竹茹 60 g,川厚朴花 90 g,生地黄、熟地黄各 120 g,砂仁、白豆蔻各 30 g,石斛 90 g,旋覆花 90 g(包煎),炙枇杷叶 90 g,莲心 30 g,莲子肉 200 g,大枣 200 g,人参精 70 g,西洋参 100 g,铁皮枫斗 24 g,山楂精 120 g,

羚羊角粉 5 支,阿胶 300 g,鳖甲胶、龟甲胶各 100 g,藏红花 5 g,饴糖 100 g,冰糖 200 g,蜂蜜 100 g,黄酒 200 ml。

上药一料,如法收膏。

甲午年仲秋(2014 年 11 月 14 日)二诊

唯近日寐艰,但醝,足底或麻,余无所苦。有高血压史 16 年,慢性萎缩性胃炎,反流性食管炎,月前血生化正常,脉细小弦,苔薄。治守柔肝健脾益肾之法。制膏代煎。

制何首乌 120 g,稽豆衣 100 g,桑椹 100 g,枸杞子 120 g,墨旱莲 100 g,女贞子 100 g,楮实子 150 g,五味子 100 g,巴戟天 100 g,山茱萸 100 g,仙鹤草 150 g,功劳叶 100 g,炒怀山药 120 g,炒党参 100 g,炒白术、炒白芍各 100 g,玉米须 150 g,灵芝 100 g,景天三七 150 g,大狼把草 150 g,牛膝 100 g,生白果 100 g,潼蒺藜、白蒺藜各 100 g,天麻 150 g,杜仲 120 g,石见穿、石打穿各 150 g,白花蛇舌草 150 g,龙葵 150 g,虎杖 150 g,玉蝴蝶 30 g,凤凰衣 100 g,炒川黄连 30 g,天冬、麦冬各 100 g,姜半夏 90 g,姜竹茹 60 g,生地黄、熟地黄各 120 g,砂仁、白豆蔻各 30 g,旋覆花 100 g(包煎),炙枇杷叶 100 g,石斛 100 g,川厚朴花 90 g,炙鳖甲 150 g,莲心 30 g,莲子肉 200 g,大枣 200 g,西洋参 100 g,人参浸膏 70 g,山楂膏 120 g,羚羊角粉 5 支,阿胶 250 g,铁皮枫斗 24 g,藏红花 10 g,黄明胶 250 g,黄酒 250 ml。

上药一料,如法收膏,不入糖。

二、肺系疾病案

案 1

傅某,女,59 岁。

甲午年孟秋(2014 年 10 月 30 日)初诊

哮喘痼疾自幼始,迩来寐前每有发作之虞,喉间每或有哮鸣之感,经行仍调,但有头昏,有"鼻炎"史,脉细小弦滑,苔薄,喜饮咖啡。肺脾肾不足。治拟益肺健脾滋肾以助宣肃、运摄、纳降之功。

紫河车 50 g,坎炁 10 条,紫石英 90 g,百合 100 g,淮小麦 300 g,鹅管石 90 g,紫贝 90 g,龙齿 90 g,炒当归 120 g,生地黄、熟地黄各 120 g,砂仁、白豆蔻各 30 g,益智仁 100 g,炒党参 120 g,炒苍术、炒白术各 90 g,炒怀山药 120 g,炙黄芪 90 g,淫羊藿 100 g,仙茅 90 g,山茱萸 100 g,巴戟天 100 g,补骨脂 100 g,杜仲 90 g,五味子 90 g,天冬、麦冬各 90 g,姜半夏 90 g,陈皮 60 g,川贝母、浙贝母各 90 g,大狼把草 150 g,灵芝 100 g,景天三七 150 g,生白果 100 g,炒黄芩 90 g,乌梅 90 g,辛夷 90 g,炙龟甲、鳖甲各 120 g,玉竹 100 g,黄精 100 g,葛根 90 g,细辛 30 g,蝉衣 90 g,炙甘草 50 g,益母草 90 g,制香附 90 g,锁阳 90 g,炒柴胡、炒前胡各 90 g,莲心 30 g,莲子肉 200 g,大枣 200 g,人参浸膏 70 g,西洋参 100 g,铁皮枫斗 24 g,山楂膏 60 g,藏红花 5 g,阿胶 250 g,饴糖 150 g,冰糖 200 g,蜂蜜 100 g,黄酒 200 ml。

上药一料,如法收膏。

案 2

费某,男,41 岁。

甲午年仲秋(2014 年 11 月 13 日)初诊

过敏性鼻炎,咽炎 6 年,易咯喉痰多,寐艰,少寐,目酸腰酸乏力,昼夜尿多,项脊不适,或有胀痛,手足多汗,足心冷,口干饮多,脂肪肝,脉小弦,苔薄微黄。肺肾不足。治拟清养之法,制膏代煎。

南沙参 100 g,北沙参 100 g,太子参 100 g,炒白术 100 g,炒白芍 100 g,炒怀山药 120 g,炒当归 100 g,生地黄 120 g,熟地黄 120 g,砂仁 30 g,白豆蔻 30 g,姜半夏 100 g,生黄芪 120 g,仙鹤草 150 g,功劳叶 100 g,炒黄芩 100 g,桑叶 90 g,桑白皮 90 g,地骨皮 120 g,茯苓 120 g,茯神 120 g,辛夷 100 g,川厚朴花 100 g,补骨脂 100 g,金狗脊 100 g,桑寄生 120 g,柏仁 120 g,枣仁 120 g,五味子 60 g,益智仁 120 g,百合 100 g,蚕茧壳 100 g,覆盆子 100 g,金樱子 100 g,菟丝子 100 g,巴戟天 100 g,山茱萸 100 g,桃仁 100 g,杏仁 100 g,川贝母 100 g,浙贝母 100 g,生白果 100 g,葛根 100 g,威灵仙 60 g,乌梅 90 g,炒防风 90 g,稽豆衣 100 g,墨旱莲 100 g,女贞子 100 g,莲心 30 g,莲子肉 200 g,大枣 200 g,人参浸膏 70 g,西洋参 100 g,铁皮枫斗 24 g,山楂膏 60 g,玉竹 100 g,黄精 100 g,坎炁 10 条,高丽参精 35 g,阿胶 250 g,黄明胶 250 g,饴糖 100 g,冰糖 150 g,蜂蜜 100 g,黄酒 250 ml。

上药一料,如法收膏。

乙未年孟冬(2015 年 11 月 19 日)二诊

过敏性鼻咽炎史 7 年,查有脂肪肝,年内感冒减少,手足多汗足且冷,腰酸冷,颈肩痛,项强,痰多色白,夜尿一二次,口干喜饮,善饥易忘,脉细沉小,苔薄腻微黄,肺肾不足。

治拟养肺益肾之法,制膏代煎。

太子参 100 g,炒党参 100 g,炒怀山药 120 g,炒当归 100 g,炙黄芪 150 g,炒苍术、炒白术各 100 g,生地黄、熟地黄各 120 g,砂仁、白豆蔻各 30 g,茯苓 90 g,橘络 30 g,葛根 100 g,补骨脂 100 g,骨碎补 100 g,巴戟天 120 g,山茱萸 100 g,仙鹤草 150 g,功劳叶 100 g,稆豆衣 100 g,墨旱莲 100 g,女贞子 100 g,天冬、麦冬各 100 g,枸杞子 100 g,威灵仙 60 g,姜黄 60 g,杜仲 150 g,炒川芎、炒续断各 100 g,牛膝 100 g,虎杖 150 g,玉竹 120 g,黄精 120 g,炒黄芩 100 g,辛夷 100 g,炒柴胡、炒前胡各 100 g,川贝母、浙贝母各 100 g,桔梗 30 g,益智仁 100 g,锁阳 100 g,百合 100 g,白果 100 g,姜半夏 90 g,覆盆子 100 g,金樱子 100 g,芡实 150 g,菟丝子 100 g,炒防风 90 g,乌梅 90 g,细辛 30 g,金狗脊 100 g,五味子 60 g,莲心 30 g,莲子肉 200 g,大枣 200 g,生晒参 100 g,西洋参 100 g,紫河车 50 g,坎炁 10 条,铁皮枫斗 24,鲜石斛 36 g,阿胶 250 g,黄明胶 150 g,饴糖、冰糖各 150 g,蜂蜜 150 g,黄酒 250 ml。

上药一料,如法收膏。

案 3

丁某,女,39 岁。

癸巳年孟冬(2013 年 11 月 28 日)初诊

哮喘自幼始历经 20 余年之苦,得安 10 余年,有过敏性鼻炎与咽炎、急性胰腺炎史 2 年,口渴饮多,急躁厌烦、厌闻声响,激动后目胀,颜面起痘布褐斑,大便干结,劳后乏力,经行量多,子宫有小肌瘤,入冬肢端冷,脉细小,苔薄,有中耳炎,右鼓膜穿孔,乙型病毒性肝炎(表面抗原、E 抗体、核心抗体阳性),胃幽门螺杆菌阳性,乳腺小叶增生。肺脾肝肾不足,火郁肺热。治以补益肺脾,滋养肝肾,兼清肺热之法,制膏代煎。

南沙参、北沙参各 100 g,太子参 100 g,玄参 100 g,天冬、麦冬各 100 g,生地黄、熟地黄各 120 g,柏仁、枣仁各 100 g,桑叶、桑白皮各 100 g,地骨皮 100 g,百合 100 g,丹参、牡丹皮各 100 g,仙鹤草 150 g,功劳叶 100 g,生栀子 100 g,炒黄芩 100 g,生白果 100 g,平地木 150 g,羊蹄根 150 g,玉蝴蝶 30 g,凤凰衣 100 g,炒白术、炒白芍各 100 g,炒怀山药 120 g,石斛 100 g,野菊 45 g,石见穿、石打穿各 150 g,八月札 120 g,炒柴胡 90 g,枳壳 100 g,枳实 100 g,橘叶、橘核各 120 g,炒当归 90 g,决明子 120 g,紫贝 150 g,紫河车 50 g,山茱萸 100 g,益母草 90 g,制香附 100 g,莲心 30 g,莲子肉 200 g,大枣 200 g,大狼把草 150 g,景天三七 150 g,玉竹 100 g,黄精 100 g,人参精 70 g,西洋参 50 g,铁皮枫斗 24 g,山楂精 180 g,藏红花 10 g,阿胶 250 g,龟甲胶、鳖甲胶各 100 g,饴糖、冰糖各 100 g,黄酒 150 ml。

上药一料,如法收膏。

甲午年孟秋(2014 年 10 月 30 日)二诊

岁前膏滋尽剂良,神疲乏力倦卧,寐欠酣,易醒,头昏,颢胀心悸,哮喘久罹,迄今 20 余年,音嘶,右声带增厚,面少华色,膝痛于右,颈椎增生,乙型病毒性肝炎(表面抗原、E 抗体、核心抗体阳性)、子宫肌瘤、慢性咽炎、过敏体质,3 年前曾患急性胰腺炎,脉细小,苔薄。年方不惑,多病久病气血亏耗,五脏皆见不足。治以气血双补之法,制膏代煎。

炒党参 100 g,炒苍术、炒白术各 100 g,炒怀山药 120 g,炒赤芍、炒白芍各 100 g,茯苓、茯神各 100 g,猪苓 120 g,灯心草 30 g,柏仁、枣仁各 120 g,五味子 60 g,天冬、麦冬各 100 g,炙黄芪 120 g,炒当归 120 g,生地黄、熟地黄各 120 g,砂仁、白豆蔻各 30 g,枸杞子 120 g,穞豆衣 100 g,女贞子 100 g,墨旱莲 100 g,桑椹 120 g,百合 100 g,仙鹤草 150 g,功劳叶 100 g,炒黄芩 90 g,玄参 90 g,玉蝴蝶 30 g,凤凰衣 100 g,平地木 300 g,大蓟、小蓟各 150 g,虎杖 150 g,葛根 90 g,蝉衣 90 g,白僵蚕 90 g,川贝母、浙贝母各 100 g,炒川芎、炒川续断各 90 g,乌梅 90 g,淮小麦 300 g,炒防风 90 g,金狗脊 100 g,莲心 30 g,莲子肉 300 g,大枣 100 g,姜半夏 60 g,陈皮 50 g,人参浸膏 70 g,铁皮枫斗 24 g,山楂膏 60 g,西洋参 100 g,藏红花 5 g,紫河车 50 g,阿胶 250 g,饴糖 100 g,冰糖 150 g,蜂蜜 100 g。

上药一料,如法收膏,不入酒,少糖。

乙末年孟冬(2015 年 11 月 26 日)三诊

操劳思虑多致经水紊乱,业已半载,急性胰腺炎史 4 余年,有哮喘、咽炎史,查有子宫肌瘤,足癣,形寒肢端冷,入冬尤甚,口干渴,多矢气,脉细小滑,苔薄。气虚气滞。治以益气顺气之法,制膏代煎。

炒柴胡 100 g,枳壳 90 g,炒苍术、炒白术各 90 g,仙鹤草 150 g,功劳叶 100 g,郁金 100 g,炒当归 100 g,炒川芎、炒川续断各 100 g,砂仁、白豆蔻各 30 g,生地黄、熟地黄各 120 g,炒党参 100 g,太子参 100 g,炒怀山药 120 g,炙黄芪 100 g,大狼把草 150 g,茯苓、茯神各 100 g,锦鸡儿根 150 g,益母草 120 g,制香附 100 g,穞豆衣 100 g,女贞子 100 g,墨旱莲 100 g,桑椹 150 g,楮实子 150 g,覆盆子 150 g,巴戟天 100 g,山茱萸 100 g,菟丝子 100 g,石见穿 150 g,石打穿 150 g,八月札 100 g,玉竹 100 g,黄精 100 g,佛手花 90 g,川厚朴花 90 g,补骨脂 100 g,南沙参 100 g,北沙参 100 g,天冬、麦冬各 100 g,玄参 90 g,九香虫 30 g,炙鸡内金 100 g,生山楂 90 g,炒防风 90 g,生白果 90 g,苦参 90 g,白鲜皮 100 g,生薏苡仁 300 g,鱼腥草 90 g,炒黄芩 90 g,紫贝 150 g,百合 90 g,淮小麦 300 g,玫瑰花 90 g,莲心 30 g,莲子肉 200 g,大枣 200 g,生晒参 100 g,西洋参 100 g,藏红花 10 g,铁皮枫斗 24 g,鲜石斛 60 g,珍珠粉 30 g,紫河车 30 g,阿胶 200 g,龟甲胶、鳖甲胶 50 g,饴糖 100 g,冰糖 150 g。

上药一料,如法收膏,不入酒。

案 4

计某,女,56 岁。

壬辰年孟冬(2012 年 11 月 9 日)初诊

经寒即见感冒、咽痛、咳痰,岁间时时。背掣冷,手足凉,膝痛楚,寐易醒,头昏目花,如见飞蚊,口淡,脉细小苔薄,经绝六载。有肺结核病史。肺脾两虚,肝肾不足。治以养肺健脾、柔肝滋肾之法,制膏代煎。

紫河车 100 g,坎炁 10 条,玉竹 100 g,黄精 100 g,功劳叶 100 g,仙鹤草 100 g,太子参 150 g,炒党参 100 g,明党参 100 g,百合 100 g,炒白术、炒白芍各 100 g,炒怀山药 120 g,南沙参、北沙参各 100 g,制何首乌 120 g,枸杞子 100 g,穞豆衣 100 g,墨旱莲 100 g,女贞子 100 g,桑椹 100 g,远志 45 g,炙黄芪 150 g,炒当归 120 g,生地黄、熟地黄各 120 g,砂仁、白豆蔻各 30 g,炒防风 100 g,补骨脂 100 g,杜仲 150 g,桑寄生 120 g,牛膝 100 g,炒川芎、炒川续断各 90 g,巴戟天 100 g,山茱萸 100 g,仙茅 60 g,淫羊藿 60 g,天冬、麦冬各 100 g,玉蝴蝶 30 g,玄参 100 g,炙百部 120 g,炒黄芩 100 g,丹参、牡丹皮各 100 g,白扁豆 300 g,莲心 30 g,莲子肉 200 g,大枣 200 g,人参精 70 g,西洋参 100 g,龙眼肉 100 g,铁皮枫斗 24 g,胡桃肉 100 g,山楂精 120 g,黄酒 200 ml,阿胶 300 g,龟甲胶、鳖甲胶各 100 g,鹿角胶 25 g,蜂蜜 150 g,饴糖、冰糖各 200 g。

上药一料,如法收膏。

癸巳年孟冬(2013 年 11 月 29 日)二诊

有肺痨病史,乏力易劳累,眼干,入冬肤燥痒,交秋多咳痰,手足冷,进夏多汗,易感冒,腰膝痛,夜尿多,三酰甘油 2.83 mmol/L,脉细滑,苔薄微腻。肺肾不足,健脾为先,五行相生之理。

炒党参 120 g,炒苍术、炒白术各 100 g,炒怀山药 120 g,炙黄芪 150 g,姜半夏 100 g,茯苓、茯神各 100 g,陈皮 50 g,仙鹤草 150 g,功劳叶 100 g,稆豆衣 100 g,墨旱莲 100 g,枸杞子 150 g,桑椹 120 g,女贞子 100 g,玉竹 100 g,黄精 100 g,制何首乌 120 g,巴戟天 100 g,山茱萸 100 g,炒赤芍、炒白芍各 100 g,炒防风 90 g,炒柴胡 90 g,补骨脂 100 g,芡实 100 g,覆盆子 100 g,金樱子 100 g,淮小麦 300 g,百合 90 g,炒当归 100 g,生地黄、熟地黄各 120 g,砂仁、白豆蔻各 30 g,天冬、麦冬各 100 g,紫河车 100 g,坎炁 10 条,白扁豆 300 g,益智仁 90 g,丹参、牡丹皮各 90 g,炒黄芩 90 g,炙百部 90 g,大枣 200 g,莲心 30 g,莲子肉 200 g,杜仲 150 g,牛膝 100 g,炒川芎、炒川续断各 90 g,人参精 70 g,西洋参 100 g,高丽参精 35 g,藏红花 10 g,铁皮枫斗 24 g,山楂精 240 g,龟甲胶、鳖甲胶各 100 g,阿胶 250 g,鹿角胶 30 g,饴糖、冰糖各 200 g,蜂蜜 100 g,黄酒 250 ml。

上药一料,如法收膏。

案 5

顾某,女,36 岁。

癸巳年孟冬(2013 年 11 月 1 日)初诊

素多感冒,入冬形寒怯冷,四季无汗,面少华色,神疲乏力,寐短易醒,口干饮少,易急躁,或有吞酸,颜面多痘,有鼻炎史,多嚏伴清涕。脉细小滑,苔薄腻微黄。表虚气弱,营虚血少,木火乘土刑金。治以益气养营,清金制木扶土之法,制膏代煎。

炒党参 100 g,太子参 100 g,南沙参、北沙参各 100 g,生黄芪、炙黄芪各 90 g,生地黄、熟地黄各 120 g,砂仁、白豆蔻各 30 g,天冬、麦冬各 100 g,炒苍术、炒白术各 100 g,炒怀山药 120 g,桑白皮 120 g,地骨皮 120 g,百合 100 g,炒赤芍、炒白芍各 100 g,炒柴胡 90 g,姜半夏 100 g,生栀子 90 g,丹参、牡丹皮各 90 g,炒黄芩 100 g,姜竹茹 60 g,生薏苡仁 100 g,仙鹤草 150 g,功劳叶 100 g,炒川黄连 60 g,吴茱萸 45 g,淮小麦 300 g,灯心草 30 g,茯苓、茯神各 100 g,稽豆衣 100 g,墨旱莲 90 g,女贞子 90 g,桂枝 20 g,柏仁、枣仁各 100 g,平地木 300 g,辛夷 90 g,乌梅 60 g,玉竹 100 g,黄精 100 g,桑椹 100 g,炒当归 90 g,补骨脂 100 g,莲心 30 g,莲子肉 200 g,大枣 200 g,北秫米 300 g(包煎),炒防风 90 g,紫河车 100 g,生晒参 100 g,西洋参 100 g,铁皮枫斗 24 g,山楂精 120 g,珍珠粉 20 g,阿胶 250 g,鳖甲胶、龟甲胶各 100 g,饴糖 100 g,冰糖 150 g,黄酒 150 ml。

上药一料,如法收膏。

甲午年孟冬(2014 年 11 月 28 日)二诊

年内悉安,饥则脘不适,得食即安,寐转酣,感冒已少见,口干饮少。脉细小滑,苔薄。心脾气血不足。治以健脾养心,补益气血之法,制膏代煎。

炒党参 120 g,炒苍术、炒白术各 100 g,炒怀山药 120 g,炙黄芪 150 g,炒当归 100 g,炒赤芍、炒白芍各 100 g,生地黄、熟地黄各 120 g,砂仁、白豆蔻各 30 g,仙鹤草 120 g,功劳叶 100 g,柏仁、枣仁各 100 g,五味子 60 g,稽豆衣 100 g,墨旱莲 100 g,女贞子 100 g,天冬、麦冬各 100 g,桑椹 100 g,楮实子 100 g,淮小麦 300 g,炙鳖甲 120 g,灵芝 100 g,大狼把草 150 g,玉竹 120 g,黄精 120 g,山茱萸 100 g,巴戟天 100 g,葛根 90 g,补骨脂 100 g,景天三七 150 g,炒防风 90 g,桂枝 30 g,炒柴胡 90 g,枳壳 90 g,姜半夏 90 g,陈皮 60 g,炒川芎、炒川续断各 90 g,益母草 100 g,制香附 90 g,紫河车 50 g,坎炁 10 条,莲心 30 g,莲子肉 200 g,大枣 200 g,人参浸膏 20 g,西洋参 100 g,铁皮枫斗 24 g,山楂膏 100 g,高丽参精 35 g,阿胶 250 g,黄明胶 250 g,饴糖、冰糖各 150 g,黄酒 250 ml,蜂蜜 150 g。

上药一料,如法收膏。

三、脾胃疾病案

案 1

傅某,男,53 岁。

甲午年仲冬(2014 年 12 月 19 日)初诊

右胁隐痛,食后脘痞伴恶心,心悸胸闷,夜寐欠酣,口舌疮痛频起,口气浊,多饮,口眼干,尿急难忍又有余沥,膝痛畏寒渐甚,溃疡病史 30 余年。胆固醇 6.8 mmol/L,三酰甘油 2.93 mmol/L,低密度脂蛋白 5.04 mmol/L。胃镜示:糜烂性萎缩性胃炎,十二指肠霜斑样溃疡,左下肺微小结节,胆囊切除 2 年,乙型病毒性肝炎(表面抗原、E 抗体、核心抗体阳性),颈椎病,苔薄,脉细弦滑。肝脾心肾久病,治以和调肝脾,滋养心肾之法,制膏代煎。

炒柴胡 90 g,枳壳 90 g,青皮、陈皮各 90 g,郁金 90 g,八月札 100 g,茯苓、茯神各 100 g,淮小麦 300 g,柏仁、枣仁各 100 g,百合 90 g,炒知母、炒黄柏各 100 g,生地黄、熟地黄各 120 g,天冬、麦冬各 100 g,砂仁、白豆蔻各 30 g,姜半夏 90 g,炒当归 100 g,炒苍术、炒白术各 100 g,炒党参 100 g,炒怀山药 120 g,平地木 300 g,马鞭草 150 g,大蓟、小蓟各 150 g,薏仁根 300 g,炒黄连 50 g,肉桂 25 g,枸杞子 150 g,稽豆衣 100 g,墨旱莲 100 g,女贞子 100 g,五味子 60 g,远志 45 g,炒赤芍、炒白芍各 100 g,葛根 90 g,仙鹤草 150 g,功劳叶 100 g,川贝母、浙贝母各 100 g,白及 60 g,血余炭 60 g,竹叶 100 g,灯心草 30 g,大狼把草 150 g,景天三七 150 g,大枣 200 g,灵芝 100 g,玉竹 100 g,黄精 100 g,麦芽 300 g,芡实 150 g,生黄芪、炙黄芪各 120 g,莲心 30 g,莲子肉 200 g,覆盆子 100 g,金樱子 100 g,生白果 100 g,海螵蛸、桑螵蛸各 120 g,凤凰衣 100 g,石见穿、石打穿各 150 g,人参浸膏 70 g,铁皮枫斗 24 g,西洋参 100 g,藏红花 10 g,羚羊角粉 10 支,珍珠粉 25 g,山楂膏 120 g,阿胶 250 g,黄明胶 250 g,饴糖、冰糖各 100 g,蜂蜜 100 g,黄酒 250 ml。

上药一料,如法收膏。

案 2

华某,女,55 岁。

甲午年孟冬(2014 年 11 月 28 日)初诊

中脘遇饥冷有隐痛阵阵,大便或不实,寐艰,经停三四年,月前见红 3 日,正在检查之中。咳嗽史 20 余年,素多鼻塞,加重年余,1 周前见有口角热疮,甲状腺腺瘤手术 2 年,疑有慢性淋巴细胞性甲状腺炎,有糜烂性胃炎、子宫肌瘤、卵巢囊肿史,脉弦细滑,苔薄。肺脾肾虚弱,痰瘀阻滞胞宫。治以益肺健脾滋肾,化痰逐瘀之法,制膏代煎。

川贝母、浙贝母各 100 g,橘络 60 g,炙瓜蒌皮 90 g,远志 50 g,郁金 90 g,白僵蚕 100 g,蝉蜕 100 g,生白果 100 g,苦参 100 g,石菖蒲 90 g,姜半夏 100 g,陈皮 50 g,猪苓、茯苓各 100 g,生薏苡仁 300 g,八月札 90 g,太子参 100 g,炒苍术、炒白术各 100 g,炒怀山药 120 g,炙百部 150 g,地龙 100 g,墨旱莲 100 g,女贞子 100 g,灵芝 100 g,天冬、麦冬各 100 g,玄参 100 g,大狼把草 150 g,仙鹤草 100 g,功劳叶 100 g,玉竹 100 g,黄精 100 g,生地黄、熟地黄各 100 g,景天三七 100 g,泽漆 100 g,夏枯草 90 g,炙龟甲 100 g,炙鳖甲 100 g,合欢皮 100 g,夜交藤 100 g,砂仁、白豆蔻各 30 g,石见穿、石打穿各 150 g,北秫米 300 g(包煎),茯神 150 g,莲心 30 g,莲子肉 200 g,大枣 200 g,山楂膏 120 g,人参浸膏 70 g,阿胶 250 g,黄明胶 250 g,饴糖 150 g,冰糖 150 g,黄酒 150 ml。

上药一料,如法收膏。

案 3

曹某,男,55 岁。

壬辰年季秋(2012 年 11 月 2 日)初诊

天寒胸脘痛二三年,得暖即已,余无所苦,脉细小滑,苔薄腻微黄。查见:左甲状腺结节,前列腺钙化灶,T 波改变,三酰甘油 2.76 mmol/L 及血尿酸 482 μmol/L(增高)。脾肾温煦化谷之功式微,浊瘀留于血络之中。治以温化、泄浊、散瘀之法,制膏代煎。

炒党参 100 g,炒苍术、炒白术各 100 g,炒怀山药 120 g,灵芝 100 g,景天三七 150 g,大狼把草 150 g,炒当归 100 g,生地黄、熟地黄各 120 g,砂仁、白豆蔻各 30 g,猪苓、茯苓各 100 g,防风、防己各 100 g,玉米须 150 g,车前子 300 g(包煎),滑石 150 g,泽泻 90 g,薏苡仁根 300 g,荷叶 100 g,生蒲黄 120 g(包煎),郁金 100 g,泽漆 100 g,虎杖 150 g,姜半夏 90 g,姜竹茹 60 g,青皮、陈皮各 60 g,炒黄连 60 g,高良姜 60 g,制香附 100 g,木香 90 g,苦参 100 g,生白果 100 g,桂枝 30 g,瓜蒌皮 100 g,薤白头 60 g,枳壳 90 g,益母草 100 g,丹参、牡丹皮各 90 g,川贝母、浙贝母各 100 g,橘叶 150 g,橘络 60 g,王不留行 150 g,穞豆衣 100 g,女贞子 100 g,墨旱莲 100 g,炒知母、炒黄柏各 100 g,牛膝 90 g,益智仁 100 g,生晒参 100 g,西洋参 100 g,藏红花 10 g,山楂精 4 袋,炙龟甲胶、鳖甲胶各 100 g,阿胶 250 g,饴糖 150 g,冰糖 200 g,蜂蜜 100 g。

上药一料,如法收膏。

癸巳年孟冬(2013 年 11 月 8 日)二诊

岁前膏滋尽剂良,唯或吞酸,血尿酸稍高,脉细弦滑,苔薄微腻黄,有烟酒史。治以健脾益肾,利湿泄浊之法,制膏代煎。

炒党参 100 g,炒苍术、炒白术各 100 g,炒怀山药 120 g,生黄芪 100 g,炒当归 100 g,大狼把草 150 g,仙鹤草 150 g,功劳叶 100 g,砂仁、白豆蔻仁各 30 g,姜半夏 90 g,陈皮 50 g,炒黄连 60 g,吴茱萸 45 g,薏苡仁根 300 g,茯苓 100 g,泽泻 90 g,滑石 150 g,玉米须 300 g,葛花 90 g,枳椇子 150 g,灵芝 100 g,景天三七 150 g,丹参、牡丹皮各 90 g,莪术 90 g,王不留行 90 g,炒知母、炒黄柏各 90 g,巴戟天 100 g,山茱萸 100 g,牛膝 90 g,稆豆衣 00 g,墨旱莲 100 g,女贞子 100 g,桑椹 100 g,炙龟甲、鳖甲各 100 g,玉竹 100 g,黄精 100 g,莲心 30 g,莲子肉 200 g,大枣 200 g,人参精 20 g,西洋参 100 g,铁皮枫斗 24 g,山楂精 180 g,藏红花 10 g,阿胶 250 g,鳖甲胶、龟甲胶各 100 g,鹿角胶 30 g,饴糖、冰糖各 150 g,黄酒 150 ml。

上药一料,如法收膏。

甲午年仲秋(2014 年 11 月 14 日)三诊

年内悉安,唯血尿酸 569 μmol/L,胆固醇 6.59 mmol/L,三酰甘油 10.22 mmol/L,查幽门螺杆菌阳性,脉细弦,苔薄微腻,中苔少。脾肾不足,湿浊内盛。治以益脾肾,泄湿浊之法,制膏代煎。

炒党参 100 g,炒苍术、炒白术各 120 g,炒怀山药 120 g,仙鹤草 150 g,功劳叶 90 g,生地黄、熟地黄各 90 g,砂仁、白豆蔻各 30 g,炒当归 90 g,炒川芎、炒川续断各 90 g,郁金 100 g,王不留行 90 g,代赭石 90 g,玉米须 150 g,生薏苡仁 300 g,薏苡仁根 300 g,茶树根 300 g,虎杖 150 g,生槐米 90 g,荷叶 100 g,龙葵 150 g,灯心草 30 g,泽泻 90 g,滑石 300 g,石见穿、石打穿各 150 g,葛根 100 g,忍冬藤 150 g,夜交藤 150 g,鸡血藤 120 g,山茱萸 90 g,巴戟天 90 g,杜仲 150 g,桑寄生 100 g,益智仁 90 g,锁阳 90 g,墨旱莲 100 g,女贞子 100 g,桑椹 100 g,玉竹 100 g,黄精 100 g,莲心 30 g,莲子肉 200 g,大枣 200 g,炙龟甲、鳖甲各 100 g,人参膏 70 g,西洋参 100 g,阿胶 250 g,山楂膏 120 g,铁皮枫斗 24 g,藏红花 5 g,饴糖、冰糖各 100 g。

上药一料,如法收膏,不入酒。

案4

柯某,男,39岁。

癸巳年孟冬(2013年11月14日)初诊

胆结石术后2年余,进食油腻易泻如水,口疮,鼻多脓疖,寐梦易醒,阴湿冷天两膝酸楚,苔薄腻白。脉细小弦滑软。查有:肝囊肿,右甲状腺结节,三酰甘油2.25 mmol/L(偏高),脂蛋白0.36 g/L(偏高),尿酸4.88(偏高),抗幽门螺杆菌抗体(+)。心脾两虚,运化失司,湿热内蕴。治以益心脾,助运化,利湿热之法,制膏代煎。

炒柴胡90 g,枳壳90 g,青皮、陈皮各60 g,炒苍术、炒白术各100 g,炒党参100 g,紫苏叶、紫苏梗各90 g,炒怀山药120 g,白果60 g,焦山楂、神曲各90 g,仙鹤草150 g,炒川黄连50 g,炒黄芩90 g,连翘炭60 g,忍冬藤150 g,杜仲90 g,牛膝90 g,虎杖150 g,玉竹100 g,黄精100 g,合欢皮90 g,夜交藤90 g,白扁豆300 g,茯苓、茯神各150 g,墨旱莲120 g,女贞子120 g,稆豆衣100 g,桑椹150 g,生黄芪100 g,景天三七150 g,大狼把草150 g,苦参100 g,炙鸡内金120 g,姜半夏120 g,桑寄生120 g,生槐花120 g,荷叶150 g,生蒲黄120 g,川贝母、浙贝母各100 g,王不留行100 g,络石藤200 g,灯心草30 g,莲心30 g,莲子肉200 g,大枣200 g,人参精70 g,西洋参50 g,山楂精240 g,铁皮枫斗12 g,珍珠粉20 g,阿胶300 g,龟甲胶、鳖甲胶各100 g,饴糖、冰糖各150 g,黄酒150 ml。

上药一料,如法收膏。

案5

姜某,女,64岁。

甲午年季秋(2014年11月4日)一诊

口渴喜饮,入秋后尿见淋漓难尽已三载,眼干,左指麻,食油腻后易吞酸,有慢性胆囊炎史,脉小软,苔薄。年逾花甲,肝肾不足,气阴两亏。治以补肝肾,益气阴之法,制膏代煎。

枸杞子120 g,制何首乌100 g,稆豆衣100 g,墨旱莲100 g,巴戟天100 g,山茱萸100 g,女贞子100 g,桑椹100 g,楮实子150 g,太子参120 g,炒党参100 g,炒怀山药150 g,炒苍术、炒白术各100 g,炒赤芍、炒白芍各100 g,金樱子120 g,覆盆子120 g,菟丝子100 g,葛根100 g,生地黄、熟地黄各120 g,砂仁、白豆蔻各

30 g,炙黄芪 120 g,仙鹤草 150 g,功劳叶 100 g,姜黄 60 g,炒柴胡 90 g,炒黄芩 90 g,天冬、麦冬各 100 g,灵芝 100 g,景天三七 150 g,大狼把草 150 g,炙龟甲、鳖甲各 150 g,虎杖 150 g,玉竹 100 g,黄精 100 g,南沙参、北沙参各 100 g,炒黄连 100 g,吴茱萸 50 g,海螵蛸 120 g,桑螵蛸 120 g,白果 100 g,川贝母、浙贝母各 100 g,丹参、牡丹皮各 90 g,莲心 30 g,莲肉 200 g,大枣 200 g,人参精 70 g,铁皮枫斗 24 g,山楂精 180 g,西洋参 100 g,黄明胶 250 g,阿胶 250 g,黄酒 250 ml,饴糖、冰糖各 100 g,蜂蜜 100 g。

上药一料,如法收膏。

乙未年季秋(2015 年 11 月 5 日)二诊

岁前膏滋尽剂良,口干多饮,目糊,善怒,易见吞酸,有慢性胆囊炎史,脉细小,苔薄腻。肝胆脾胃不和。治以利肝胆,和脾胃之法,制膏代煎。

炒柴胡 90 g,枳壳 90 g,炒黄芩 90 g,郁金 100 g,佛手 90 g,炒黄连 30 g,生栀子 90 g,丹参、牡丹皮各 90 g,茯苓、茯神各 100 g,枸杞子 120 g,八月札 90 g,青皮 90 g,陈皮 50 g,厚朴花 90 g,玉竹 100 g,黄精 100 g,姜半夏 90 g,决明子 90 g,南沙参、北沙参各 120 g,吴茱萸 50 g,虎杖 150 g,金钱草 150 g,生鸡内金 90 g,平地木 300 g,生山楂 150 g,生薏苡仁 300 g,仙鹤草 150 g,功劳叶 100 g,稽豆衣 100 g,女贞子 100 g,墨旱莲 100 g,桑椹 150 g,天冬、麦冬各 100 g,玄参 100 g,竹叶 90 g,鹿衔草 150 g,炒党参 100 g,炒苍术、炒白术各 100 g,炒怀山药 120 g,生黄芪 100 g,灵芝 90 g,景天三七 150 g,大狼把草 150 g,太子参 120 g,莲心 30 g,莲子肉 200 g,大枣 200 g,生晒参 100 g,西洋参 100 g,铁皮枫斗 24 g,鲜石斛 60 g,阿胶 250 g,珍珠粉 15 g,龟甲胶、鳖甲胶各 50 g,饴糖、冰糖各 150 g,蜂蜜 100 g,黄酒 150 ml。

上药一料,如法收膏。

四、内科杂病案

案 1

丁某,女,66 岁。

癸巳年孟冬(2013 年 11 月 7 日)初诊

新起口疮三四日。神疲倦怠,耳鸣急躁善怒,恶热喜饮,腰痛骨楚,肠鸣易泻,平素易感时邪,年有感冒三四遭,月余乃已,脉细弦小滑,苔薄,苔少,稍有剥象。今血压 135/80 mmHg,肝肾不调,肺胃不和。治以调肝益肾,补肺养胃之法,制膏代煎。

生地黄、熟地黄各 120 g,制何首乌 120 g,枸杞子 120 g,丹参、牡丹皮各 90 g,生栀子 90 g,苦参 60 g,生白果 90 g,炒黄芩 90 g,炒川黄连 45 g,南沙参、北沙参各 100 g,太子参 120 g,石斛 90 g,天冬、麦冬各 100 g,大狼把草 150 g,玉竹 90 g,黄精 90 g,仙鹤草 150 g,功劳叶 100 g,桑叶、桑白皮各 90 g,地骨皮 120 g,玉蝴蝶 30 g,凤凰衣 100 g,玄参 100 g,白及 50 g,炒白术、炒白芍各 90 g,炒怀山药 120 g,防风、防己各 90 g,羌活、独活各 90 g,炒柴胡 90 g,葛根 90 g,杜仲 120 g,巴戟天 100 g,山茱萸 100 g,砂仁、白豆蔻各 30 g,五味子 50 g,补骨脂 90 g,白果 60 g,莲心 30 g,莲子肉 200 g,大枣 200 g,人参精 70 g,铁皮枫斗 24 g,西洋参 100 g,山楂精 60 g,羚羊角粉 5 支,珍珠粉 25 g,阿胶 250 g,龟甲胶、鳖甲胶各 100 g,饴糖、冰糖各 150 g,黄酒 200 ml。

上药一料,如法收膏。

案 2

褚某,男,53 岁。

甲午年季秋(2014 年 11 月 20 日)初诊

口舌干燥,寐中多汗,多梦,毛囊炎反复见之,饮酒多,血糖升高(8.35 mmol/L),三酰甘油升高(2.11 mmol/L),今血压 130/100 mmHg。脉细弦苔薄,阴虚火旺,湿热内蕴。治以滋阴降火,清解湿热酒毒之邪,制膏代煎。

炒知母、炒黄柏各 100 g,炒黄芩 100 g,炒黄连 100 g,生栀子 90 g,丹参、牡丹皮各 100 g,生地黄、熟地黄各 120 g,砂仁、白豆蔻各 30 g,玄参 90 g,竹叶 90 g,金银花 90 g,连翘 90 g,太子参 120 g,炒党参 100 g,炒怀山药 120 g,炒苍术、炒白术各 100 g,生升麻 90 g,野菊花 45 g,玉米须 150 g,玉竹 120 g,黄精 120 g,桃仁 90 g,桃树胶 300 g,天冬、麦冬各 100 g,天花粉 90 g,生石膏 200 g,石斛 90 g,炙龟甲、鳖甲各 150 g,牛膝 90 g,芦根、白茅根各 100 g,仙鹤草 100 g,功劳叶 100 g,墨旱莲 100 g,女贞子 100 g,穞豆衣 100 g,楮实子 150 g,柏仁、枣仁各 150 g,五味子 100 g,葛花 150 g,枳椇子 150 g,莲心 30 g,莲子肉 200 g,人参浸膏 70 g,西洋参 100 g,铁皮枫斗 24 g,阿胶 250 g,羚羊角粉 10 支,珍珠粉

30 g,山楂膏 180 g,藏红花 10 g,黄明胶 250 g,黄精 250 g。

上药一料,如法收膏。

案3

胡某,女,36 岁。

甲午年孟冬(2014 年 11 月 27 日)初诊

面容憔悴,神疲少寐,腰膝酸软,偏头作痛,有三四年,产后经水失调,迄今量减,淋沥难尽,伴腰腹酸胀,易怒,手足不温,苔薄,脉弦细缓软滑。脾肾不足,冲任亏虚,气血不荣。治以补脾肾,益冲任,养气血之法,制膏代煎。

仙鹤草 150 g,功劳叶 100 g,炒当归 100 g,炙黄芪 150 g,墨旱莲 100 g,女贞子 100 g,桑椹 120 g,稽豆衣 100 g,炒党参 120 g,炒怀山药 120 g,炒苍术、炒白术各 100 g,茯苓、茯神各 120 g,生地黄、熟地黄各 150 g,砂仁、白豆蔻各 30 g,天冬、麦冬各 100 g,玉竹 120 g,黄精 120 g,补骨脂 100 g,杜仲 120 g,金狗脊 100 g,牛膝 90 g,炙龟甲、炙鳖甲各 120 g,巴戟天 100 g,山茱萸 100 g,炒川芎、炒川续断各 90 g,益母草 150 g,制香附 120 g,乌药 90 g,炒赤芍、炒白芍各 100 g,柏仁、枣仁各 100 g,五味子 60 g,合欢花 90 g,炒柴胡 90 g,枳壳 90 g,陈皮 60 g,姜半夏 60 g,莲心 30 g,莲子肉 300 g,大枣 200 g,淮小麦 300 g,远志 45 g,人参浸膏 70 g,高丽参精 35 g,铁皮枫斗 24 g,西洋参 100 g,山楂膏 120 g,藏红花 10 g,阿胶 250 g,黄明胶 250 g,冰糖、饴糖各 150 g,蜂蜜 100 g,黄酒 250 ml。

上药一料,如法收膏。

乙未年孟冬(2015 年 11 月 23 日)二诊

脉细小弦,苔薄,偏头或痛,或有便秘。行经期长,量少,膝冷痛,腹中寒,房室淡冷,善郁怒,查有"子宫肌瘤"。脾肾虚寒,气血虚亏,治以温补脾肾,益气养血之法,制膏代煎。

稽豆衣 100 g,女贞子 120 g,墨旱莲 100 g,生地黄、熟地黄各 120 g,砂仁、白豆蔻仁各 30 g,炒党参 100 g,炒苍术、炒白术各 100 g,炒怀山药 120 g,炒当归 100 g,补骨脂 100 g,骨碎补 100 g,枸杞子 150 g,巴戟天 100 g,山茱萸 100 g,楮实子 150 g,金狗脊 100 g,仙鹤草 150 g,功劳叶 100 g,虎杖 150 g,牛膝 100 g,炒川芎、炒川续断各 100 g,杜仲 150 g,玉竹 120 g,黄精 120 g,生山楂 150 g,炒知母、炒黄柏各 100 g,炒柴胡 100 g,炙龟甲、鳖甲各 120 g,益母草 120 g,制香附 120 g,月季花 90 g,八月札 90 g,郁金 90 g,淫羊藿 100 g,石见穿、石打穿各 120 g,乌药 90 g,桂枝 30 g,小茴香 30 g,莲心 30 g,莲子肉 200 g,大枣 200 g,生晒参 50 g,西洋参 50 g,藏红花 10 g,海龙 20 g,海马 20 g,紫河车 50 g,珍珠粉 30 g,羚羊角粉 10 支,阿胶 250 g,铁皮枫斗 24 g,鲜石斛 60 g,冰糖、饴糖各 150 g,黄酒 250 ml。

上药一料,如法收膏。

案 4

包某,男,53 岁。

乙未年季秋(2015 年 11 月 5 日)初诊

体素健,寐欠酣,腰酸或有食后脘痞,3 个月来指掌多湿疹不已,见皲裂之象,曾有痔血,甲状腺双侧结节,前列腺稍大,空腹血糖 7.4 mmol/L,胆固醇 5.81 mmol/L,三酰甘油 2.51 mmol/L,幽门螺杆菌阳性,脉细小,苔薄根微腻。心脾肝肾已有不足之象,湿象渐生,难免成瘀。治以调心脾,益肝肾之法,制膏代煎。

炒党参 100 g,炒苍术、炒白术各 100 g,炒怀山药 120 g,仙鹤草 150 g,功劳叶 100 g,炒当归 100 g,生地黄、熟地黄各 120 g,砂仁、白豆蔻仁各 30 g,葛根 90 g,天花粉 90 g,桑叶、桑白皮各 100 g,浙贝母 90 g,炒黄芩 90 g,桃仁 90 g,桃树胶 150 g,姜半夏 100 g,陈皮 60 g,厚朴 60 g,生薏苡仁 300 g,玉米须 150 g,滑石 150 g,泽泻 90 g,泽漆 90 g,猪苓、茯苓各 120 g,茯神 100 g,土茯苓 150 g,橘络 60 g,白鲜皮 150 g,苦参 100 g,生白果 90 g,虎杖 150 g,茶树根 150 g,郁金 100 g,豨莶草 150 g,伸筋草 150 g,炒防风 90 g,炒赤芍、炒白芍各 100 g,羌活、独活各 90 g,炒川芎、炒川续断各 100 g,合欢皮 90 g,灯心草 30 g,炒枣仁 150 g,炒知母、炒黄柏各 90 g,牛膝 100 g,杜仲 150 g,墨旱莲 100 g,稽豆衣 100 g,女贞子 100 g,玉竹 120 g,黄精 120 g,莲心 30 g,莲子肉 200 g,大枣 100 g,生晒参 100 g,西洋参 100 g,铁皮枫斗 24 g,鲜石斛 60 g,藏红花 5 g,阿胶 250 g,黄明胶 100 g,黄酒 150 ml。

上药一料,如法收膏。

案 5

陈某,男,52 岁。

癸巳年孟冬(2013 年 11 月 29 日)一诊

朝起汗出,口角热疮,酒后每作,腰酸坠沉,性冷,急躁,二三日一更衣,脉细小滑,苔薄微腻黄。肾虚,肝胆湿热内炽。治以清肝滋肾兼通利之法,制膏代煎。

虎杖 150 g,粉草薢 150 g,滑石 150 g,琥珀粉 30 g,薏苡仁根 300 g,苦参 100 g,炒黄芩 100 g,生栀子 100 g,炒知母、炒黄柏各 100 g,紫贝 300 g,紫石英 100 g,紫河车 100 g,炒柴胡 90 g,炒黄连 50 g,枳椇子 200 g,葛花 120 g,功劳叶 100 g,仙鹤草 150 g,炒党参 100 g,炒苍术、炒白术各 100 g,大狼把草 150 g,灵芝 100 g,景天三七 150 g,丹参、牡丹皮各 90 g,杜仲 150 g,牛膝 100 g,补骨脂 100 g,巴戟天 100 g,山茱萸 100 g,益智仁 100 g,锁阳 100 g,阳起石 180 g,炙龟甲 150 g,稆豆衣 120 g,墨旱莲 100 g,女贞子 100 g,楮实子 150 g,淫羊藿 100 g,仙茅 100 g,生地黄、熟地黄各 150 g,砂仁、白豆蔻各 30 g,柏仁、枣仁各 120 g,莲子肉 200 g,莲心 30 g,大枣 200 g,人参膏 70 g,高丽参精 70 g,西洋参 100 g,藏红花 10 g,铁皮枫斗 24 g,山楂精 240 g,海龙 40 g,海马 40 g,龟甲胶、鳖甲胶各 100 g,阿胶 250 g,饴糖 100 g,冰糖 150 g,蜂蜜 150 g,黄酒 250 ml。

上药一料,如法收膏。

甲午年仲秋(2014 年 11 月 7 日)二诊

口角热疮已少作,怯冷与急躁之状已无,唯或汗出,二三日一更衣,始有干结,久立腰酸,脉细小滑,苔薄。脾肾不足,液津匮乏。治以健脾益肾,滋养肠液之法,制膏代煎。

竹叶 100 g,生石膏 150 g,天冬、麦冬各 120 g,玄参 120 g,炒知母、炒黄柏各 90 g,石斛 150 g,干芦根 120 g,生地黄、熟地黄各 150 g,砂仁、白豆蔻仁各 30 g,炒当归 90 g,太子参 150 g,生怀山药 150 g,炒白术、炒白芍各 120 g,生黄芪 150 g,大狼把草 150 g,仙鹤草 150 g,功劳叶 100 g,丹参、牡丹皮各 90 g,柏仁、枣仁各 120 g,郁李仁 100 g,桃仁 90 g,麻仁 100 g,瓜蒌仁 100 g,杜仲 150 g,益智仁 90 g,锁阳 90 g,淫羊藿 90 g,仙茅 90 g,阳起石 150 g,山茱萸 150 g,巴戟天 90 g,枸杞子 100 g,肉苁蓉 100 g,稆豆衣 100 g,墨旱莲 100 g,女贞子 100 g,桑椹 150 g,紫石英 90 g,紫贝 90 g,紫河车 50 g,莲心 30 g,莲子肉 200 g,大枣 200 g,人参膏 70 g,西洋参 100 g,藏红花 10 g,铁皮枫斗 24 g,高丽参精 35 g,海龙 20 g,海马 20 g,山楂膏 60 g,阿胶 250 g,饴糖、冰糖各 150 g,蜂蜜 150 g,黄酒 250 ml。

上药一料,如法收膏。

案 6

倪某,男,65 岁。

乙未年季秋(2015 年 10 月 29 日)一诊

耳鸣尿频,日有更衣 3 次,夜有渴饮。甲状腺查有结节。脉细小弦,苔薄舌红。年逾花甲,脾肾两不足。治以健脾益肾之法,制膏代煎。

益智仁 100 g,锁阳 100 g,生地黄、熟地黄各 120 g,砂仁、白豆蔻各 30 g,穞豆衣 100 g,墨旱莲 100 g,女贞子 100 g,桑椹 150 g,覆盆子 150 g,芡实 150 g,仙鹤草 150 g,功劳叶 100 g,炒党参 120 g,炒苍术、炒白术各 100 g,炒怀山药 120 g,巴戟天 100 g,山茱萸 100 g,生黄芪、炙黄芪各 90 g,补骨脂 100 g,骨碎补 100 g,炙龟甲、鳖甲各 100 g,白扁豆 180 g,桑螵蛸 120 g,蚕茧壳 100 g,莲心 30 g,莲子肉 200 g,大枣 200 g,紫河车 50 g,景天三七 150 g,灵芝 100 g,大狼把草 150 g,炒当归 100 g,泽漆 90 g,夏枯草 60 g,灵磁石 90 g,郁金 90 g,玉竹 120 g,黄精 120 g,生晒参 100 g,西洋参 100 g,铁皮枫斗 24 g,鲜石斛 60 g,北虫草 50 g,藏红花 10 g,珍珠粉 20 g,鹿角胶 25 g,龟甲胶、鳖甲胶各 50 g,阿胶 250 g,饴糖、冰糖各 100 g,蜂蜜 100 g,黄酒 150 ml。

上药一料,如法收膏。

五、妇儿病案

案 1

方某,女,35 岁。

甲午年孟秋(2014 年 10 月 30 日)初诊

经行 1 周方净此为常,岁间见经水紊乱,一遭衍期量少期短,多深黯血块,春三月多乳蛾肿痛或咯痰咳嗽,有鼻炎史,颜面见色斑,面少华色,便湿黏沾器,心悸,得甜食转安,脉细小弦滑,苔薄。肺脾气虚,冲任气滞不调。治拟清肺理中,调肝益冲任之法,制膏代煎。

益母草 120 g,制香附 120 g,炒柴胡 100 g,炒白术、炒白芍各 100 g,炒当归 120 g,生地黄、熟地黄各 120 g,砂仁、白豆蔻各 30 g,炒川芎、炒川续断各 100 g,丹参、牡丹皮各 90 g,葛根 90 g,炒怀山药 120 g,炒枳壳 90 g,姜半夏 100 g,青皮 100 g,陈皮 60 g,炒党参 100 g,生黄芪 100 g,炒黄芩 100 g,桑叶、桑白皮各

120 g,地骨皮 120 g,桃仁、杏仁各 90 g,浙贝母 90 g,橘络 60 g,薏苡仁根 120 g,八月札 90 g,生白果 90 g,百合 90 g,玫瑰花 90 g,佛手 90 g,川厚朴花 100 g,稆豆衣 100 g,女贞子 100 g,墨旱莲 100 g,桑椹 100 g,楮实子 100 g,莲心 30 g,莲子肉 200 g,玉竹 120 g,黄精 120 g,人参浸膏 70 g,西洋参 100 g,山楂膏 60 g,大枣 200 g,铁皮枫斗 24 g,藏红花 5 g,珍珠粉 25 g,饴糖 150 g,冰糖 200 g,蜂蜜 50 g,黄酒 250 ml,阿胶 250 g,黄明胶 200 g。

上药一料,如法收膏。

案 2

陈某,女,59 岁。

癸巳年仲冬(2013 年 12 月 5 日)九诊

全子宫切除 19 年。胃溃疡,胆汁反流,鼻咽炎,脂代谢轻度异常,轻中度脂肪肝。朝起喉痰黏滞,艰咯,寐短早醒,或有隐隐脘痛,偶或大便艰结,口时渴,脉细小沉,苔薄根微腻。迭经冬令膏滋进服尽剂皆良。花甲之年,冲任不足,肺脾气虚,津失敷布。治以益冲任,补肺脾,散气布津之法,制膏代煎。

紫河车 50 g,坎脐 5 条,仙鹤草 120 g,功劳叶 100 g,炒党参 100 g,炒怀山药 120 g,炙黄芪 120 g,炒当归 100 g,生地黄、熟地黄各 120 g,砂仁、白豆蔻各 30 g,天冬、麦冬各 100 g,大狼把草 150 g,灵芝 100 g,景天三七 150 g,瓜蒌仁 100 g,桃仁、杏仁各 100 g,柏仁、枣仁各 100 g,茯苓、茯神各 100 g,玉竹 100 g,黄精 100 g,巴戟天 100 g,山茱萸 100 g,稆豆衣 100 g,墨旱莲 100 g,女贞子 100 g,桑椹 100 g,楮实子 150 g,淫羊藿 50 g,仙茅 50 g,肉苁蓉 100 g,火麻仁 150 g,石见穿、石打穿各 150 g,凤凰衣 100 g,玉蝴蝶 30 g,炒党参 100 g,玄参 100 g,荷叶 100 g,平地木 300 g,大蓟、小蓟各 150 g,虎杖 150 g,石斛 120 g,川贝母、浙贝母各 100 g,枸杞子 90 g,炒苍术、炒白术各 100 g,炒柴胡 60 g,枳壳 90 g,川厚朴花 60 g,炒川黄连 30 g,木香 100 g,莲心 30 g,莲子肉 200 g,大枣 200 g,人参精 70 g,西洋参 100 g,阿胶 250 g,龟甲胶、鳖甲胶各 100 g,铁皮枫斗 24 g,山楂精 240 g,饴糖、冰糖各 200 g,黄酒 200 ml。

上药一料,如法收膏。

案 3

顾某,女,34 岁。

乙未年季秋(2015 年 10 月 22 日)一诊

苔薄,脉细小滑,右寸口仅关,二胎产后 10 月,遇感冒难已,喉间渐有痰鸣之兆,晨起左足跟痛,肌肤湿疹作痒,喜饮,脐周或痛,有慢性盆腔炎史。肺肾气虚,血少,肝脾气滞。治拟益肺肾之气,养肺肾之血,利肝脾之滞。

生黄芪、炙黄芪各 120 g,大狼把草 150 g,景天三七 150 g,灵芝 100 g,仙鹤草 100 g,稆豆衣 100 g,墨旱莲 100 g,女贞子 100 g,功劳叶 100 g,桑椹 150 g,覆盆子 150 g,桑白皮 120 g,地骨皮 120 g,生白果 90 g,炒柴胡、炒前胡各 100 g,炒赤芍、炒白芍各 100 g,天冬、麦冬各 100 g,五味子 50 g,山茱萸 100 g,巴戟天 100 g,补骨脂 90 g,杜仲 90 g,川贝母 60 g,浙贝母 90 g,炒当归 90 g,生地黄、熟地黄各 120 g,砂仁、白豆蔻各 30 g,葛根 90 g,炒防风 90 g,淮小麦 300 g,白鲜皮 120 g,苦参 90 g,蛇床子 150 g,炒党参 100 g,炒苍术、炒白术各 90 g,炒怀山药 120 g,土茯苓 300 g,莲心 60 g,莲子肉 300 g,大枣 200 g,生晒参 50 g,西洋参 50 g,北虫草 50 g,鲜石斛 50 g,藏红花 5 g,珍珠粉 25 g,阿胶 250 g,鳖甲胶、龟甲胶各 50 g,饴糖、冰糖各 100 g,黄酒 150 ml。

上药一料,如法收膏。

案 4

冯某,女,27 岁。

乙未年季秋(2015 年 10 月 29 日)初诊

带下色白稠厚,头痛,形寒怯冷喜温,迟卧少寐多梦,大便干结数日一行,颜面或见痘疹。脉细小弦,苔薄舌红。心脾肾不足,带脉不固,湿热内结,气火上盛于表。治以养心滋肾健中,固带清利,降火泄热之法,互融一炉,制膏代煎。

稆豆衣 100 g,墨旱莲 100 g,女贞子 100 g,桑椹 150 g,覆盆子 150 g,芡实 150 g,生白果 100 g,苦参 100 g,仙鹤草 150 g,功劳叶 100 g,炒怀山药 120 g,炒苍术、炒白术各 100 g,炒党参 100 g,金樱子 150 g,五味子 60 g,杜仲 150 g,炒知母、炒黄柏各 100 g,炒当归 100 g,生地黄、熟地黄各 120 g,砂仁、白豆蔻各 30 g,炒柴胡 100 g,枳壳 90 g,陈皮 50 g,茯苓、茯神各 100 g,玉竹 100 g,黄精 100 g,山茱萸 100 g,麦冬 90 g,巴戟天 100 g,生黄芪、炙黄芪各 60 g,炒防风 60 g,桑叶、桑白皮各 90 g,月季花 60 g,郁金 90 g,莲心 30 g,莲子肉 200 g,大枣 200 g,生晒参 50 g,西洋参 50 g,藏红花 5 g,北虫草 50 g,铁皮枫斗 24 g,鲜石斛 36 g,珍珠粉 30 g,阿胶

250 g,鳖甲胶、龟甲胶各 50 g,饴糖、冰糖各 100 g,蜂蜜 50 g,黄酒 150 ml。

上药一料,如法收膏。

案 5

陈某,女,26 岁。

癸巳年仲冬(2013 年 12 月 26 日)一诊

经汛愆期周余,量中色正。易感冒,多艰寐,易醒,头时晕,或见悸,目花耳鸣,苔薄,脉细小。气血不足,肝肾失治。治拟益气血,调肝肾之法,制膏代煎。

炒党参 100 g,炒苍术、炒白术各 100 g,炒怀山药 120 g,炙黄芪 120 g,炒当归 100 g,生地黄、熟地黄各 120 g,砂仁、白豆蔻各 30 g,炒川芎、炒川续断各 90 g,炒柴胡 90 g,炒赤芍、炒白芍各 100 g,稽豆衣 100 g,桑椹 120 g,墨旱莲 100 g,女贞子 120 g,楮实子 150 g,仙鹤草 150 g,功劳叶 100 g,柏仁、枣仁各 100 g,制何首乌 120 g,枸杞子 120 g,益母草 120 g,制香附 120 g,合欢花 100 g,月季花 30 g,玫瑰花 90 g,茯苓、茯神各 100 g,远志 45 g,山茱萸 100 g,巴戟天 100 g,炒防风 90 g,佛手花 60 g,川厚朴花 60 g,淮小麦 300 g,炙甘草 30 g,玉竹 100 g,黄精 100 g,莲心 30 g,莲子肉 200 g,大枣 200 g,生晒参 100 g,西洋参 50 g,铁皮枫斗 24 g,山楂精 120 g,阿胶 250 g,鳖甲胶、龟甲胶各 100 g,饴糖 100 g,冰糖 200 g,黄酒 200 ml。

上药一料,如法收膏。

案 6

郑某,女,9 岁。

癸巳年孟冬(2013 年 11 月 21 日)初诊

纳欠馨,多腹痛,寐艰短,查有肠系膜淋巴结肿大,脉细小,舌净。稚童脏气未坚。治以充填脏气,化痰软坚消结之法,制膏代煎。

仙鹤草 150 g,功劳叶 100 g,炒党参 90 g,炒苍术、炒白术各 90 g,炒怀山药 120 g,猪苓、茯苓各 100 g,生薏苡仁 300 g,川贝母、浙贝母各 100 g,泽漆 100 g,夏枯草 90 g,姜半夏 90 g,陈皮 60 g,川厚朴花 100 g,佛手花 90 g,八月札 100 g,香橼皮 90 g,炒川黄连 30 g,乌药 90 g,木香 90 g,生山楂 150 g,炒柴胡 100 g,枳壳 90 g,青皮 90 g,郁金 90 g,灵芝 100 g,景天三七 150 g,大狼把草 150 g,羊蹄根 150 g,鹿衔草 150 g,鱼腥草 90 g,蒲公英 90 g,大青叶 90 g,败酱草 150 g,红

藤 90 g,丹参、牡丹皮各 90 g,炙百部 100 g,太子参 100 g,南沙参、北沙参各 100 g,生地黄、熟地黄各 90 g,砂仁、白豆蔻各 30 g,九香虫 50 g,六神曲 90 g,炙鸡内金 100 g,大枣 200 g,莲心 20 g,莲子肉 200 g,柏仁、枣仁各 90 g,远志 30 g,人参精 35 g,西洋参 25 g,山楂精 60 g,铁皮枫斗 12 g,藏红花 5 g,阿胶 200 g,龟甲胶、鳖甲胶各 50 g,饴糖 100 g,冰糖 150 g,黄酒 50 ml。

上药一料,如法收膏。

甲午年季秋(2014 年 11 月 20 日)二诊

肠系膜淋巴结肿大,年内两次复查其大者已有缩小,3 个月前为 17 mm×8 mm,半个月前为 14 mm×6 mm。腹痛数月一作,痛势不甚,寐艰,纳少,脉细小,舌净,守原膏滋之意,充填脏气,化痰软坚消结,制膏续服。

仙鹤草 150 g,功劳叶 100 g,墨旱莲 100 g,枸杞子 100 g,稆豆衣 100 g,女贞子 100 g,楮实子 100 g,泽漆 100 g,炒柴胡、炒前胡各 100 g,川贝母、浙贝母各 90 g,青皮、陈皮各 100 g,郁金 100 g,枳壳 100 g,枳实 100 g,炒赤芍、炒白芍各 100 g,炒苍术、炒白术各 100 g,太子参 150 g,炒党参 100 g,炒当归 90 g,桃仁、杏仁各 100 g,乌药 100 g,茴香 30 g,生白果 100 g,夏枯草 100 g,苦参 100 g,石见穿、石打穿各 150 g,生薏苡仁 300 g,败酱草 180 g,红藤 150 g,羊蹄根 300 g,羊乳根 300 g,鱼腥草 180 g,八月札 120 g,生地黄、熟地黄各 120 g,砂仁、白豆蔻各 30 g,天冬、麦冬各 100 g,炙龟甲、炙鳖甲各 120 g,灵芝 150 g,大狼把草 150 g,景天三七 150 g,猪苓、茯苓各 150 g,姜半夏 100 g,川厚朴花 100 g,佛手花 100 g,香橼皮 90 g,大青叶 90 g,蒲公英 150 g,鹿衔草 150 g,九香虫 90 g,玉竹 120 g,黄精 120 g,莲心 30 g,莲子肉 200 g,大枣 200 g,人参浸膏 70 g,西洋参 50 g,铁皮枫斗 24 g,山楂膏 60 g,藏红花 5 g,阿胶 250 g,饴糖、冰糖各 150 g,黄酒 50 ml。

上药一料,如法收膏。

第二节 医 话

一、王道霸道悉遵阴阳之道,柔剂刚剂谨守病机之剂

世间之事无外阴阳,百家争鸣异而有道,理法之间似有极致,但终不可以绝对

立论。中医用药有王道、霸道之分,一说王道为汉代张仲景所创,霸道为金时张子和所创;一说皆指金元四大家,以刘完素"火热派"、张子和"攻邪派"为霸道,李东垣"补土派"、朱震亨"滋阴派"为王道。一说王道治法是指在治疗疾病时,以人体的正气为先,重视人体正气在疾病抗争中的地位,调整顾护人体正气,补其不足,以达到扶正祛邪的目的。霸道治法是相对于王道治法而言的,是指在治疗疾病时,以祛邪为其首要目的,损其有余,去除某一方面的过盛状态,以达到邪去正复的目的。

诸医家代有争辩,甚有相互贬乏之词,然国事医事人事,事事相通,岂有非此即彼之理? 王道、霸道同为一阳一阴,阴阳之理互根互用,此消彼长,根据病情的不同,王道、霸道用药亦可转化消长,互求配合。

(一)政治概念,医哲同源

王道和霸道是中国传统政治中的一对重要概念,在一定意义上,可用王道和霸道来解释传统政治的一切特征,也可以说王道和霸道就是古代帝王之道。在传统政治的框架中,王道荡荡,象征传统政治"光明正大的一面"。霸道浩浩,象征传统政治"威权统治"的一面。

然而历史教训,王霸之道时机决定成败:秦始皇霸道打天下终统一六国,宋襄公王道打天下最终被俘;项羽霸道治天下楚国亡,汉文帝、汉景帝王道治国,开启中国古代史上文景之治。由此可见,霸道、王道对历史均有推进的意义,但是要依势而为,医理也是如此。

(二)以偏立论,以道为限

王道、霸道虽以偏立论,但终归结于"道"字。甲骨文之道,肖形人于路上,行也,不失其道。《郑岗训字》云:"道从首、从三、从止,首为起道,始,行有起止,一止行二,二止行三,三生万物。道之本义:运动行事,道学之道;行为规则,儒学之道。"

限于不同时代的形势,不同流派应运而生,借鉴历史上王道和霸道学派争鸣的经验和教训,过于强调各自优点和长处,只能有助于双方初步的了解和学习,并不能真正有效地促进中医学的发展进步。中医治学之道,切不可以偏概全,当海纳百川,兼收并蓄,摒弃不同派别之间的鄙夷之见,甚至放下不同医学的偏执理念,搁置无益于医学进展的争论,拾起不同派别医学方法精粹,则"无偏不成家,成家必不偏",尤可待也。

(三)明阴洞阳,遵经守法

1. **谨守病机发展,王道、霸道更迭**　王道、霸道自有转换,并非经方皆为王道之法,在不同的时候有不同的解释、诠释。近日,重温《丁甘仁医案》,诸多病例中也包含了这样的思想,风热时行感冒病情初期,或以清热为主,随着病情的推进,久病阳虚,中阳不足,加入附子等温里药,初看似乎以附子治疗感冒热证似有不妥,但只要是在辨证论治指导下,切中病机,王道、霸道皆不会触禁犯忌,如下病例。

姚左

初诊

伤寒两感,太阳少阴为病。太阳为寒水之经,本阴标阳,标阳郁遏,阳不通行,故发热恶寒而无汗;少阴为水火之脏,本热标寒,寒入少阴,阴盛火衰,完谷不化,故腹痛而洞泄。胸闷呕吐,舌苔白腻,食滞中宫,浊气上逆,脉象沉迟而细。仲圣云:脉沉细,反发热,为少阴病。与此吻合,夹阴夹食,显然无疑,证势非轻。姑宜温经达邪,和中消滞。

净麻黄四分,熟附子一钱,藿苏梗各一钱五分,制川厚朴一钱,枳实炭一钱,仙半夏二钱,赤茯苓三钱,白蔻仁(研)八分,六神曲三钱,生姜一片,干荷叶一角。

二诊

服温经达邪,和中消滞之剂,得微汗,恶寒发热较轻,而胸闷呕吐,腹痛泄泻,依然不止,苔腻不化,脉沉略起。太阳之经邪,虽有外解之势,少阴之伏邪未达,中焦之食滞互阻,太阴清气不升,阳明浊气不降也,恙势尚在重途,还虑增剧。仍守原法出入,击鼓而进取之。

荆芥一钱,防风一钱,淡豆豉三钱,熟附子一钱,藿苏梗各一钱五分,仙半夏二钱,生姜二片,枳实炭一钱,制川厚朴一钱,六神曲三钱,大腹皮二钱,酒炒黄芩一钱,干荷叶一角。

三诊

脉沉已起,恶寒已而身热未退,泄泻止而呕恶胸闷。渴喜热饮,心烦少寐,舌转灰腻。少阴之邪,已转阳明之经,中焦之食滞,与素蕴之湿浊,互阻不化也,脉证参合,渐有转机。今拟透解阳明之经邪,宣化中焦之湿滞。

粉葛根二钱,淡豆豉三钱,嫩前胡一钱五分,藿香梗一钱五分,炒黄芩一钱五分,仙半夏二钱,枳实炭一钱,炒竹茹一钱五分,六神曲三钱,大腹皮二钱,赤茯苓(朱砂拌)三钱,干荷叶一角。

四诊

得汗,表热大减,而里热尚炽,呕恶止而胸脘不舒,渴喜冷冻饮料,心烦少寐,小溲短赤,舌边尖红绛碎痛,苔转薄黄,脉象濡数。良由寒已化热,热又伤阴,津少上承,心肝之火内炽,还虑劫液之变。今拟生津清解而降浮火,邪却津生,始得坦然。

天花粉三钱,生甘草五分,炒黄芩一钱五分,川雅连四分,连翘壳三钱,朱茯神三钱,江枳壳一钱,炒竹茹一钱五分,川贝母二钱,活芦根一尺。

五诊

表里之热均减,渴喜冷饮,心烦少寐,小溲短赤,舌红绛碎痛,糜点已起,脉左弦数、右濡数。此阴液已伤,津乏上承,心肝之火内炽,伏热蕴湿交蒸,病情变化,正难预料。仍以滋液生津,引火下行。

西洋参一钱五分,生甘草五分,鲜生地黄四钱,川黄连五分,川通草八分,天花粉三钱,川贝二钱,连翘三钱,白薇一钱五分,北秫米(包)三钱,鲜竹叶三十张,活芦根(去节)一尺。

六诊

热势渐退,舌糜亦化,佳兆也。而心烦少寐,渴喜冷冻饮料,脉数不靖,阴液伤而难复,虚火旺而易升,邪热已解,余焰未清。仍守增液生津,引火下行,药既获效,毋庸更张。

原方加琥珀安寐丸一钱五分,野蔷薇花露半斤,入煎。

2. 虚实夹杂之证,王道、霸道并用 吾师张伯臾曾将木防己汤的四味药:防己、桂枝、人参、石膏,喻为"大将",这四味药看似平常,但其实是很"霸道"的组合,每一位药都是一个代表性的药:木防己味辛苦性寒,能散留饮结气,又主肺气喘满;石膏辛甘微寒,主心下逆气,清肺定喘;人参味甘性温平,治喘消膈饮,补心肺不足;桂枝辛热,通血脉,开结气,宣导诸气,在气分服之即愈。原方载"膈间支饮,其人喘满,心下痞坚,面色黧黑,其脉沉紧,得之数十日,医吐下之不愈,木防己汤主之"。方中桂枝、防己霸道之剂温凉并用,人参、石膏寒热并施,组方攻补兼施,是为王道、霸道同用之代表方。原著又言:"虚者即愈,实者三日复发,复与不愈者,宜木防己去石膏加茯苓芒硝汤主之。"原方中本有虚实并用,然若攻实不足,则石膏改以芒硝软坚泄实,芒硝味咸苦性寒属于霸道之剂,但同时还以茯苓健脾宁心,佐以淡利之用,使祛有形之邪而不忘顾护扶正。而我的感悟上是告诉我们治病要学会用柔,也要学会用刚。

《丁甘仁医案》里,寒药热药并用,在一个方子里面很多见,如下方。

张左

寒邪外束，痰饮内搏，支塞肺络，清肃之令不行，气机窒塞不宣，寒热无汗，咳嗽气喘，难于平卧，胃有蕴热，热郁而烦躁，脉浮紧而滑，舌苔薄腻而黄。宜疏外邪以宣肺气，化痰饮而清胃热，大青龙加减。

蜜炙麻黄四分，云苓三钱，橘红八分，炙款冬一钱五分，川桂枝六分，象贝母三钱，半夏二钱，石膏三钱，旋覆花（包）一钱五分，杏仁三钱，生甘草六分。

方中麻黄与石膏同用，其他病例中石膏、桂枝同用，石膏、附子同用，都很多见。

3. 偏爱源于医理，量轻不只和缓

（1）肺系疾病辨寒热温凉

1）栀子豉汤或为伤寒与温病转变的纽带：感冒，是我们学习中医辨证的第一个敲门砖，通过感冒不仅仅学习对实证的治疗，也对虚证的治疗有初步的了解。临床上很多感冒患者寻求中医中药饮片的治疗，正是因为中医辨证论治、因人而异的特色。跟师学习中，给我印象最深的当属《伤寒论》的栀子豉汤。栀子豉汤当为有表证，兼有里热证的时候，用起来最为恰当。银翘散中包含栀子豉汤，但是仲景又以栀子豉汤来命名使用的。具体应用时，可以对有汗、无汗就豆豉、豆卷加以区分，见阴虚火盛加生地黄、玄参。

《丁甘仁医案》中就有很多栀子豉汤的应用，如《伤寒》篇病例：

王左

脉郁数，苔薄腻尖红，身热不扬，烦躁不寐，时欲呕，此无形之邪，与有形之痰滞互阻阳明，阳明经邪，不能外达也。宜疏达伏邪，而化痰滞。

淡豆豉三钱，薄荷叶一钱，鲜竹茹（枳实同炒）三钱，炒谷麦芽各三钱，黑栀子一钱五分，朱茯神三钱，荆芥穗一钱五分，象贝母三钱，净蝉衣一钱，苦桔梗一钱，地枯萝三钱，清炙枇杷叶（去毛、包）三张。

又如《风温》篇病例：

风温秋燥之邪，蕴袭肺胃两经。肺主一身之气，胃为十二经之长，肺病则气机窒塞，清肃之令不行，胃病则输纳无权，通降之职失司，以故肌热不退，业经旬余，咳嗽痰多，胁肋牵痛，口渴唇燥，谷食无味，十余日未更衣，至夜半咳尤甚，不能安卧，像似迷睡。子丑乃肝胆旺候，木火乘势升腾，扰犯肺金，肺炎叶举，故咳嗽、胁痛、肋痛若斯之甚也。脉象左尺细数，左寸关浮弦而滑，右尺软数，右寸关滑数不扬,阴分素亏,邪火充斥,显然可见。据述起病至今,未曾得汗,一因邪郁气闭,一因阴液亏耗,无蒸汗之数据。脉症参合,症非轻浅,若进用汗法,则阴液素伤,若不用汗法,则邪无出路,顾此失彼,棘手之至,辗转思维,用药如用兵,无粮之师,利在速战。急宜生津达邪,清肺化痰,去邪所以养正,除暴所以安良,然乎否乎?质之高明。

天花粉三钱,光杏仁三钱,金银花三钱,冬桑叶三钱,生甘草八分,川贝母、浙贝母各二钱,连翘壳二钱,淡豆豉三钱,嫩前胡二钱,薄荷叶一钱,冬瓜子三钱,黑栀子一钱五分,广郁金一钱,活芦根(去节)一两,枇杷叶露二两。

我曾经时患感冒延请恩师张伯臾处方也,多用栀子豉汤。而跟着老师张伯臾学习过程当中,又学到了大青叶、蒲公英的应用,这也是随着疾病认识变化,药物使用的与时俱进。而伤寒到温病的转变之间,我认为栀子豉汤起着纽带的作用。

2) 肺痿为肺系疾病辨虚实的学习总纲:肺系疾病,有虚有实,实证当清肺、宣肺、肃降肺气,虚证则健脾、补肾、敛肺。通过学习肺痿可以学习虚寒、虚热如何用药,这里面给我印象特别深的就是麦门冬汤。老师张伯臾曾特地跟我说将让我去看看《世补斋医书》对阴虚痰饮的论述,痰饮、阴虚这一对矛盾的用药就根于《金匮要略》的麦门冬汤里面麦冬和半夏的配伍。一个滋阴、润燥,一个化痰、偏燥性的,这两类药放在一起治疗疾病。

治疗燥咳,我们以偏寒用杏苏散,偏热用桑杏汤为纲。老师张伯臾喜用清燥救肺汤治疗秋燥、燥咳,其实也是丁氏学术里面很常用的一个方法。

3) 哮证、喘证的临床应用与拓展:对于哮证、喘证,可以用三类方子来区分:射干麻黄汤、小青龙汤、白果定喘汤。在小青龙汤、白果定喘汤的变化之中,有个小青龙石膏汤。此外,葶苈大枣泻肺汤也常用于哮证、喘证,甚至肺痈、心衰水肿。临床上,我曾治疗这样一位小患者。

胡某,男,6岁。

先天性心脏病术后六年,鼓胀1年余。先天性心脏单心室,肺动脉闭锁,于出生后1个月(2007年)初次手术,迄今已6年,第二、第三次PT分流术分别行于2008年10月、2011年11月。第三次术后3月(2012年2月)出现大量胸水,曾行胸腔闭式引流,胸水未尽而出现大量腹水。刻下:纳少,喜饮,形瘦,腹膨脐突,腹壁青筋暴露,精神萎靡,神情忧伤,下肢无肿,便尚调,在服呋塞米,B超示胸腹腔积液。脉细小,苔薄微腻。辨为鼓胀病,心肾阳虚,血瘀水泛之证。治以

温阳养心益肾,活血化瘀利水。处方:

桃仁 9 g,红花 6 g,炒当归 9 g,玉米须 15 g,炒赤芍 9 g,炒白芍 9 g,炒枣仁 15 g,灵芝 9 g,景天三七 15 g,生黄芪 10 g,水红花子 9 g,蝉蜕 9 g,白僵蚕 10 g,地龙 10 g,䗪虫 10 g,蜈蚣 1 条,全蝎 5 g,平地木 15 g,薏苡仁根 30 g,猪苓 30 g,鸭跖草 30 g,大腹皮 30 g,八月札 10 g,郁金 10 g,葶苈子 20 g(包煎),大枣 10 g,麦冬 10 g,五味子 6 g,麦芽 30 g。

7 剂。

二诊(其间患者家属诉患儿腹围减,精神转佳,自行配药服用 1 个月)

呋塞米口服量已减,尿线变粗,无咳喘,大便二三日一行,如羊屎。诊其脉小,苔薄。处方:

原方加桑白皮 12 g、太子参 9 g、竹叶 9 g、川厚朴花 9 g、椒目 3 g、佛手花 9 g。14 剂。

三诊

患儿腹已平软,无腹膨脐突,精神活泼,纳佳,大便隔日,畅行无燥结,已停用速尿。处方:

原方加坎炁 1 条。14 剂。

其后患儿母亲视患儿腹部情况,将三诊方剂间断服用,3 个月至半年间复诊一次,两年后 9 月适龄入学,正常参加课业活动,成绩优秀,目前已停药。

(2)治病先治心,治心不唯心:"凡是治病的,先要治心",当然这个"治心"不仅仅指血脉之心,而是神明之心,无论是否是心系疾病,治病首当调节情绪、情志因素。而同时,"治心不唯心",治心脏病是要治心的,但也要看到阴阳、五脏之间的关系。

凡脉结代之心悸病,总有气血不利之处,尽管其全见虚象,而无气滞血瘀之证,也需在方中适当加入行气活血之品;并且心悸之病,总有心阴不足,且心神不宁之象,故喜以甘麦大枣汤入药,此似为霸道之法,实则有养心、安君主之官之意。其实这种用法不仅仅我自己有所偏爱,恩师张伯臾也喜欢,校长程门雪也喜欢,叶天士也喜欢。程门雪在《未刻本叶氏医案》的眉批中曾写道:"叶氏用淮麦甘枣汤最得法,屡效大症。《古今医案按》附记中载之,可证也,吾亦喜用此方,得效亦多。"

《丁甘仁医案》曹序中即提到了胸痹病用"瓜蒌、薤白"之属,主滑利气机之用。在《中医内科学》五版教材中也有提及的,主要在讲到便秘、便不畅的有关章节中。胸痹患者、冠心病患者保持大便通畅,提高了他的安全性,这也是与现代研究相符的。

眩晕病除了典型的治疗方法,我们还应该认识到随着现代人生活习惯的改变,以及生活条件的优渥,"湿浊内结""土湿侮木"所导致的高血压应当引起关注;此外,情绪诱因的高血压可以采用"佐金平木"的方法,这些都是在中医理论的基础上,结合时代特点,实事求是地进行的拓展和衍变。

(3)阴阳气机,千变万化,万变不离:《丁甘仁医案·丁甘仁别传》中写道:"夏至一阴生,易象为姤。嗣是阴气渐长,中阳渐虚,阳散于外,阴守于内,设持循而不乱,足以抵御天阳,当无暑热之病。设或过于饮冷,中阳不支,乃有洞泄寒中,及寒霍乱诸证。予因是悟附子理中及通脉四逆方治。冬至一阳生,易象为复。嗣是阳气渐长,里阴渐薄,阴寒在外,伏阳在内,设固闷而不耗,足以抵御寒气,则必无伤寒重证。唯妄为作劳,阴液散亡,阴不胜阳,乃有冬温之病。予是以悟少阴有大承气及黄连阿胶方治。"

20世纪80年代某日,胸科医院有位心衰患者,用了参附就是不能下床不能出院,遂请曙光医院医生会诊。我刚踏入病房,只见这位患者袒胸露腹,四肢伸在床外面,但当时正值寒冬,房间里面生了火炉,门窗关紧,其他患者还都被子紧捂着,他的状态显得格格不入。我翻阅了一下他的用药经过,他们也用过了附子、人参、龙骨、牡蛎,如若我再依葫芦画瓢,岂不多此一举?

老师张伯臾曾言治疗遗精阳痿不可竭泽而渔,意思就是不可温肾、助阳、壮阳过度,还要注意养阴,要注意益气,要注意健脾,要注意滋肾,这都是好的方法,图用壮阳之药快于一时,却不是长久之功。

因此得到灵感,我给心衰患者用了《伤寒论》的黄连阿胶鸡子黄汤。就是其原方,开了2剂,第三日胸科医院来电话,说这位患者吃了很好。得空再去看之,不久这位患者便好转出院了。

泄泻病,寒湿证用藿香正气散、湿热证用葛根芩连汤、食滞用保和丸、肝气用痛泻要方、脾胃虚弱用参苓白术散、肾阳虚衰用四神丸,此皆为王道之法。然而,恩师张伯臾曾对于一例久泄患者使用桂枝汤,效果奇佳。

患者李某

大便溏泻日行4～8次,先有白冻,后为稀粪,经年累月不愈,畏寒,下腹隐

痛,泻后较舒,脉小滑,苔白腻。处方:

桂枝 4.5 g,炒赤芍、炒白芍各 9 g,炙甘草 3 g,炒防风 9 g,炒白术 9 g,炒枳实 9 g,煨木香 4.5 g,炒金银花 12 g,皂荚子 4.5 g,焦楂曲各 9 g。

5 剂。

二诊

连投温运燥湿之剂,大便初干后溏,日行三至四次,仍有少量白冻,畏寒除,腹痛瘥,脉小滑,苔薄白腻。

桂枝 4.5 g,炒赤芍 9 g,炙甘草 3 g,干姜 4.5 g,党参 9 g,炒苍术 9 g,炒防风 9 g,炒枳实 9 g,煨木香 4.5 g,炒金银花 12 g,皂荚子 4.5 g,焦楂曲各 9 g。

7 剂。

后大便先软后烂,日行一次,黏冻极少,苔脉同前,再守前方,原方续服 7 剂后,病愈出院。

张伯臾曾在五版《中医内科学》教材中写道:"泄泻日久,有瘀血形成,用桂枝汤。"就这么一句话,一行字,不注意的话就忽略而过。此为脾虚肝实,肠有垢滞之证,张伯臾善用桂枝汤调治脾胃之疾,其有振奋胃肠功能、温通止痛之功用。张伯臾认为慢性泄泻,虚证居多,对于脾胃虚寒,泻而爽者,宜用理中丸、附子理中汤治之;若夹白冻或泻而不爽者,非理中辈所宜,治用温补固涩之法,但亦有虚中夹实,固涩后泄泻次数虽然减少,而腹胀或痛,纳减不适,而有血瘀者,可用桂枝汤加当归、川芎、赤芍等,以养血和血,辅助泄泻治疗。乍看之下,此超出"治泻九法"的传统治法,为霸道之法,实则是临床辨证论治的体现。

(4)量轻不只和缓:道虽有道,道亦有术。丁甘仁曾言,道无术不行。曹颖甫曾问及丁甘仁,昔固闻而疑之,窃谓江湖术士,有时自秘其长,以要人重币,医虽小道,为病家生命所托,缓急死生,间不容发,何处可用术者? 丁甘仁曰,是有说焉,昔者卞和得良璞,献之荆台,楚王以为燕石也,三献不受,卒刖卞和之足。齐王好竽,雍门子抱琴立于王门,三年不得见,夫雍门子之琴诚善矣,其如王之不好何? 夫交浅言深,取信良难,况在死生存亡之顷,欲求速效,授以猛剂,则病家畏;素不相习,漫推心腹,则病家疑。疑与畏交相阻,虽有上工良剂,终以弃置不用。呜呼! 此亦荆台之璞,王门之琴,卞和、雍门子所为痛心者也。闻古之善医者,曰和曰缓,和则无猛峻之剂,缓则无急切之功。凡所以免人疑畏而坚人信心者,于是乎在,此和缓之所以名,即和缓之所以为术乎!

"和缓"一词于此,既指用药和缓轻灵,亦指和缓之效。用药剂量小不仅仅是因为用药轻灵和缓的缘故,还有让患者的身体易于受纳药物,像附子之类似是霸道之药,但徐徐温和起效,从而有效而不损阴阳。

《丁甘仁医案》曹序中即提到:"阴黄则用附子,虽剂量过轻,子重证间有不应,甚或连进五六剂,才得小效,然此即先生之道与术,所以免人疑畏者。"程门雪在《金匮篇解》中提到自己用药的三个阶段,总结下来可以归为:第一阶段,大刀阔斧,坚决敏捷悍迅猛;第二阶段,轻轻灵巧,精炼轻灵多平淡;第三阶段,创用复方,经方时方于一炉。

总结起来看,丁氏的理论是遵经守法以为道。遵经的话就是遵六经,守法的话是守中医阴阳之法,所以遵经守法以为道。他是"术取和缓免疑畏",他的治疗的方法当中,就是用"和""缓"这样免除患者的疑虑畏惧,这样也是取信于患者。"明阴洞阳参为用",丁氏学说那么多名家给他的评价当中,就是注重阴阳五行。阴阳学说、五行学说在丁氏学说中是很重要的,所以"明阴洞阳参为用,无一偏盛功倍清",丁氏学说在上海,特别是丁甘仁到上海来传业,我们上海中医药大学毕业的学生都可以算是丁氏的传人。那么在丁氏学说,他基本的要点就是"酌其盈,剂其虚,补其偏,救其弊"。所以,以王道霸道为题,只是一个引入的契点。

(四)结语

药有王道、霸道之分,用法有王道、霸道之别,实则皆为表面之象,看似霸道之法其中有王道之理,看似王道之药实则有霸道之法。为人从师亦如此,一开始要根据老师的专长特色从师,然而不可只学专长特色、以"帽"跟师,所有的专长特色皆根于扎实的基础,而这个中医基础不分科、不分病,却是思维的起始与本始。若只学特色,则会短暂跟师学习便能了然,世传叶天士从十七师,然程门雪在《未刻本叶氏医案》中则写到:"如临证抄方,一年换数人者,决不及数年随一人者成功之佳,此无他,驳杂不专耳。正如学书法一样,专则有进,杂则无成,其理同矣。若世传天士学更十七师,此成功已后之事,心有主宰,自然能选精华而去渣滓。"因此,跟一师,心有主,成一品,方可谓师从。

我们必须坚信中医中药的效果,最怕国人"不识庐山真面目,只缘身在此山中",亦怕中医人"久居兰室,不知其馨"。一定要坚信,对中医中药的坚持,这大概也是我最大的优点了。

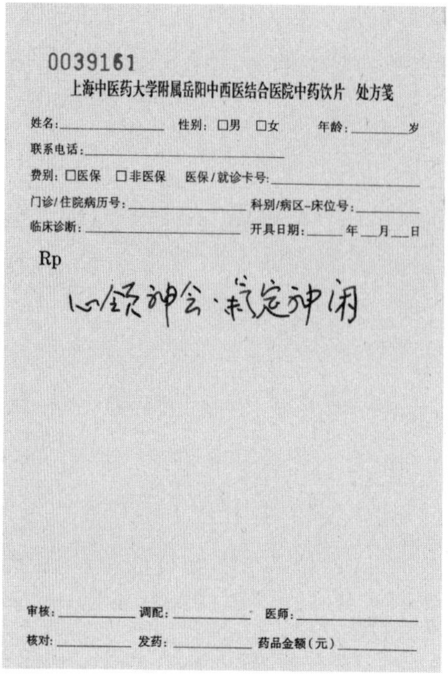

0039161
上海中医药大学附属岳阳中西医结合医院中药饮片 处方笺

姓名： 性别：□男 □女 年龄： 岁
联系电话：
费别：□医保 □非医保 医保/就诊卡号：
门诊/住院病历号： 科别/病区-床位号：
临床诊断： 开具日期： 年 月 日

Rp

心领神会·气定神闲

审核： 调配： 医师：
核对： 发药： 药品金额(元)：

图 4-2-1 何立人手书"心领神会，
气定神闲"

二、心领神会，气定神闲——心病治疗的三原则

"心领神会、气定神闲"（图 4-2-1）是中国古典成语，一出自唐代田颖《游雁荡山记》："将午，始到古寺，老僧清高延坐禅房，与之辩论心性切实之学，彼已心领神会。"一出自《论语》言："见心见性，扩达勇敢，气定神闲。"

中医学源自古典哲学，因此我们所认识的医理、哲理和事理历来是相通相仿的，我将"心领神会，气定神闲"，理解为心统领而神会聚，气稳定则神闲适。故治病先治"心"，百病气为先。在把握首要原则之后还要注意，治心不唯心，心病还需心药医。

（一）治病先治心，心领神会

俗话说"心无二用""一心一意"，在中医理论看来，实则未必。中医有实体的心，亦有神明之心，中医的心不仅有解剖学意义的心，还有包括脑、血脉的"心系"。

又常说不可以"三心二意"，其实在中医理论中，生理上就有三个"心"，两个"意"，一为血肉之心，一为"任物之心"，还有一心当属四肢末端的手心、足心，即"在表之心"，足心涌泉之所在，肾经之起始，手心劳宫之所处，膻中为心之所居，此为反映全身状态之心；两个意，一者为意识状态，是狭义的神的外在表现形式，二者为"心有所忆谓之意"，此意为心中所怀，由此意念之所存产生志，根据志而衡量考虑叫作思，思考由近及远叫作虑，考虑而后行事而产生智慧。

心具有接受外来信息和作出应答的功能，随着心境的不同，看到的世界也会大不相同。例如范仲淹在《岳阳楼记》中写道："至若春和景明……登斯楼也，则有心旷神怡，宠辱偕忘，把酒临风，其喜洋洋者矣。"时值范仲淹从副宰相之高位贬放邓州之时，本应"去国怀乡，忧谗畏讥，满目萧然，感极而悲"，却因其旷达心

胸、神定自若,而写出了"不以物喜,不以己悲""先天下之忧而忧,后天下之乐而乐"的千古佳句。

早在《内经》中,就将心看作是人体精神力量的主宰和统领,称心为君主之官,主不明则十二官危,张景岳在《类经》中提出了"五志唯心所使"的理论,指出"心为脏腑之主而总统魂魄,并骸意志,故忧动于心则肺应,思动于心则脾应,怒动于心则肝应,恐动于心则肾应,此所以五志唯心所使也"。若心统帅得当,则心神聚守,《素问·六节藏象论篇》"心者,生之本,神之变也"。心领神会,若将领理解为统领,那便成了中医的认识,即若心统帅得当,则心神聚守,所谓"得神者昌,失神者亡",若想让身体处于"盛世",则需要有一位"明君",故"擒贼先擒王,治病先治心",使主明则下安,无论何病,通脉活络则周天畅运,养心安神而使五脏皆安,其实是要先考虑"神"的状态,以总领进一步用药。

(二)气为百病之先,气定神闲

《难经·八难》:"气者,人之根本也。"治病当首重"气",气是构成人体的最基本物质,"精、气、津、液、血、脉,无非气之所化也"(《类经·藏象类》)。气又是维持人体生命活动的最基本物质,"人之生死,全赖乎气。气聚则生,气壮则康,气衰则弱,气散则死"(《医权初编》)。"鼻受天之气,口受地之味。其气所化,宗气、营、卫,分而为三。由是化津、化液、化精、化血,精复化气,以奉养生身。"(《景景室医稿杂存》)

机体的各种生理活动,实质上都是气升降出入运动的具体表现,所谓人有三宝"精、气、神",人的生命起源是精,维持生命的动力是气,生命的体现就是神的活动。"精神"指的是人的"心志"。"精气"指的是构成人体生命的精微物质,是原动力的总称。所以《素问·生气通天论篇》言:"阴平阳秘,精神乃治;阴阳离决,精气乃绝。"我们是不是也可以将此理解为:阳化气,阴成形。"阴"指构成人体正常功能的脏腑,"阳"指气的卫外固摄,若脏腑运化能力和机制正常,则"神清气爽",反之气涣散而神散。所以,气若定,神才能闲适,而神若安,气的运行才能正常。

常言"风为百病之长"。鉴于风病缘于气血失调,而气血又为人体一身正气之根本,气属阳,血属阴,两者之间相互依存,相互为用。故吴鞠通曰:"善治血者,不求之有形之血,而求之无形之气。"病之所生所变,无非气机。因此,治气应在百病之先。从广义的神而言,人体生命若想稳固,病机当责之于气,病位当责之于心，即以气为先，以心为先，人之根本。民间常言：心浮气躁、心高气傲、灰心丧气……足见心、气不可分。

（三）治心不唯心，心病心药医

心病的治疗，不可只着眼于心，要想到心的本位，还要想到与心有关的气血阴阳，还要想到与心相关的五脏六腑。

治疗心病，亦不可唯独治心，其在血脉者，当重视心气、心血、心之阴阳的调和，其在神明者，当平调五脏之气，脏腑各有主气，各有经脉，各有部分；故其主病，亦各有辨证之不同。心血管病之病位在心，心病治心，毋庸置疑。然五脏相关，脏腑相通；各脏腑之间不仅在生理功能上相互依存、相互制约、相互为用；病理改变上也相互影响。

心病用心药，其意有三，一指顺气，二指安神，三指调畅情志，以心生一"悸"为例来说明。

心悸之病，《一得集》言："痰郁久而化火。其升于上则怔忡眩晕。"张三锡曰："夫怔忡惊悸之病，或因怒气伤肝，或因惊入胆气，母令子虚，因而心血为之不足；又或遇事烦冗，思想无穷。则心君亦为之不宁，故神不安，而怔忡惊悸之所由生也。"神摇则悸动，所谓治惊莫若安心，治悸莫若顺气，气定则神闲逸致。对于相当部分的患者，常觉心烦、心慌、胸闷更替并见，有时无以区分，此为心之嘈杂；胃之嘈杂由积滞所致，心之嘈杂同样可以看作心结心积，积而为悸，而心中只有血脉流过，何来积物？乃气之不顺所致，故当顺。顺气是一个大概念，即是气机顺畅之意，包涵了理气、益气、降气、温气以及狭隘的顺气概念，朱丹溪云"善治痰者，不治痰而治气，气顺则一身之津液，亦随气而顺矣"。

顺气之法，需要在顺应天时地气，掌握人之心性的基础上，施以药物的治疗，具体遣方用药各有侧重，花类药玫瑰花、月季花芳香醒脾健脾；梗类药如紫苏梗、旋覆梗、藿香梗理气宽中，化痰饮；川厚朴、佛手、娑罗子理气宽中，和胃化湿开郁；青皮破肝气，解肝郁；陈皮理肝脾之气，主行脾气；八月札、柴胡、枳壳均理肝气，柴胡疏肝利胆，兼清郁热，枳壳、八月札行气除满，健运脾胃；瓜蒌皮行气除满，清热润肺，化痰开胸除痹，消散乳痈，适用于胸腹胀满；沉香，降肺气、温脾胃肾气；紫贝、代赭石为矿石类，理气兼有益气。

在心病治疗中，"温气"尤需拿捏分寸，《内经》云："劳者温之……形不足者温之以气。"又《素问·宣明五气篇》中记载有："五脏所恶，心恶热。"王冰注：热则脉溃浊,寒则气留滞。故两者岂不矛盾?其实温气并不单纯地说用温热之药,而是说对于体虚劳累患者,温润和养以培元气。温润和养,可以补益药,从狭义的角度上讲,补益又有峻补与清补之分,峻补有人参、鹿茸之类,清补山药、党参、太子参之属,理气而兼有温气作用的如檀香、沉香、玫瑰花、大腹皮等。若用法得当,能获奇效,若失之偏颇,则加剧阴阳失衡。而广义的补益实则就是以祛病为补,疾病的总病机为阴阳失衡,气机失调,疗疾而使得一身之气顺畅,使得阴阳重归平衡即是补益。

心为火脏,心又恶热,指的是既要益气,又要清心。清心可选甘麦大枣汤,《经方例释》中曾言:"此(甘麦大枣汤)为诸清心方之祖,不独脏躁宜之。"此外,清心清脉,还可用苦参清热燥湿之用;清心之法又如《伤寒论》的小陷胸汤用黄连清心等。

除了用药之外,我们还应该注重沟通和交流,对于大多数患者,使得患者安静有利于病史的采集,使其安心静气有助于药物的疗效,对于一些有情绪诱因的患者,情志的影响一方面会扰乱对于真实病情轻重的判断;另一方面影响病情的预后。故"心平"才得以"气和",心病多由心事起,心病则气乱,气乱则神乱,神乱或烦,或悸,或晕,或恫,或怯,或不寐,故治疗当重心之根本,因此亟须详究有无情志诱因,问诊溯源、语言开导、心灵辅导皆为治疗之法。

三、久居兰室,益获其馨

一日门诊,一高考应考生来诊,其母陪同,主诉症状繁杂凌乱,总谓其子面色苍白、精神不佳、胃纳欠馨、夜寐不安、爪甲不荣、幼年曾有心悸胸闷之疾。但诊其面色、形体、舌脉皆无异于常人,故问于考生有何不适,考生答无所苦。再细问追究,确无大碍,故劝其母曰:切莫久居兰室,不知其香臭。想来有为中医不屑于中医者,亦触此理,故此,有感道为中医者,当久居兰室,益获其馨。

《孔子家语·六本》言:"与善人居,如入芝兰之室,久而不闻其香,即与之化矣。与不善人居,如入鲍鱼之肆,久而不闻其臭,亦与之化矣。丹之所藏者赤,漆之所藏者黑,是以君子必慎其所与处者焉。"说的是于香味久居,沉浸其中而闻不出室内的香味;而若在腥臭之地久留,习惯而不识臭味。

当初入中医之行,中医知识如浩瀚的海洋,一切都是新鲜的,要像海绵吸水一样汲取先人前辈的知识和经验。在从事中医临床工作后,一段时间里沉浸在前人知识得以验证的欣喜中,同时会发现很多疑虑和问题,此时或许会开始质疑甚至想着颠覆经典的理论。然而通过更进一步深入地学习和反思之后,一些本来学过却被忽略的基础知识理论又重新鲜活起来,此时既要将已有的知识进行补充使之丰满,在此过程中形成自己的观点和看法,与经典并不违背,却是与时代结合的解读,有些甚至可以作为经典的补充。

其实类似的名言佳句很多,如苏轼的"不识庐山真面目,只缘身在此山中"。中医文化是祖先留给我们后人的巨大瑰宝,我们有幸徜徉于前人所栽之林,我们汲取的是前辈以实践留存下来的宝贵知识和经验,然而,当我们身处一种环境中,常常会看不清其样貌,闻不知其香臭。但若静心观察、悉心揣摩,会发现本来司空见惯、习以为常的事情其实有其深意和更深刻的理解,在此列举一二。

(一)"风为百病之长"新解

《内经》曰:风为百病之长。其论证,则有真中、类中,中经络、中血脉、中脏腑之分。其论治,则有攻风劫痰、养血润燥、补气培元之治。

诸家对于"风为百病之长"的认识概括起来主要为风邪为外感六淫之首;风邪为外邪致病的先导;风邪常与他邪兼夹为患;风邪所致病证变化多端。这些认识的共同之处在于认为"风为百病之长"中的"风"指的是外感六淫之风邪。但此种观点似有不全之处,"百病"应当包括一切外感与内伤杂病,《内经》既然明言"风为百病之长",那么"风"也理应为"外感病之长"和"内伤杂病之长",如此"风"就不应该单指外感六淫之风邪,还应包括内风。"外风为外感病之长""内风为内伤杂病之长"合而言之即为"风"的概念。

外感六淫之风,此风从外来,亦因内虚而邪得以乘虚而入;内生五邪之风,指在疾病过程中,或因阳盛,或因阴虚,或因血虚,或因热极伤及营血,以致阴虚不能制阳,阳升无制,或筋脉失其濡养,从而出现动风的病理状态。故说:"内风乃身中阳气之变动。"或肝阳化风,或热极生风,或阴虚风动,或血虚生风,或血燥生风。

在临床应用中,我们常常将外风与一些外感病连接,内风常与肝紧密联系,指向于中风、帕金森病等肌张力升高的疾病,但其实内风是由多脏腑功能失调所导致的。木本克土,土虚木盛谓之"乘",脾土虚,水谷精微则不足而无以养肝体,肝体失养,则贼风易作;或因土湿可反侮于木,土重木折,肝虚动风;肾水养肝木,肾水不足,则阴亏,肝肾同源则肝阴亦不足,筋脉失养,肝阴不制肝阳,久则引动肝风;心属火,主神明,心火下温肾水,肾水上济心火,全赖肝木疏泄,疏泄正常,则神明自若,心肾既济,反之木火失调,火病犯木谓之"子病犯母",出现动风症状;肺金不足则木无以制,疏泄太过,过则因风而动。

所以内风,并不仅仅责之于肝,而发病也不仅仅在于外形上所能见之。从取类比象的角度是否也可以将房颤看作一种内风的表现。心为君主之官,属阳中之阳,故易受风袭;然风与房颤的关系最能使人联想的,当属风胜则动,动即抽搐、动摇之意,房颤是心肌丧失了正常有规律的舒缩活动,而代之以快速而不协调的微弱蠕动,致使心房失去了正常的有效收缩,符合风之为病特点的。且心房纤颤,多为久病或心有实质性病变后导致,故多于久病重病后起病,此又符合内生之风的形成条件;临床中还常见暴怒、情志不遂之后发为房颤的,此为肝木不制内,使得肝风内扰其子所致。

（二）邪正有变,虚实相伴不相离

在初学中医之时,我们知道要分清邪正治疗疾病,单纯扶正、单纯祛邪从表面上看是对的,然从实际临床来看虚实并没有书本上的那么单纯,当量其邪正主次,正气虚则多用养正之药,而少佐以除邪;或正气不甚虚,当攻养平半用之可也,如下病例。

程左,年届半百,业已致仕（职从西席）。

久罹眩晕、心悸、不寐之疾。农历壬辰年二月十一来诊,始为劳累之后,右胸胁作痛,继则夜显身热,伴见寒战,刻已三日,汗出身热不解,气短,干咳,无痰,口干。舌质干,苔白厚腻,舌前尖苔少,脉弦滑数。

患者久疾劳损,阴精素亏,正虚邪伏,冬春之交,时邪侵袭,合而发病,邪热盛而复伤阴精。故标有里热炽盛之象,本有阴伤津亏,风热之邪最易犯肺,肺失清肃则咳逆,肺郁则水道通调不利,热灼水液、聚湿生痰停滞,故肺实则气短而喘,身虽热而不渴饮乃湿蕴之象。

治拟清热养阴、泻肺化痰、健脾化湿之剂。又《内经》云"冬伤于寒,春必病温",故清热中兼顾温化;叶天士释春温"入春发于少阳,以春木内应肝胆也",故又当兼顾肝胆疏利。此为邪盛而祛邪,方用麻杏甘膏汤清热除烦,麻杏苡甘汤祛湿热,辅以二陈汤、三子养亲汤,兼合小柴胡汤、栀子豉汤、黄芩汤之意化裁。

二诊

右胸痛已减,干咳唯夜间见,咯吐少量痰液,身热见退但未清,口角热疮,大便畅,寐欠酣,白厚腻苔已化,脉弦细滑数。

治标以来,伏邪已解,肺炎亦消,咳嗽痰鸣,亦减六七。唯阴分本亏,津少上承,余焰留恋气分,肺金输布无权,厥阳易于升腾,口干唇燥,头眩且痛,形神衰弱,小溲带黄,舌苔化而未净,皆系余燥为患。燥字从火,火灼津液为痰,有一分之燥,则一分之痰不能清澈也。脉弦细滑数转和,恙已转机,循序渐进,自能恢撤消状。再清余燥以化痰热,生津液以滋化源,俾得津液来复,则燥去阴生矣。痰始化,阴始长,邪始出而热未尽,故治守前法,仿沙参麦冬汤、泻白散、蒿芩清胆汤之意加减。此为邪始解而扶其正。

三诊

夜咳已少,痰白量少,右胸胁痛已,身或微热,心悸,寐短,大便欠畅;舌前半苔少质干红,后半反见微腻黄,脉细小。邪从热化反复,虽有阴虚火旺之嫌,但仍虑有邪热未尽,半百之人,气阴已有不足,故仍需兼顾之。此为邪未尽而正虚,虚实并用。

14剂后随访,身热解,痰液出而咳自休,心中安,便转畅,唯寐欠酣,复以调理气血,和合阴阳之剂病瘳安。

四、晴雨有时,饲豕何虑

中医四诊,望闻问切,世人对切诊最为好奇尚异,古之宫廷悬丝诊脉更为其增加了一丝神秘色彩。然而事实是,古之太医为后妃诊病,会先从贴身的侍从处了解病情,或通过各种途径详细询问诸如胃纳、舌苔、二便、症状、病程等情况后再行悬丝诊脉之形式,以屏息凝神之状显敬重、尊礼仪,实则大致病情早已了然于心。所以,闻诊、问诊才是中医采集病史最为重要而可靠的手段,在现代,其实就是"医患沟通"。听什么、问什么、答什么这是一项医学技术,但是怎么听、怎么问、怎么答便是一门语言艺术,医学本身便是技术与艺术的结合。常常有患者调侃"排队两小时,看病五分钟",在医生的立场上,对于大多数的病例5分钟的沟通确已心中了了,但这样只做了"采集",若能多做一点,将这种确信也传达给患者,那么,就真正做到了"沟通"。

(一)闻诊要义:善于倾听,相信患者

患者自述病情,赘述无序者有之,夸大其词者有之,主诉纷乱者有之,行文著述者亦有之,或有就诊经历曲折者、症情生动离奇者、懵懂忧心忡忡者,亦有重疾不以为意者,这就要求我们医师,能做一个优秀的倾听者。一般来说,患者说的,我都相信,因为如果没有这样的痛苦,他是描述不出这样的症状的,若有一些夸大,那是因为希望引起医生的重视,对于一些错误的认知,我们可以当即给予纠正,但是对于一些确切的症情描述,切不可在一开始便予以否定,这样可能会影响真实病情的采集,也会导致患者的不信任。几分虚实、几分关联,是我们为医者需要凭借专业和经验去辨证判别的。诚然,门诊的时间非常有限,不可能让每一个患者随心所欲地陈述自己的病情,所以既要留给患者足够的时间诉说最主要的病情,也要适当打断不必要的就医经历或重复的内容,同时要善于引导患者讲述。

(二)问诊要义:问中求因,情志疏导

如今获取知识的渠道多而丰富,老百姓养生防病"治未病"的意识越来越强,这就使得中医临床的问诊沟通,不再仅限于"十问歌"的内容,人是社会的人,医学不是冰冷的技术,病之成因除了生物学的原因,还有诸多社会学的因素。询问症状感受,固然有助于我们判断病机病情,然而病因的寻找更为重要,或有职业环境危害,或有家族家庭因素,或有情志不遂,或有饮食不节,病因的寻找和排除,有利于后期的治疗。其中,门诊时,又以情志因素的干预最为重要,所谓"解铃还须系铃人",在我们医学中的解读便是"心病还需心药医"。

中医之心,亦主"神明",心病可由心事而起或诱发,情志诱因一方面会扰乱对于真实病情轻重的判断,一方面影响病情的预后,而情志因素药力又最难及,因此问诊以提供依据就显得尤为重要,亟须详究有无情志诱因,通过言辞交谈同样可以起到情绪疏导的治疗作用。

某一日在门诊之际,一位患者提及,本无疾苦但时时担心心悸好转后复发。余随即作浅显的比喻回应说:"天气不可能时时放晴,总有风霜雨雪,人活于世上,吃五谷与天地相应,岂有不病不伤之理。然晴雨有时限,疾苦亦有阶段,就好像雨天总要记得打伞,疾病再来切不要忽视,及时寻医就诊就好。况且风霜雨雪或宁静素美或气势磅礴尚有值得欣赏之处,人的机体阴阳仅能处于相对平衡之中,一旦有偏差,及时通过不适反映出来,发现问题,及时解决,也绝不是件坏事。时时担心疾病再起,就好像时时担忧天要下雨一样,不是庸人自扰?"这段言论被适时一旁学子传为"生命的晴雨理论"。

另一日在与患者探讨平日养生时,认为此论尚可拓展。《内经》言"上工治未病",故治未病,本不是百姓大众所具备的能力,而应当是一些相对有经验、有资历的医生,在发现一些征象之后,为避免疾病的发生或转变而采取的措施和治疗手段,并非毫无根据地去预防疾病的发生,就好像看到了打雷知道有下雨的可能,你需要带好伞,但是如果没有根据地天天带着伞也未必会有用,所以单纯地为了养生而养生,并不可取。

又有一患者自觉心悸不舒,然查其脉象,四诊合参,并借助西医检查工具,发现患者的自觉症状重于实际的疾病程度,自身的担忧左右了对疾病的正确认识,考虑其特殊年龄,故判断其脏躁病。当患者问及心脏上的"病灶"会不会随着时间和劳累的程度扩大,给药是否可以针对某一点明确的因素用药时,我心生一计,给予答复曰:"药入于人体,到达何处,譬如饲养猪豕一样,倒入饲料,每只猪都有的吃,或许你会担心,某只猪会吃不饱,长得特别瘦,但是事实是,只要你每天按时喂养,肚子饿的会多吃点,胃口小的会少吃点,个个都会长得白白胖胖。"

临床上,医者常常遇到需要向没有医学背景或者对疾病认识相对欠缺的患者解释专业问题的情况,是时若假以机智幽默的应答,道理却也蕴藏在看似平淡的聊天中了。患者每每在开怀一笑的同时,消除了心中的疑虑,增加患者对服药的信任感与治疗的信心,可谓一举三得。

五、察颜观舌,凭脉候证,定夺舍从

舌脉诊是中医独具特色的诊法,几千年的传承,老百姓也常常会好奇自己诊查判断一番,医者亦常被患者、朋友、亲戚要求通过舌脉寻找一些隐藏的病情。有些患者甚至将舌脉诊当作了一种体检,找老中医切脉便可得知血脂高低、冠状动脉狭窄程度。遇此景,总不禁莞尔,影视戏文中"病家不须开口,便知病情根由"实有夸大之处,但也体现了中医舌脉诊之神奇,而此神奇之处,是医者通过在表浅易于诊察的部位的一些表现,以了解患者的气血变化,是从祖辈那里得到的宝贵知识,归根到底是医学科学,而非仙术道法。所以我常与患者说,望舌切脉是提供给医生处方的依据,协助对患者病痛的诊疗之用,和验血、超声检查是不同的。

(一)良医不舍真理,中医不舍舌脉

时常有人将西医学称作现代医学,而将中医学称作传统医学,对于这样的称呼,我并不完全认同。自明末清初,西方医学传入中国以来,中医和西医之间经历了冲击、共存、融合的过程。西医学迅猛发展,为临床提供了许多辅助检查和治疗手段,这无疑是有益于人类生命健康的。然而中医也在这个过程中经历着发展,中医之所以是发展着的科学,正是因为每个时期,中医都在适应环境的变化,接纳和融合新事物,遵从天时、地利、人和,三才合一,使得中医理论体系日趋完善。所以中医既是传统医学,也是现代医学,西医知识、实验室辅助检查手段便是在这个时代里给予中医发展的契机。所以一个好的医生无论是中医还是西医,一定是尊重人体科学、医学科学、生命科学的。

我也时常教导我的学生们,要学好中医,也一定要学好西医。但是,正所谓"树高千丈,叶落归根",最终还是要回到中医的根上。那么什么是中医的根,"辨证论治"是,"整体观念"也是,"望闻问切"更是,如同西医的诊疗手段再丰富,入门的第一课总是检体诊断,中医也是如此。望闻问切的技能是根本,如若过度依赖西医知识、辅助检查结果,便走向了另一个极端。我们有些医生切脉如触电一般,点到为止。有些望舌切脉只是一个流程,一种形式;有些切脉时心有旁骛,一边望着手机或者操作着电脑一边切脉;甚至有时跳过舌脉诊,直接根据经验或病理药理处方,这个我是不赞同,不认可的。

(二)症脉有真假,舍从不轻取

余接诊,喜先诊脉,再行望、闻、问诊,此举不为显奇显高,但求不受症情主诉干扰,先入为主地影响脉诊的感受,同时患者入座先诊脉,可定医家、患者之心神,再候三部九候之脉动,三部九候,不仅是候寸关尺、浮中沉、天地人、肺脾肾、心肝命,更应该相互联系、不割裂地综合分析脉象之成因,脏腑之关联,方能探究其人体气血阴阳变化之根本。曾诊一患者,三部之脉,尺来迟,到关即已加快,至寸更是快速。如潮水拍岸,逾到岸边,其势逾宏,其声逾隆,其力逾著,其动逾促,此脉动气乱之象。然视其病史,患者已经中药调服半年有余,症情稳定。遂问患者,迩来是否有怫郁之事,患者答曰"昨日家中有事,气结不平,如此而已。"

又忆起曾在岳阳医院岳阳路旧址病房带教,查及一位患者床前,脉诊甚是惊奇,脉位浮浅、脉体大而软、中空边实,此浮大中空,如按葱管之芤脉。《濒湖脉学》言:"芤形浮大耎如葱,边实需知内已空,火犯阳经血上溢,热侵阴络下流红……寸芤积血在于胸,关里逢芤肠胃痛,尺部见之多下血,赤淋红痢漏崩中。"芤脉多主失血、伤阴之证。让所在学生一一体会,脉理分析完毕,继续查房。心中甚为不解并有担忧之感,何以芤脉而无动血之象?《伤寒论·辨脉法》曰:"脉浮而紧,按之反芤,此为本虚,故当战而汗出也。"恐是患者久病体虚,又兼有表邪,似当发小汗微汗,使去邪而不伤正。然若果真有失血之症,又有"夺血者无汗""亡血家不可发汗"之说,发汗岂不相悖? 步至隔壁,正值犹疑如何舍从之际,即有家属来唤,患者发生了大吐血!

自此体会,症脉有真假,舌脉有顺逆,真真假假总有真实一面,根据患者的实际情况,可有舍脉从症、舍症从脉之判。然而病情的发生在一个时间点上,发展却是一个时间轴,脉、苔、症之间除了相互印证之外,但凡有悖论之处亦可能对预后有所提示,假象何以假,真象何以藏,皆需细细思量,故所以中医望、闻、问、切,缺一不可,有时脉症不一只是不识,不是不可舍,但当知不轻取舍从,舍之而不忘之。

六、教学理念与训诫

何立人推崇教学相长之理,主张学中教,教中学,多年来一直承担上海中医药大学《中医内科学》的教学任务,自 1978 年以来,培养中医内科硕博士研究生30 余名,曾获得上海市育才奖。何师曾担任上海中医药大学教务处处长,负责的课题"中医学专业七年制教育教学内容和课程体系改革"及作为课题主要组成的"高等中医药教育教学内容和课程体系改革"获教育部专家好评,主持的中医药管理局课题"1991 年级中医本科专业教改试点"荣获上海市优秀教学成果二等奖。1998 年荣获上海市优秀教务工作者,并带领教务处分别荣获全国和上海市普通高校优秀教务处称号。

何立人业已古稀之年,每年仍承担着近 60 个课时的教学工作,近年来,何立人连年担任多个全国范围中医教学竞赛的赛前指导老师,取得多个桂冠成绩。以教学之理指导教学方法,以教学目标引领教学内容,以医学情感渲染教学语言,以临床经验提升教学内涵,以形式改革提升教学效果,既有传统教学的严谨,又有现代教学理念的融入,教学造诣亦感染着一大批医学教育工作者。

(一)有教无类,唯热爱是以成才

门诊抄方学习是中医学生最为喜爱的,也最为直接的学习方式,何立人门诊常有学生前来询问是否可以跟师侍诊,何立人从不拒绝推诿,此举亦常为教学管理部门所惊叹,其中在校学习者有之、外院进修者有之、硕博士有之、大专学历亦有之,甚至一段时间里曾有传言"何立人教授什么学生都收,什么学生都愿意带"。

何立人常言："一时兴起、对中医有热爱之情我总是欢喜并且愿意接纳的；阶段学习，若能从我这里能领悟到一些并且有益于中医临床也总是好的；但倘若能持之以恒地秉持初心，善于总结反思心领神会，这样的学生无论什么学历、什么岗位都会成为优秀的中医接班人，我愿意陪伴他们成长，是以'有教无类'。"

何立人也常言，要让不懂中医的人爱上中医，要让对中医充满兴趣的医学生不流失对中医的信心，如何做到？ 必定是通过中医的疗效。所以教学不能只教情感，要用事实说话，愿意教，就要拿出真本事来教，真本事不是"讲得好"，而是"有疗效"。以中医药之奇，展示中医药之常，以实用回应学生的热爱。

（二）严谨治教，需熟稔信手拈来

何立人在担任教务处处长时，曾有一个午后得知《中医内科学》教师因突发状况无法到校授课，当时已经离任《中医内科学》教学工作多年的何立人在询问当日教学日历之后，毅然前往教室，以生动地讲解完成了当日的原定教学任务，课堂效果为学生啧啧称赞。

每将此事问及何立人，何立人都会会心一笑："这本书，我太熟悉了。"

如今学生中大多承担着教学任务，每次向何立人请教讲课的方法技巧，何立人都倾囊相授，但总不忘嘱咐，任何技巧的前提，是将教材烂熟于心，包括"小字""附录"在内的所有内容，都要心中有数，关键的句子甚至能流畅通背，然后再将相关拓展的内容尽可能多地去补充和掌握，做到随时随地信手拈来，随时可以脱离书本教材讲课，这才是一名基本合格的教师。

第五章
名医工作室团队科研集萃

第一节　验方科研

一、芪灵方(麒麟方)

组成：黄芪，灵芝，党参，景天三七，白果，白术，苦参。

该方为第四批全国名中医药专家继承班何立人导师学员崔松通过跟师及数据挖掘总结，并获得上海市中医临床重点实验室项目(上海市科学技术委员会C10dz2220200)，上海市卫生局项目资助(2010S18)等经费支持。

原文载于：芪灵方联合西医常规疗法对气阴两虚型阵发性房颤患者心率变异的影响[J].上海中医药杂志，2014，28(2)：3-5.由通讯作者崔松供稿。

心房颤动(atrial fibrillation，AF；简称"房颤")是临床最常见的心律失常之一，其危害包括增加死亡率、住院率、脑卒中发病率，并容易引起心功能下降。阵发性房颤与永久性房颤具有同等的卒中危险，而自主神经系统对房颤有明确的调节作用。本研究拟从改善自主神经功能方面，探讨芪灵方联合西医常规疗法治疗气阴两虚证阵发性房颤的临床疗效及其对患者心率变异的影响。

(一)资料与方法

1. 病例选择

(1)诊断标准：① 西医诊断标准：阵发性房颤诊断参照《实用内科学》及《2010 年 ESC 房颤防治指南》中的有关标准，房颤持续时间少于 7 日(常少于48 h)，能自行终止且反复发作。② 中医气阴两虚证诊断参照《GB/T 16751.2—1997 中医临床诊疗术语·证候部分》及《中医辨证学》中的有关标准。

（2）纳入标准：① 符合上述诊断标准。② 年龄 30～80 岁。③ 知情同意，自愿参加本试验。

（3）排除标准：① 永久性房颤患者。② 甲状腺功能亢进患者。③ 急性冠状动脉综合征者。④ 合并有肝、肾及内分泌、呼吸、造血系统等严重原发性疾病者。⑤ 合并重度感染、晚期恶性肿瘤者。⑥ 有精神异常及依从性差者。

2. 一般资料　60 例病例均为 2012 年 2 月至 2013 年 4 月本院心内科收治的确诊为阵发性房颤气阴两虚证患者，采用随机数字表法分为对照组和治疗组，每组 30 例。两组一般资料差异无统计学意义（$P > 0.05$），具有可比性（表 5 - 1 - 1）。

表 5 - 1 - 1　两组患者基线资料比较

组别	n	男/女（例）	年龄（岁）	病程（月）	收缩压（mmHg）	舒张压（mmHg）
对照组	30	12/18	66.50±8.71	6.17±6.85	131.47±16.47	78.40±7.05
治疗组	30	13/17	65.53±9.34	6.42±13.25	128.07±18.08	75.80±10.17

3. 治疗方法

（1）对照组：参照《2010 年 ESC 房颤防治指南》中的有关内容，根据患者 CHA_2DS_2VASc 评分，给予抗凝或抗血小板治疗措施；根据原发病及合并症情况，给予盐酸胺碘酮或盐酸普罗帕酮。疗程为 2 个月。

（2）治疗组：① 基础治疗：药物、方法同对照组。② 芪灵方：黄芪、灵芝、党参、景天三七、白果、白术、苦参，由本院制剂室制成水煎剂，每日 1 剂，分 2 次口服。疗程为 2 个月。

4. 观察项目与方法

（1）房颤疗效：疗程结束后，参照《2010 年 ESC 房颤防治指南》《中药新药临床研究指导原则》及相关文献标准判定房颤疗效。① 显效：阵发性房颤完全不发作或偶有发作，或静息状态下心率<80 次/min。② 有效：阵发性房颤发作频率较原有减少 50% 以上，持续时间较原有缩短 50% 以上，或频发转为多发、多发转为偶发，或静息状态下心率<90/min。③ 无效：用药后无变化，或改善达不到显效或有效标准。

（2）中医证候疗效：参照《中药新药临床研究指导原则》及《中医辨证学》中的有关内容，制定心悸（气阴两虚）证候积分表。主症为心悸，次证包括气短、心烦、体倦乏力、少寐多梦、头晕、自汗盗汗、口干、舌淡或稍红、少苔、脉沉细或结。根据证候的轻、中、重程度,主症分别计 2、4、6 分,次症分别计 1、2、3 分。分别于治疗前、治疗后评价中医证候积分,并根据积分变化情况判定中医证候疗效。

参照《中药新药临床研究指导原则》尼莫地平法标准评定:疗效＝(治疗前积分－治疗后积分)/治疗前积分×100%。① 显效:治疗后原有症状、体征基本消失,总积分减少≥70%。② 有效:治疗后原有症状、体征证候积分较治疗前减少 30%～70%。③ 无效:治疗后原有症状、体征无明显改善,甚或加重,证候积分减少<30%。

(3) 心率变异指标:治疗前后通过心率变异指标的变化情况评价自主神经功能。采用 2 代 Holter-Star 心电图记录器及 4.11 版本心率变异分析系统(机器采样频率为 200 Hz),参考《中华心血管病杂志》编委会心率变异性对策专题组制定的有关方法,测定心率变异指标(时域参数及频域参数)。

时域参数:① SDNN:全部正常窦性心搏间期的标准差,单位 ms。② SDANN:24 h 内每 5 min 正常窦性心搏间期平均值的标准差,单位 ms。③ rMSSD:全程相邻正常窦性心搏间期之差的均方根值,单位 ms。④ PNN50:相邻正常窦性心搏间期差值 50 ms 的百分数,单位%。

频域参数:低频/高频比值(LF/HF)。

5. 统计学方法　观察数据采用 SPSS 18.0 软件进行统计学分析。计量资料以($\bar{x}\pm s$)表示,组内比较采用配对 t 检验,组间比较采用 t 检验;非正态分布的计量资料采用秩和检验;等级资料比较采用秩和检验。双侧检验,以 $P <$ 0.05 为差异有统计学意义。

(二) 结果

1. 房颤疗效比较　治疗后治疗组、对照组总有效率分别为 100.0%、90.0%。两组间房颤疗效比较,治疗组优于对照组($P<0.01$)(表 5-1-2)。

表 5-1-2　两组房颤疗效比较(例)

组别	n	显效	有效	无效
治疗组	30	27	3	0
对照组	30	16	11	3

2. 中医证候疗效比较　治疗后治疗组、对照组总有效率分别 100.0%、76.67%；两组间中医证候疗效比较，治疗组优于对照组（$P<0.05$）（表 5 - 1 - 3）。

表 5 - 1 - 3　两组中医证候疗效比较（例）

组别	n	显效	有效	无效
治疗组	30	11	19	0
对照组	30	3	20	7

3. 心率变异指标变化情况

（1）时域指标变化情况：治疗后两组 SDNN 均有显著增加（$P<0.05$）。治疗组 SDANN 显著增加，而对照组出现显著降低，两组间有显著差异（$P<0.05$）。治疗组 rMMSD、PNN50 有上升趋势，而对照组表现出下降趋势（表 5 - 1 - 4）。

表 5 - 1 - 4　两组心率变异时域指标变化情况比较 （$x \pm s$）

组别		SDNN(ms)	SDANN(ms)	rMMSD(ms)	PNN50(%)
治疗组	治疗前	130.27±55.14	91.21±41.48	52.37±47.50	11.35±8.74
（$n=30$）	治疗后	154.25±60.49*	106.48±67.33*#	53.03±42.25	12.28±7.19
对照组	治疗前	126.80±47.40	84.83±37.74	53.00±53.38	13.60±5.31
（$n=30$）	治疗后	140.47±52.04*	74.57±36.53*	51.90±48.84	13.08±6.58

注：* 与治疗前比较，$P<0.05$，# 与对照组比较，$P<0.05$。

（2）频域指标变化情况：治疗前后组内比较，治疗组 LF/HF 较治疗前显著增加（$P<0.05$）（表 5 - 1 - 5）。

表 5 - 1 - 5　两组心率变异频域指标(LF/HF)变化情况比较 （$x \pm s$）

组别	n	治疗前	治疗后
治疗组	30	1.68±1.58	2.22±1.72*
对照组	30	2.09±1.74	2.08±1.65

注：* 与本组治疗前比较，$P<0.05$。

（三）讨论

房颤属中医学"心悸""怔忡"等范畴。《难经》云："损其心者，调其营卫。"本研究治疗组所用的芪灵方,是我们临床用于治疗气阴两虚型心悸的协定处方。方中黄芪、灵芝益心气而安神;党参、白术健脾气以培元;白果宣肺气以调达气机,使补气而不滞涩;苦参益心阴、清心火而除烦;佐以景天三七活血通络。诸药合用,共奏益气养阴、气血双调之效。

本研究结果显示,治疗组房颤疗效、中医证候总有效率均为 100.0%,其房颤疗效和中医证候疗效均明显优于对照组($P<0.05$)。

气阴两虚证患者多存在自主神经功能的失调,其中阴虚证与迷走神经功能低下、交感神经功能亢奋有关。研究发现,自主神经系统在房颤的发生、维持、终止及心室率的控制方面有调节作用。心脏受迷走和交感双重神经支配,两者皆可介导房颤的发生。迷走神经刺激有缩短心房有效不应期、缩短动作电位时程以及增加动作电位时程离散度的效应,而交感神经则可增加心房、肺静脉、Marshall 韧带等部位的异位电活动。交感和迷走神经均有一定程度的冲动发放,两者相互影响,在心脏的神经调节中共同发挥作用。

心率变异性(heart rate variability,HRV)分析是公认的判断自主神经活动的定量指标,其生理学基础是自主神经系统活性对心率的调节作用。目前一般认为,时域指标 SDNN 及频域指标 LF/HF 可用来衡量交感神经和迷走神经的均衡性,值越大则表示均衡性越高;而时域指标 SDANN 反映心率的缓慢变化,主要用来评估交感神经张力,交感神经张力越大,值越低;时域指标 rMMSD、PNN50 反映心率的快速变化,主要用来评估迷走神经张力,迷走神经张力降低时其值降低。

本研究结果表明,治疗组加用芪灵方治疗后时域指标 SDNN、SDANN 及频域指标 LF/HF 明显升高($P<0.05$),且 SDANN 与对照组相比有明显增加($P<0.05$),rMMSD、PNN50 较治疗前有上升趋势,提示芪灵方通过对自主神经功能的调节,使房颤患者交感—迷走神经系统平衡性明显增强。其中部分指标呈趋势变化,无统计学意义,有待于今后研究在此基础上增加样本量进一步验证。

本研究结果显示,芪灵方联合西医常规疗法可明显改善阵发性房颤患者的气阴两虚证候,减少房颤的发作频率及发作时的持续时间,同时可促进交感张力与迷走张力平衡。提示在西药基础上加用芪灵方是改善阵发性房颤患者自主神经功能的一种有效联合治疗方法,其作用机制可能为调节自主神经功能。

二、白玉参景脉通汤

组成:景天三七12 g、灵芝9 g、苦参6 g、白果9 g、桃仁9 g、虎杖15 g、玉米须15 g、苍术9 g、郁金9 g、瓜蒌皮9 g。

该方为第四批全国名中医药专家继承班何立人导师学员张焱通过跟师学习总结。

原文载于:[1]张焱,姚迪,朱怡菁.白玉参景脉通汤对痰瘀互阻型冠心病心绞痛心血管剩余风险影响的临床观察[J].上海中医药杂志,2014,48(6):36-39.[2]周菁,张倩,张焱.白玉参景脉通汤联合常规西药对痰瘀互阻型冠心病患者脂联素水平的影响[J].上海中医药杂志,2016,50(11):42-45.由第一作者及通信作者张焱供稿。

冠状动脉粥样硬化性心脏病(coronary heart disease,CHD,简称"冠心病")指由于冠状动脉粥样硬化使管腔狭窄或阻塞导致心肌缺血、缺氧而引起的心脏病,心绞痛为其常见临床症状。据统计,2011年我国城市居民冠心病(包括急性心肌梗死及其他冠心病)死亡率为95.93/10万,农村居民冠心病死亡率为75.65/10万,冠心病已经成为威胁我国人民健康的主要疾病。

对于冠心病等心血管疾病的防治,尽管西医倡导控制其危险因素[包括调整生活方式、控制血压血糖及调节低密度脂蛋白胆固醇(LDL-C)等],但仍未能较满意地控制心血管疾病的发生发展,其主要原因在于对心血管疾病的"剩余风险"(residual risk)控制不佳。血脂异常是心血管疾病"剩余风险"的重要影响因素,主要表现为TG升高,高密度脂蛋白(HDL-C)降低,或同时伴有载脂蛋白B(ApoB)和微小低密度脂蛋白(sLDL)升高;其中,低水平HDL-C是导致"剩余风险"最主要的原因之一。调脂治疗(尤其是强化他汀类药物治疗)能显著降低LDL-C水平、增高HDL-C水平,从而有效阻止动脉粥样硬化进程,并有望稳定或消退粥样硬化斑块。然而,强化调脂治疗存在较高的肝损风险,可导致肝脏氨基转移酶升高,且单纯接受高剂量他汀类药物治疗的患者中剩余心血管事件在3~5年的随访发生率仍然较高。

近年来,我们采用白玉参景脉通汤治疗痰瘀互阻证冠心病心绞痛,临床疗效满意,现将有关结果总结报道如下。

(一)临床资料

1. 病例选择

(1)诊断标准:西医冠心病心绞痛诊断标准参考《慢性稳定型心绞痛诊疗指南》以及《不稳定型心绞痛诊断和治疗建议》。中医辨证分证参照《中药新药治疗冠心病心绞痛的临床研究指导原则》及《现代中医临床诊断学》。

(2)纳入标准:① 符合上述冠心病心绞痛标准以及中医痰瘀互阻证辨证标准。② 年龄35~70岁。③ 自愿参加试验并签署知情同意书。

(3)排除标准:① 合并重度心肺功能不全、恶性心律失常、ST段抬高的急性心肌梗死者。② 伴有肝、肾、内分泌、神经系统等严重原发病者。③ 严重感染性疾病者。④ 患有精神或神志疾病,无法配合试验者。⑤ 孕妇或哺乳期妇女。⑥ 过敏体质及对多种药物过敏者。

2. 一般资料 60例病例均为2008年1月—2011年12月岳阳医院心内科及内科病房收治的痰瘀互阻证冠心病心绞痛患者。按随机数字表法分为治疗组与对照组,每组30例。治疗组中男性21例,女性9例,平均年龄(63.13±11.23)岁,平均病程(5.01±0.45)年;对照组中男性26例,女性4例,平均年龄(63.43±9.23)岁,平均病程(4.91±0.32)年。两组患者性别、年龄、病程等一般资料比较,差异无统计学意义($P>0.05$),具有可比性。

3. 治疗方法

(1)对照组:采用西医常规治疗。阿司匹林肠溶片每次100 mg,每日1次;阿托伐他汀片每次20 mg,每日1次;单硝酸异山梨酯缓释胶囊每次50 mg,每日1次。疗程为2个月。

(2)治疗组:在对照组治疗措施基础上,加用中药白玉参景脉通汤(由景天三七12 g、灵芝9 g、苦参6 g、白果9 g、桃仁9 g、虎杖15 g、玉米须15 g、苍术9 g、郁金9 g、瓜蒌皮9 g组成)。每日1剂,每剂水煎2次,每次取汁200 ml,饭后1 h服用,每日2次。疗程为2个月。

4. 观察项目与方法

(1)心绞痛疗效:参照《中药新药临床研究指导原则》及《冠心病心绞痛及心电图疗效评定标准》中的有关标准。显效:心绞痛发作次数或硝酸甘油用量减少>80％,心绞痛分级改善 2 级或以上,或静息心电图正常。有效:心绞痛发作次数或硝酸甘油用量减少 50％～80％,心绞痛分级改善 1 级,或静息心电图 ST 段回升≥0.5 mm。无效:心绞痛发作次数或硝酸甘油用量减少<50％,心绞痛分级不变或恶化,静息心电图无改善。

(2) 中医证候积分标准:参照《中药新药临床研究指导原则》中的相关标准,采用积分法观察中医证候(胸痛、胸闷、气短、心悸、脘痞、身重等)变化情况,症状按无、轻、中、重分别计 0、1、2、3 分。

(3) 血脂相关指标:治疗前后,检测入组患者血脂相关指标的变化情况,包括总胆固醇(TC)、TG、LDL - C、HDL - C。

(4) 安全性:治疗前后检测血、尿、便三大常规及肝肾功能,监测呼吸、心率、血压、体温等体征的变化情况,并观察记录试验中出现的不良反应。

5. 统计学方法　试验数据采用 SPSS 19.0 软件进行统计学分析。计量资料以 $\bar{x} \pm s$ 表示,采用 t 检验;等级资料采用秩和检验。以 $P < 0.05$ 为差异有统计学意义。

(二) 结果

1. 心绞痛疗效比较　两组治疗前心绞痛积分无显著性差异($P > 0.05$),具有可比性。治疗后,治疗组总有效率为 90.00％,对照组总有效率为 83.33％,组间比较差异无统计学意义($P > 0.05$)(表 5 - 1 - 6)。

表 5 - 1 - 6　两组临床疗效比较(例)

组别	n	显效	有效	无效	总有效率(%)
治疗组	30	13	14	3	90.00
对照组	30	14	11	5	83.33

2. 中医证候积分变化情况比较　两组中医症状及证候评分治疗前无显著差异($P > 0.05$),具有可比性。治疗后,两组证候评分较治疗前均降低,差异有统计学意义($P < 0.01$);治疗组优于对照组($P < 0.05$)。主要症状评分,治疗组对于胸痛、心悸改善优于对照组($P < 0.01$);对照组心悸评分治疗前后无明显变化($P > 0.05$)(表 5 - 1 - 7)。

表 5-1-7　两组中医证候积分变化情况比较($\bar{x}\pm s$,分)

组别		胸痛	胸闷	心悸	气短	脘痞	身重	证候积分
治疗组 ($n=30$)	治疗前	$1.30\pm$ 1.12	$1.80\pm$ 0.89	$1.43\pm$ 0.94	$1.53\pm$ 0.82	$1.43\pm$ 0.73	$1.10\pm$ 0.55	$8.71\pm$ 2.84
	治疗后	$0.23\pm$ $0.43^{**\#}$	$0.70\pm$ 0.53^{**}	$0.63\pm$ $0.56^{*\#\#}$	$0.63\pm$ 0.56^{**}	$0.23\pm$ 0.43^{**}	$0.53\pm$ 0.57^{**}	$3.17\pm$ $1.13^{**\#}$
对照组 ($n=30$)	治疗前	$1.57\pm$ 0.94	$1.43\pm$ 0.90	$1.67\pm$ 0.71	$1.42\pm$ 0.84	$1.31\pm$ 0.71	$1.07\pm$ 0.63	$8.58\pm$ 2.15
	治疗后	$0.97\pm$ 0.45^{**}	$0.91\pm$ 0.56^{**}	$1.41\pm$ 0.57	$0.77\pm$ 0.73^{*}	$0.43\pm$ 0.50^{**}	$0.40\pm$ 0.50^{**}	$4.79\pm$ 1.35^{**}

注：与本组治疗前比较，$^{*}P<0.05$，$^{**}P<0.01$；与对照组治疗后比较，$^{\#}P<0.05$，$^{\#\#}P<0.01$，下同。

3. 血脂相关指标变化情况比较　两组患者 TC、TG、HDL‐C、LDL‐C 水平治疗前无显著性差异（$P>0.05$），具有可比性。治疗后，两组 TC、TG、LDL‐C 水平均较治疗前下降，差异有统计学意义（$P<0.05$）；其中，HDL‐C 水平治疗组较治疗前明显升高（$P<0.05$），对照组治疗前后无明显改变（$P>0.05$）。与对照组治疗后比较，治疗组 TG 水平显著降低（$P<0.05$），HDL‐C 水平明显升高（$P<0.01$）（表 5‐1‐8）。

表 5-1-8　两组血脂各指标水平变化情况比较($\bar{x}\pm s$,mmol/L)

组别		TC	TG	HDL‐C	LDL‐C
治疗组 ($n=30$)	治疗前	4.43 ± 1.46	1.76 ± 0.86	1.15 ± 0.21	2.75 ± 1.14
	治疗后	$3.93\pm0.94^{*}$	$1.35\pm0.68^{**\#}$	$1.27\pm0.25^{**\#\#}$	$2.45\pm0.76^{*}$
对照组 ($n=30$)	治疗前	4.18 ± 0.84	1.56 ± 1.03	1.18 ± 0.18	2.81 ± 0.93
	治疗后	$3.56\pm0.63^{*}$	$1.51\pm0.68^{*}$	1.12 ± 0.24	$2.17\pm0.60^{*}$

注：与治疗前相比 $^{*}P<0.05$，$^{**}P<0.01$；与对照组治疗后相比 $^{\#}P<0.05$，$^{\#\#}P<0.01$。

4. 安全性评价　两组患者均未出现血、尿、便常规的异常及肝肾功能损害，同时试验过程中也未发生与试验药物相关的不良反应。

（三）讨论

冠心病是冠状动脉出现粥样硬化而产生的疾病。动脉，属中医"脉"之范畴，由"心"所主。《素问·痿论篇》中言："心主身之血脉。"《素问·脉要精微论篇》又言："脉者,血之府也。"动脉粥样硬化,是血与脉均发生了变化,产生了病变,何立人认为,此即中医之"脉痹"。脉痹乃脉中之血、气、津液等发生了变化,其病机变化一方面与血瘀、痰浊等壅塞脉道,沉积脉壁有关;另一方面与脏腑气血阴阳亏虚,脉道失养有关。《锦囊秘录》言："痰者血气津液不清,熏蒸结聚而成。"因此,动脉粥样斑块的形成,与血气津液不清,血府中无形之痰瘀转为有形之痰瘀所致密切相关。脏腑虚损,气血津液衰败,津血凝浊,生痰生瘀而不生血,一方面可促进斑块增长;另一方面,脉道日益狭窄,血府不利,新血不生,气血不足,斑块失去气血滋养,则可发生表面破损或溃烂,造成斑块不稳定。

对于冠心病心绞痛治疗,何立人提出,当重视《内经》"五脏所恶"理论。《素问·宣明五气篇》中强调："五脏所恶,心恶热。"王冰注："热则脉溃浊。"因此,治疗当慎用温热辛散之品,以防血液暗耗,津血复伤,不利于斑块稳定。如《血证论》言："轻用热剂,煎熬脏腑,血气沸腾,祸不旋踵。"

白玉参景通脉汤是何立人临床治疗冠心病心绞痛的有效方,方以苦参、白果为君药,灵芝、景天三七、桃仁、郁金为臣,虎杖、玉米须、瓜蒌皮相佐,苍术为使,针对病机以清心通脉,化瘀安神,理气泄浊为法,寓补于攻,攻补兼施。方中苦参,《本草经百种录》称其"以味治也,苦入心,寒除火,故苦参专治心经之火",可引诸药入心经。白果,《本草纲目》言："气薄味厚,性涩而收,色白属金。故能入肺经,益肺气,定喘嗽,缩小便。生捣能浣油腻,有去痰浊之功。"二药为君,清心敛肺,化痰利湿。灵芝,《神农本草经》言其"甘温,主耳聋,利关节,保神,益精气,坚筋骨,好颜色"。何立人善用其补虚安神,益气填精,用以治疗神疲、心悸、失眠;景天三七有散瘀止血、宁心安神、解毒等功效。二药合用,补虚安神,化瘀止血。桃仁、郁金重在破瘀行血,桃仁质重沉降,润燥滑肠;郁金性轻扬散,行气解郁,一升一降,畅达气机,气行血行。虎杖利湿通经,玉米须利尿泄热,瓜蒌皮宽胸散结,三药相使,助君臣清利湿热、通利血脉。苍术为使药,能径入诸经,燥湿健脾,善除阴湿,脾胃为中枢,湿去则脾胃之气旺,中枢运转,清升浊降,上下宣通。

脂代谢紊乱、氧化应激及炎症反应均对冠状动脉粥样硬化斑块的形成和发展具有重要的影响,其中脂代谢紊乱的影响最为显著。他汀类药物可通过降低 LDL-C 水平而减少心血管事件的发生,然而,在一些 LDL-C 水平已降至正常,甚至正常以下的患者中,仍然存在着较高的心血管剩余风险。

LDL-C 每降低 1 mmol/L,重大心血管事件可减少 23%,但仍存在较高概率的心血管事件未能消除。剩余风险(residual risk)原指运用所有的控制和风险管理技术以后,剩余下来未被管理的风险。目前认为,剩余风险可包含两个概念:总剩余风险和血脂剩余风险。血脂剩余风险主要包括 TG、HDL-C 降低,或同时伴有 ApoB 和 sLDL 升高;非脂类因素中,高尿酸、高同型半管氨酸血症及高纤维蛋白原等因素在动脉粥样硬化等血管事件中起积极推动作用。此外,C 反应蛋白、代谢综合征、激素、内脂素等因素也通过不同途径影响冠心病的发生发展。

低水平 HDL-C 为剩余风险中最主要的因素之一。HDL-C 降低导致心血管疾病发生发展的机制较多。目前认为,动脉粥样硬化形成过程中 HDL-C 可从泡沫细胞中逆转运胆固醇,并运送至肝脏代谢,以此减少损伤内皮处胆固醇的聚集,从而减轻血管损伤。同时,HDL-C 还能通过发挥抗炎、抗氧化等作用减慢血管病变进程;还有学者认为,HDL-C 还有助于血管内皮细胞的自我修复,进而起到对抗血管粥样硬化的作用。

TG 升高亦可能是心血管疾病剩余风险的一个重要因素。高 TG 血症可通过脂质交换参与动脉粥样硬化过程,导致心血管事件的发生。其过程中伴有其他血脂代谢指标异常,包括 HDL-C 降低和 sLDL 升高,这种脂质三联征又称"粥样硬化性脂蛋白表型",具有高度致粥样硬化性质。此外,高 TG 血症还能增加富含胆固醇的极低密度脂蛋白(VLDL)残体,后者同样有较强致硬化作用;同时,高 TG 血症所具有的促凝作用,也可能参与了心血管疾病的发生发展过程。

本研究结果表明,治疗组、对照组心绞痛疗效总有效率分别为 90.00%、83.33%。治疗组在中医证候积分改善、血脂相关指标 HDL-C、TG 水平改善优于对照组。提示白玉参景脉通汤治疗痰瘀互阻证冠心病心绞痛,不仅可明显改善患者临床症状,调节血脂水平,还可通过升高 HDL-C 水平、降低 TG 水平进一步降低心血管事件剩余风险,值得临床推广应用。

三、温振运理方

组成:制附子,鹿角片,白术,景天三七,川芎,猪苓,葶苈子,白果,水红花子,伴见心悸加灵芝、苦参;头晕加豨莶衣、天麻;失眠加柏子仁、枣仁。

该方为第五批全国名中医药专家继承班何立人导师学员姜明全通过跟师学

习总结,并获得上海市卫生局科研基金资助项目(20134108);上海市卫计委中医药科研基金资助项目(2014S04)等项目经费支持。

原文载于:温振运理方治疗冠心病慢性心力衰竭临床研究[J].安徽中医药大学学报,2016,35(5):10-14.由第一作者姜明全供稿。

冠心病指因冠状动脉粥样硬化使管腔狭窄或阻塞导致心肌缺血、缺氧而引起的心脏病,研究发现其为慢性心力衰竭(chronic heart failure,CHF)的主要病因,CHF 的发生包括多种神经体液因子参与,该病严重影响患者的生活质量,甚至危及生命,中医药治疗 CHF 有一定特色,故合理地将中西医治疗方法相结合,可以提高临床疗效,减轻患者症状,进而达到改善其预后及生活质量的效果。本研究旨在探究温振运理方治疗冠心病 CHF 的临床疗效,并从调节血管升压素(arginine vasopressin,AVP)、尿水通道蛋白-2(aquaporin-2,AQP2)方面探讨其疗效机制。

(一)临床资料

1. 诊断标准　西医诊断标准符合中华医学会编著《临床诊疗指南·心血管分册》(2009 年版)中冠心病及 CHF 的诊断标准,并参照 1971 年 Framingham 的心衰诊断标准。心功能分级符合纽约心脏病协会心功能分级(NYHA)Ⅱ~Ⅳ级,所有患者超声心动图检查左心射血分数(LVEF)＜50%或左心室舒张末期内径(LVEDd)＞55 mm,及血脑钠肽(B-type natriuretic peptide,BNP)＞100 pg/ml。中医诊断标准符合《中药新药临床研究指导原则》心衰(心肾阳虚证)的诊断:主症包括心悸、气短乏力、动则气喘、身寒肢冷,次症包括尿少水肿、腹胀便溏、面色灰青;舌淡胖或有齿印,脉沉细或迟。

2. 纳入标准　① 完全符合中、西医诊断标准者方可纳入。② 年龄在 18~85 岁。③ 签署知情同意书。

3. 排除标准　① 存在增加死亡率的因素,如急性心肌梗死、严重感染、恶化性心衰、心源性休克、严重的心律失常及高血压等。② 合并肝、肾、造血系统等严重原发病,或由肾、肝等重要脏器功能衰竭所导致的心衰。③ 妊娠或哺乳期妇女,过敏体质或对本药过敏者。④ 有精神异常及不愿合作者。

4. 一般资料　本研究病例均为 2014 年 1 月—2016 年 2 月于岳阳医院门诊或住院的患者,共 69 例。随机分为治疗组 35 例、对照组 34 例,治疗组中男、女分别为 17、18 例,平均年龄 71.86±7.42 岁,平均病程 8.66±4.54 年,心功能为 Ⅱ 级 9 例、Ⅲ 级 21 例、Ⅳ 级 5 例;对照组中男、女分别为 15、19 例,平均年龄 70.09±7.74 岁,平均病程 7.26±3.61 年,心功能 Ⅱ 级 6 例、Ⅲ 级 24 例、Ⅳ 级 4 例。2 组年龄、性别、严重程度、病程等一般资料比较,差异无统计学意义(性别: $\chi^2=0.381, P=0.537$;年龄: $t=0.969, P=0.336$;病程: $t=1.408, P=0.164$;心功能: $Z=-0.427, P=0.669$),具有可比性。

(二) 方法

1. 治疗方法

(1)基础治疗: ① 调整不良生活方式,嘱低盐、低脂饮食、戒烟、戒酒,限制液体摄入。② 维持原冠心病治疗方案不变。③ 定期复诊。

(2) 药物治疗: ① 对照组以西药常规抗心衰治疗:氢氯噻嗪片 25 mg,螺内酯片 20 mg,地高辛片 0.125 mg,单硝酸异山梨酯缓释胶囊 50 mg,拜阿司匹林片 100 mg,均为每日 1 次;美托洛尔片 12.5 mg,每日 2 次;依那普利片 10 mg,不耐受血管紧张素转化酶抑制剂类药物则予缬沙坦胶囊 80 mg,每日 1 次。以上药物均为口服。② 治疗组在对照组常规抗心衰治疗基础上加温振运理方(由制附子、鹿角片、白术、景天三七、川芎、猪苓、葶苈子、白果、水红花子组成),伴见心悸加灵芝、苦参;头晕加稆豆衣、天麻;失眠加柏子仁、酸枣仁。由岳阳医院中药制剂室统一制备为真空密封包装的中药汤剂袋,再经参加本研究的人员统一发放给患者。服药方法:每日 1 剂,浓煎取汁 200 ml,分早、晚各 1 次温服。2 组均以 30 日为 1 个疗程,共观察 2 个疗程。

2. 观察指标 ① 详细询问病史和体格检查,准确记录患者症状及体征的变化,判断中医证候疗效及心功能分级变化。② 治疗前后分别检测一次 6 min 步行距离。③ 采用 BECKMAN COULTER Access2 免疫分析仪测定 BNP;血 AVP、尿 AQP2 均采用 ELISA 法测定,严格按照试剂盒说明书操作,治疗前后各检测 1 次。④ 采用 Dimension Vivid 7 型超声心动仪分别于治疗前后检测 LVEF。

3. 疗效评价 ① 疾病疗效判定标准参照《中药新药临床研究指导原则》中有关标准制定。显效:疗程完成后主症(心悸、气短、乏力)及主要指标(BNP、LVEF)正常,心功能提高 2 级;有效:疗程完成后主症及主要指标有改善,心功能提高 1 级;无效:疗程完成后主症及主要指标无改善或加重,心功能提高不足

1 级。② 中医证候疗效判定标准及中医症状积分方法均参照《中药新药临床研究指导原则》中有关标准制定。显效：中医症状改善明显,积分减少率≥70%；有效：中医症状好转,积分减少率≥30%；无效：中医症状未改善或加重,积分减少率<30%。中医证候积分减少率=〔(治疗前积分—治疗后积分)/治疗前积分〕×100%。

4. 统计学方法　所有数据均采用 SPSS18.0 软件进行统计分析。连续型变量采用"均数±标准差($\bar{x}\pm s$)"进行统计学描述。数据呈正态分布时,同组治疗前后均数比较采用配对 t 检验,两组治疗前均数比较采用两个独立样本 t 检验；数据呈偏态分布时,同组治疗前后中位数比较采用 Wilcoxon 符号秩和检验；两组治疗前数据分布比较及治疗前后差值分布比较采用 Mann-Whitney U 检验；两组临床疗效的分布比较采用 Mann-Whitney U 检验。$P<0.05$ 表示差异具有统计学意义。

（三）结果

1. 两组疾病疗效及中医证候疗效比较　两组疾病疗效和中医证候疗效的分布比较,差异均具有统计学意义($P<0.05$),结合平均秩次可以认为治疗组疾病疗效和中医证候疗效明显优于对照组(表 5-1-9、表 5-1-10)。

表 5-1-9　两组疾病疗效比较

组别	n	显效/例	有效/例	无效/例	平均秩次	Z 值	P 值
对照	34	3	21	10	39.25	-2.056	0.040
治疗	35	7	24	4	30.87		

表 5-1-10　两组中医证候疗效比较

组别	n	显效/例	有效/例	无效/例	平均秩次	Z 值	P 值
对照	34	2	20	12	39.41	-2.142	0.032
治疗	35	5	25	5	30.71		

2. 两组治疗前后 BNP、LVEF、6 min 步行距离比较　两组治疗后 BNP、LVEF 及 6 min 步行距离均优于治疗前,且有显著差异($P<0.05$)；治疗后两组间相比治疗组更优,且有显著差异($P<0.05$)(表 5-1-11)。

表 5-1-11　两组 BNP、LVEF、6 min 步行距离比较

组别	差异来源	BNP(pg/ml)	LVEF(%)	6 min 步行距离(m)
治疗组 (n=35)	治疗前	739.51±209.30	39.74±4.71	236.69±69.24
	治疗后	275.17±202.55[#]	47.05±6.66[#]	321.80±74.82[#]
	差值	464.34±200.28[▲]	7.31±3.89[▲]	85.11±41.32[▲]
对照组 (n=34)	治疗前	715.53±175.96	40.24±4.82	244.32±63.77
	治疗后	415.06±272.26[#]	43.21±6.00[#]	281.68±78.59[#]
	差值	300.47±214.45	2.97±4.81	37.35±49.92

注：与同组治疗前比较 [#] $P<0.05$，与对照组治疗后比较 [▲] $P<0.05$。

3. 两组治疗前后血 AVP、尿 AQP2 水平比较　两组治疗后 AVP、AQP2 均优于治疗前，且有显著差异($P<0.05$)；治疗后两组间相比治疗组更优，且有显著差异($P<0.05$)(表 5-1-12)。

表 5-1-12　两组血 AVP、尿 AQP2 比较

组别	差异来源	AVP/(pg/mL)	AQP2/(pmol/mL)
治疗组 (n=35)	治疗前	50.87±13.02	303.10±87.80
	治疗后	32.26±14.79[#]	185.57±84.90[#]
	差值	18.62±11.63[▲]	117.53±70.17[▲]
对照组 (n=34)	治疗前	48.85±11.29	295.01±70.97
	治疗后	40.39±16.76[#]	245.46±120.53[#]
	差值	8.47±7.64	49.55±97.37

注：与同组治疗前比较 [#] $P<0.05$，与对照组治疗后比较 [▲] $P<0.05$。

（四）讨论

中医学将 CHF 归入"心水""喘证"等范畴。其发病常见于冠心病晚期，故多为心肾阳气不足，心火无力生脾土则脾虚失运，进而又导致水湿、瘀血内停加重病情，据此病机上海市名中医何立人提出了以温补肾气、振奋心阳、助脾运化、理血行水诸法综合调治的温振运理方。方中以附子、鹿角相合为君，温补心肾之阳气，附子为阳中之阳，可通行于全身经脉，且行而不止。本方取其上补君火而温通心脉，下温肾阳而助生相火，中助脾阳而运化水湿之功。白术为臣，健旺脾土同时又助水湿的消除，且唯有脾运得健方能充分发挥药食对于机体的调养作用。

景天三七活血散瘀兼补虚宁心,并辅之以川芎、水红花子加强祛瘀;猪苓利水化湿,现代药理研究提示其有利尿作用;虑及本病多见气短故又选用葶苈子,取其泻肺平喘、利水消肿之效,合以白果养心定喘,此数味药物共为佐使药。全方从温肾阳、益心气、健脾运、化水湿、祛瘀血等多个靶点着手,标本兼治,故有效地改善了患者心功能及阳虚症状。

BNP 由心肌细胞合成,可改善心功能,心衰时由于心肌扩张会更多地合成,其水平高低与心衰程度呈正相关,故用作判断心衰的定量标志物以明确诊断及评估预后。超声心动图用于诊断心衰具有无创、重复性好的优势,且可反映心脏血流动力学,LVEF 能更灵敏地反映左心室收缩功能,故有助于对本病的疗效评价及预后判断。6 min 步行距离非常接近于患者平时的生活方式和运动量,且方便易行,不但可用作评估运动耐力及劳动性症状的指标,也有助于预测住院率、死亡率及评价药物的疗效。故本研究通过综合观察此三项指标的变化以判别疗效,结果提示中西医结合治疗能更有效地改善 BNP、LVEF,从而提高心功能并纠正心衰,且对于 6 min 步行距离更有优势,患者运动耐力得以显著提升的原因在于温振运理方能攻补并施,益气温阳,鼓动血运,从而使肌肉形体得以濡养,周身活动轻劲多力。

AVP 由下丘脑分泌,有缩血管、抗利尿、增加血容量的效用,心搏量的下降会增加其分泌量,属于心衰的代偿机制之一。AQP2 是受 AVP 调节最关键的水通道蛋白,表达在肾集合管主细胞的管腔侧细胞膜和胞质内,为调控机体水平衡的重要因素。AVP 通过短时及长时两种方式调节 AQP2。CHF 时,随着血浆 AVP 水平的升高,会发生肾脏 AQP2 蛋白表达增加—水通道开放—水重吸收增加—尿液浓缩—尿量减少—水钠潴留等一系列变化,提示 AQP2 为慢性心衰发生水潴留的关键靶蛋白。有研究表明,血浆中 AVP 浓度的高低与肾脏 AQP2 的表达呈正相关,心衰患者的 AVP 浓度增高,则肾 AQP2 的含量也相应地增加,提示尿液中检测的 AQP2 浓度或可以作为 AVP 激活及心衰程度评价的指标。本研究结果提示,治疗组治疗后血 AVP、尿 AQP2 水平均下降,且优于对照组,推测为温振运理方可能通过影响上述 AVP 介导的 AQP2 穿梭调节机制,降低 AVP、AQP2 的水平,抑制了集合管对水的重吸收,水潴留及心脏前负荷也随之减轻,进而改善了心功能。相关动物实验表明,温振运理方中主药附子可降低急性心衰大鼠血浆中 AVP 水平,并能明显改善大鼠的心功能;鹿茸提取物、猪苓可以降低慢性心衰大鼠 AQP2 mRNA 表达。

本研究结果表明,温振运理方联合常规西医治疗能有效提高冠心病 CHF 患者的心功能,纠正心衰症状及指标的同时尚能改善其生活质量,故临床应充分发挥中西医结合治疗本病的优势,扬长避短,进而发掘出更为有效的治疗思路及方法。

冠心病中医症状分级量化见表 5-1-13。

表 5-1-13　中医症状分级量化表

症　状	轻(1分)	中(2分)	重(3分)
主症:			
	正常活动时稍感心悸,不影响日常生活工作	正常活动时明显心悸,休息后可缓解,可勉强坚持日常活动	休息时无症状,稍轻微活动即会引起心悸,不能进行日常活动
气短促	一般活动后气短	稍活动后气短	平素不活动亦感气短
疲倦乏力	精神不振,气力较差仍可坚持日常生活及活动	精神疲乏,全身无力勉强坚持日常活动	精神气力严重疲乏,难以坚持日常活动
气喘	喘息偶发,程度轻,不影响休息或活动	喘息较频繁,但不影响睡眠	喘息明显,不能平卧,影响睡眠或活动
畏寒肢冷	手足不温,自觉怕冷	四肢发冷,需加衣被	全身发冷,增加衣被仍觉不能完全缓解
次症:			
尿少	尿量稍减少,24 h 尿量 1 000 ml 以上	尿量减少,24 h 尿量 400 ml 以内	尿量明显减少,24 h 尿量 100 ml 以下
面肢水肿	晨起晚间轻微水肿	指陷性水肿＋~＋＋	指陷性水肿＋＋以上
腹胀	轻微腹胀	腹部作胀明显	腹胀如鼓,拒按
胸闷(痛)	胸胁隐隐闷痛	胸胁闷痛时作时止	胸胁闷痛明显

四、红玉赔赈颗粒

组成:僵蚕,蝉蜕,大黄,姜黄,生黄芪,炒白术,炒防风,红景天。

该方为何立人全国名中医药专家传承工作室负责人钱义明在跟师及临床经验中总结,并得上海市卫生局科教处科研项目(201540243);上海市卫计委中医处科研专项(2016LP048)等项目经费支持。

原文载于:红玉赔赈颗粒对脓毒症气分证患者炎症指标的干预效果[J]. 实

用临床医药杂志,2019,23(8):85－87＋91.由通信作者钱义明供稿。

脓毒症(sepsis)是感染、休克、创伤等临床急危重患者的严重并发症之一,是由感染因素引起的全身炎症反应综合征(SIRS)。流行病学调查发现脓毒症的发病率大约是在危重患者云集的急诊和重症监护室(ICU)等科室。患病死亡率可高达 1/4 以上,即使经过积极地抗感染、液体复苏、相关脏器的功能支持及目标向等积极治疗,总体死亡率仍未见明显的下降。本研究通过观察并记录红玉赔赈颗粒治疗前后脓毒症患者的白细胞计数(WBC)、中性粒细胞百分比(N％)、超敏 C 反应蛋白(hs－CRP)、红细胞沉降率(ESR)、血清降钙素原(Pct)、动脉血乳酸(Lac)指标水平的变化,来探讨红玉赔赈颗粒对脓毒症患者的治疗作用。

(一)资料与方法

1. 病例 以 2017 年 6 月—2018 年 5 月在岳阳医院 ICU、留观病房病患为研究对象,西医诊断标准参照 2016 年 SSC 指南对脓毒症的诊断标准,中医辨证标准参照脓毒症的定义、诊断标准、中医证候诊断要点及说明(草案),中医卫气营血诊断(辨证)标准和《温病学》。研究采用随机、双盲、对照的临床试验设计。参与分组及设盲者不能参与本研究其他的试验过程。随机方法以就诊号为随机对象,采用 SPSS 21 统计软件编程产生随机序列号进行分组,分为实验组和对照组,共纳入符合纳排标准的脓毒症气分证患者 70 例。试验组 35 例,男性 15 例,女性 20 例;对照组 35 例,男性 21 例,女性 14 例,年龄 21~70 岁。两组年龄比较差异无统计学意义($P=0.598$);两组性别比较差异无统计学意义($P=0.906$)。

2. 治疗方法 实验组:参照 SSC 2016 年严重脓毒症与脓毒性休克治疗国际指南相关治疗方案,另予以连续 7 日口服或鼻饲红玉赔赈颗粒(僵蚕 6 g,蝉蜕 3 g,大黄 12 g,姜黄 3 g,生黄芪 15 g,炒白术 9 g,炒防风 9 g,红景天 12 g)。每日 1 剂,温开水冲服 200 ml,早晚餐后 0.5 h 分次服用。对照组:在西医常规治疗基础上加用 1/10 的红玉赔赈颗粒。

3. 检测指标及方法 分别于治疗前,治疗后第一、第三、第七日取外周静脉血 3 ml 检测血清 WBC、N％、hs－CRP、ESR、Pct、动脉血 Lac 水平。

4. 统计学处理 采用 SPSS 21 统计软件,进行数据管理和统计分析。计量资料以 $\bar{x}+s$ 表示,非正态分布的数据用非参数检验进行处理,组间比较采用 t 检验或方差分析,以 $P<0.05$ 表示差异有统计学意义。

（二）结果

（1）治疗前后 WBC、N％结果比较（表 5 - 1 - 14、表 5 - 1 - 15）。

表 5 - 1 - 14　两组受试者治疗前后 WBC 比较

组别	D_0	D_1	D_3	D_7
试验组	11.09±5.32	11.28±4.38	10.13±4.17	7.95±2.68△
对照组	11.30±4.87	12.22±5.48	11.26±6.63	9.56±4.42
P 值	0.863	0.429	0.393	0.071

△与同组 D_0 比较，差异有统计学意义（$P < 0.05$）。

治疗前两组血白细胞计数差异无统计学意义（$P = 0.863$）；治疗后两组 WBC 计数均下降，D_1、D_3、D_7 组间比较均无统计学意义；组内比较，试验组第七日与治疗前比较有统计学意义（$P < 0.05$）。

表 5 - 1 - 15　两组受试者治疗前后 N％比较

组别	D_0	D_1	D_3	D_7
试验组	83.0±10.55	84.04±7.48	79.13±6.12	72.18±7.35△
对照组	81.4±11.07	83.49±6.91	79.99±7.55	78.87±8.90
P 值	0.537	0.749	0.605	0.001

△与同组 D_0 比较，差异有统计学意义（$P < 0.05$）。

治疗前两组血清中性粒细胞百分比差异无统计学意义（$P = 0.537$）；治疗后两组 N％计数均下降，D_1、D_3 组间比较均无统计学意义，D_7 组间比较有统计学意义（$P = 0.001$）；组内比较，试验组第七日与治疗前比较有统计学意义（$P < 0.05$）。

2.治疗前后 hs - CRP、ESR 结果比较（表 5 - 1 - 16、表 5 - 1 - 17）。

表 5 - 1 - 16　两组受试者治疗前后 hs - CRP 比较

组别	D_0	D_1	D_3	D_7
试验组	56.0±50.13	38.38±30.40	29.35±23.27△	12.11±7.97△
对照组	59.6±57.00	44.59±41.93	33.37±43.79△	26.0±32.37△
P 值	0.967	0.480	0.285	0.036

△与同组 D_0 比较，差异有统计学意义（$P < 0.05$）。

治疗前两组超敏 CRP 差异无统计学意义（$P=0.967$）；治疗后两组 hs-CRP 均下降，D_1、D_3 组间比较均无统计学意义，D_7 组间比较差异有统计学意义；组内比较，试验组和对照组第三、第七日与治疗前比较均有统计学意义（$P<0.05$）。

表 5-1-17　两组受试者治疗前后 ESR 比较

组别	D_0	D_1	D_3	D_7
试验组	58.0 ± 24.11	62.29 ± 29.81	51.54 ± 27.87	$43.7\pm21.32^\triangle$
对照组	63.8 ± 29.27	56.03 ± 22.05	52.06 ± 24.33	46.5 ± 27.32
P 值	0.366	0.322	0.935	0.003

△与同组 D_0 比较，差异有统计学意义（$P<0.05$）。

治疗前两组 ESR 差异无统计学意义（$P=0.366$）；治疗后两组 ESR 均下降，D_1、D_3 组间比较均无统计学意义，D_7 组间比较差异有统计学意义；组内比较，试验组第七日与治疗前比较均有统计学意义（$P<0.05$）。

（3）治疗前后 Pct、动脉血 Lac 结果比较（表 5-1-18、表 5-1-19）。

表 5-1-18　两组受试者治疗前后 Pct 比较

组别	D_0	D_1	D_3	D_7
试验组	1.85 ± 2.86	1.65 ± 2.94	1.36 ± 2.27	$0.58\pm0.86^\triangle$
对照组	2.55 ± 4.79	3.08 ± 3.83	3.53 ± 4.91	2.93 ± 6.62
P 值	0.052	0.027	0.024	0.045

△与同组 D_0 比较，差异有统计学意义（$P<0.05$）。

治疗前两组降钙素原差异无统计学意义（$P=0.052$）；治疗后两组 Pct 均下降，D_1、D_3、D_7 组间比较均有统计学意义（$P<0.05$）；组内比较，试验组第七日与治疗前比较有统计学意义（$P<0.05$）。

表 5-1-19　两组受试者治疗前后动脉血 Lac 比较

组别	D_0	D_1	D_3	D_7
试验组	5.76 ± 6.07	$2.74\pm3.04^\triangle$	$1.60\pm0.92^\triangle$	$1.09\pm0.51^\triangle$
对照组	3.35 ± 3.69	3.63 ± 4.20	2.68 ± 2.61	2.03 ± 1.21
P 值	0.397	0.323	0.036	0.000

△与同组 D_0 比较，差异有统计学意义（$P<0.05$）。

治疗前两组降钙素原差异无统计学意义（$P=0.397$）；治疗后两组动脉血 Lac 均下降，D_3、D_7 组间比较均有统计学意义（$P<0.05$）；组内比较，试验组第一、第三、第七日与治疗前比较有统计学意义（$P<0.05$）。

（三）讨论

脓毒症（sepsis）是严重感染、烧创伤、休克、外科手术后常见的 SIRS，是 ICU 患者常见的并发症之一。据统计，全世界每日有数百万患者发病，其中 25% 以上患者死亡，且发病率仍在不断上升。因此，早期诊断、早期治疗是降低脓毒症病死率的关键。

脓毒症气分证处于温邪入里，不在卫分，又未传入营血分，尚未造成器质性病变，以功能失常为主。气分证症状明显，炎症反应剧烈时期，中医属正盛邪实，邪正相争激烈；正盛邪衰则邪退，正虚邪实则病进，所以"把好气分关"是防治温病的关键，气分证介入中医药治疗，能够截断气分病传变，扭转炎症反应形成的功能性病变，阻断器质性病变，防止多器官功能衰竭（MOSF）形成。因此，如何尽可能将患者病情控制在脓毒症气分证状态，仅仅靠单一一次的理化数据是没有价值的，可能动态变化更有价值，因此在疾病早期，没有太多的脏器指标提示病情变化情况时，动态监测数据的同时，中医中药的介入可以控制西医药的过度运用，将药物的毒副作用控制最低，而救治依然有效。

红玉赔赈颗粒是我课题组经过长期临床应用总结出来的经验方，方取升降散升清降浊、散风清热、疏利气机之意，升降散被称为温病之总方，主温病表里三焦大热，其证不可名状者，臣以玉屏风散益气固表，佐以红景天益气活血，通脉平喘。以此共奏清热祛邪，扶正固表，理气活血之功。实验结果显示，红玉赔赈颗粒具有良好的降低炎症指标的功效，并且对于中性粒细胞、超敏 C 反应蛋白、ESR 第七日的组间比较具有统计学意义，试验组优于对照组，而对于降钙素原、动脉血乳酸治疗第三日起即试验组优于对照组。而组内比较结果，试验组 7 日治疗效果与治疗前比较均有统计学差异，提示红玉赔赈颗粒能有效干预脓毒症气分证时的炎症反应，可改善组织缺氧及低灌注，进而对脓毒症患者的预后起到良好的辅助作用。这可能与红玉赔赈颗粒对于气分证的治疗不局限于里实热证的治疗，在邪正交争中，注重扶正以固其本,益气养阴以助其抗邪之力有关。同时《金匮要略》云:"风伤皮毛,热伤血脉……热之所过,血为之凝滞。"邪毒侵袭机体初期的血瘀缘于"毒滞血瘀",热因毒生,毒滞血瘀是外感高热证的重要病机,红玉赔赈颗粒中红景天正是起到活血散瘀,使得清热而不滞涩的作用,以此综合干预脓毒症气分证炎症反应。

第二节 临床数据挖掘

数据挖掘指的是分析数据,使用自动化或半自动化的工具来挖掘隐含的模式,这些模式可以是决策树、规则、聚类或者简单的数学公式。关联规则是分析发现数据库中不同变量或个体之间关系程度的一种数据挖掘算法,也叫购物篮分析。该算法的任务有2个目标,即找出频繁项集和关联规则。频繁项集是在数据集中出现频率相当高的那些项集,项集出现频率的域值是使用支持度(suport)来定义的。概率(probability,记为 P)是关联规则的属性。规则 $A \rightarrow B$ 的概率是使用项集 $\{A, B\}$ 的支持度除以 $\{A\}$ 的支持度计算的,该概率在数据挖掘中称置信度(confidence)。重要性(importance)是另一个评判规则的指标,重要性越大,则代表此规则越显著。如果重要性小于 0,则代表 A 对 B 有抑制作用。

一、心悸病用药特色分析

病例选取何立人门诊收治属"心悸病"范畴且复诊一次以上病例 150 例,595 诊次,方剂 595 首。采集症状、用药、其他疾病、舌苔、脉象等信息并进行规范处理。以 Microsoft SQL Server 2005 为数据库构建和数据挖掘平台。数据规范化处理后,构建"何立人教授治疗心悸病用药数据库",包含表结构及表间逻辑关系。每张表的逻辑主键均为"编号",其中编号表作为源(主键)表,其他表为目标(外键)表。在进行数据挖掘时,编号表作为事例表,其他表作为嵌套表(图 5-2-1)。

在 595 首方剂中,涉及单味中药 380 味,其中用药频度大于 30% 的计 16 味(表 5-2-1)。

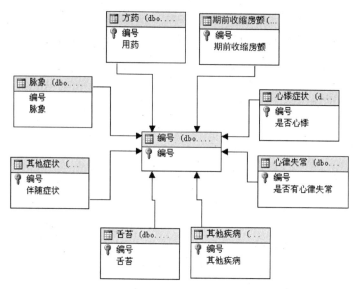

图 5-2-1　各数据表结构和表间的逻辑关系

表 5-2-1　用药频度大于 30% 的药物

药　物	使用次数	频　度	药　物	使用次数	频　度
生地黄	300	50.42%	炒党参	254	42.69%
灵芝	289	48.57%	白芍	215	36.13%
生白果	288	48.40%	炒当归	214	35.97%
炒白术	279	46.89%	功劳叶	213	35.80%
仙鹤草	278	46.72%	淮小麦	213	35.80%
丹参	273	45.88%	炒柴胡	212	35.63%
苦参	270	45.38%	生黄芪	206	34.62%
景天三七	260	43.70%	熟地黄	192	32.27%

在 380 味中药中，有明显的药对组合，频度大于 30% 的药对有 9 对（表 5-2-2）。

表 5-2-2　频度大于 30% 的药对

药　物	使用次数	频　度
苦参,生白果	252	42.35%
景天三七,灵芝	249	41.84%
炒党参,炒白术	201	33.78%

药　物	使用次数	频　度
功劳叶,仙鹤草	201	33.78%
熟地黄,生地黄	192	32.26%
生白果,灵芝	189	31.76%
白芍,炒白术	185	31.09%
苦参,灵芝	180	30.25%
牡丹皮,丹参	178	29.96%

为了覆盖低频药物,将支持度设置为10%时发现3组高概率的多药物组合(图5-2-2)。

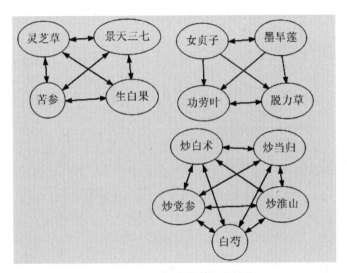

图5-2-2　多药物高概率组合

结果包括181个规范后的症状,以单存性心悸、心律失常及心悸伴心律失常为主要表现,出现频度在10%以上的症状有不寐、胸痞和乏力(表5-2-3)。

表5-2-3　症状频次表

项　集	出现次数	频　度
心悸	230	38.65%
心律失常	186	31.26%
心悸,心律失常	103	17.31%

续　表

项　集	出现次数	频　度
不寐	86	14.45%
胸痞	83	13.95%
乏力	66	11.09%

设置"心悸→药物"规则结果主要涉及药物为：仙鹤草、炒白术、生地黄、丹参、灵芝(支持度 0.4，置信度为 0.5，重要性＞0)(表 5 - 2 - 4)。

表 5 - 2 - 4　心悸与药物关联规则

置信度	重要性	规　则
52.7%	0.106	心悸→仙鹤草
52.2%	0.102	心悸→炒白术
52.2%	0.091	心悸→生地黄
50.9%	0.108	心悸→丹参
50.0%	0.073	心悸→灵芝

设置"心律失常→药物"规则结果主要为：生白果、苦参、灵芝、景天三七(支持度 0.4，置信度为 0.5，重要性＞0)(表 5 - 2 - 5)。

表 5 - 2 - 5　心律失常与药物关联规则

置信度	重要性	规　则
60.4%	0.209	心律失常→生白果
58.2%	0.240	心律失常→苦参
56.6%	0.166	心律失常→灵芝
54.4%	0.227	心律失常→景天三七

研究发现，治疗心悸和心律失常的基础方是炒党参、灵芝、生白果、景天三七、生地黄、炒白术、丹参、仙鹤草、苦参；心悸重者加淮小麦，而心律失常重者加用生黄芪(支持度 0.3，置信度 0.4，重要性＞0)。心悸、心律失常与药物的网络依赖关系如图 5 - 2 - 3、图 5 - 2 - 4 所示。

频度大于 10% 的症状与用药之间的规律为(关联度从大到小顺序)：不寐→淮小麦、五味子、熟地黄；胸痞→景天三七、灵芝、生地黄；乏力→仙鹤草、景天三七、灵芝。

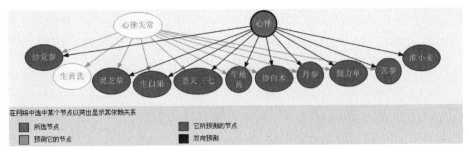

图 5－2－3　与心悸相关度比较高的药物网络依赖关系图（深色部分）

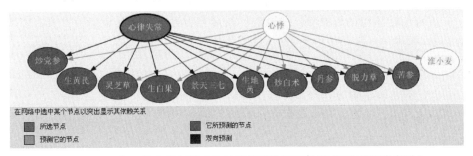

图 5－2－4　与心律失常相关度比较高的药物网络依赖关系图（深色部分）

讨论：本次关联分析研究显示，用药频度大于 30% 的药物依次为生地黄、灵芝、生白果、炒白术、仙鹤草、丹参、苦参、景天三七、炒党参、白芍、炒当归、功劳叶、淮小麦、炒柴胡、生黄芪。这些药物或滋阴，或理气，或调血，总体从气血入手，可以体现出何立人"治惊莫若安心，治悸莫若顺气"的观点；也符合气血兼顾、补泻并施，用药不偏一方、理法有迹可循，不以过激之法、不用过偏之药，药性轻灵、以和为贵的治疗大法。

从药对频次和高频用药组合结果看，药物组合注意药性间的监制，平调阴阳之法，此为何立人"以平为期"思想的体现。亦有学生总结何立人临证方药对证、善用药对，同时大方复治、组药配伍，其中苦参与白果、灵芝与景天三七、仙鹤草与功劳叶的配伍是何立人从"血浊"治疗心系疾病的常用药对，应用于心悸病的治疗亦得到何立人及同门的共识。

心悸病的症状表现各有不同，何立人认为中医"心悸"应当包括有心悸症状同时有心律失常体征者，或是虽然有心律失常体征但无心悸症状者，以及有心悸症状但无心律失常体征的者。而对于同样心悸的患者，根据不同情况用药各有不同，心悸有多种，"不外心病，欲疗心疾，必调五脏"，辨证以五脏为纲，寒热虚实为目。我们在关联规则的分析中显示出药物不同种类，且各有侧重，此为"同病异治"之体现;同时发现与心悸相关的药物和与心律失常相关的药物在频度上高度重合,这又是"异病同治"的体现。但心悸重者加淮小麦,而心律失常重者加用生黄芪,此为何立人临床用药之灵动的精妙体现。

除了心悸主症外,最常见的伴随症状为不寐,而不寐之病,多与情志相关,所以何立人在治疗中注重心理疏导,用药十分注重"养心"。而心之所养因人而异,或心气,或心阴,或心阳,或心血,或心神。分析结果提示,针对有不寐伴随症状的首选药物为有淮小麦、灵芝、景天三七、五味子、熟地黄,正符合何立人的"养心"思想。

从研究过程和结果来看,支持度、置信度和重要性三个参数的设置对研究结果有重要的影响,我们建议重要性设置为>0,支持度可以从0.1开始逐步增大,置信度可以从0.8开始逐步降低,这样就可以避免遗漏那些低频高概率的规则,又可以发现高频低概率的规则,再用领域知识对结果进行解释、对模型进行检验。总之,通过本次研究,基本揭示了关联分析运用于名中医传承工作的可行性,可为主观的临床学术经验总结提供客观数据佐证。

二、原发性高脂血症用药特色分析

病例选取何立人门诊收治属原发性高脂血症且复诊一次以上病例120例,336诊次,方剂336首。采集症状、用药、其他疾病、舌苔、脉象等信息并进行规范处理。

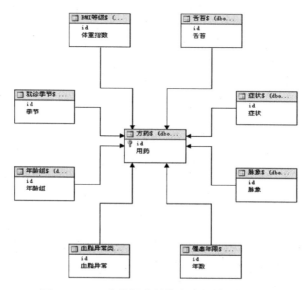

图 5 - 2 - 5　各数据表结构和表间的逻辑关系

在 336 首方剂中,涉及单味中药 341 味,其中用药频度大于 30%的计 15 味 (表 5 - 2 - 6)。

表 5 - 2 - 6　用药频度大于 30%的药物

药　物	使用次数	频　度	药　物	使用次数	频　度
玉米须	186	55.36%	炒白术	124	36.90%
景天三七	158	47.02%	大狼把草	117	34.82%
灵芝	150	44.64%	虎杖	114	33.93%
仙鹤草	148	44.05%	生山楂	109	32.44%
苦参	145	43.15%	荷叶	105	31.25%
白果	145	43.15%	淮小麦	103	30.65%
丹参	133	39.58%	牡丹皮	102	30.36%
生地黄	131	38.99%			

在 341 味中药中,有明显的药对组合,频度大于 25%的药对有 9 对(表 5 - 2 - 7)。

表 5 - 2 - 7　频繁项集大于 25%的药对

药　物	使用次数	频　度
灵芝,景天三七	142	42.26%
生白果,苦参	122	36.31%
牡丹皮,丹参	100	29.76%
功劳叶,仙鹤草	93	27.68%
茶树根,玉米须	91	27.08%
生蒲黄,虎杖	88	26.19%
荷叶,生山楂	85	25.30%
酸枣仁,淮小麦	85	25.30%
熟地黄,生地黄	84	25.00%

为了覆盖低频药物,将支持度设置为 10%时发现多组高概率的多药物组合 (图 5 - 2 - 6)。

结果包括 91 个规范后的症状,以头昏、心悸为主要表现,出现频度在 10% 以上的症状有神疲乏力、胸痞、不寐(表 5 - 2 - 8)。

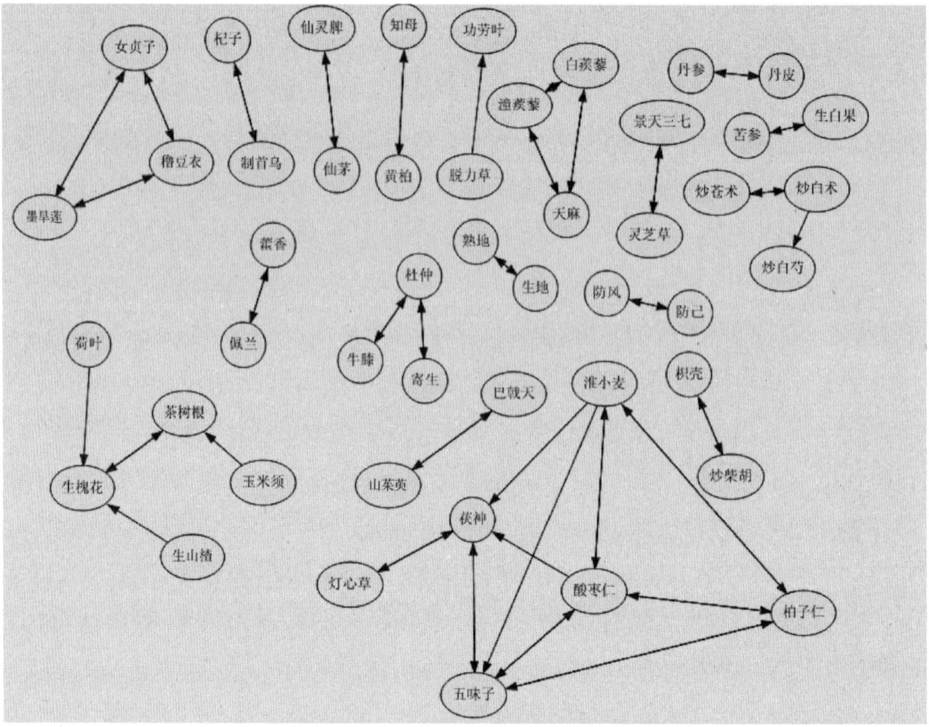

图 5 - 2 - 6　多药物高概率组合

表 5 - 2 - 8　症状频次表

项　集	出现次数	频　度
头昏	69	20.54%
心悸	68	20.24%
神疲乏力	56	16.67%
胸痞	52	15.48%
不寐	50	14.88%
肢软	30	8.93%

　　舌苔单因素表现涉及 26 种结果,并非像预估的以腻苔为主,反而是以薄苔为主的,苔黄舌红多见(表 5 - 2 - 9)。

　　脉象以滑、小脉、细脉、弦脉居多(表 5 - 2 - 10)。

　　症状、体重指数(BMI)评级、血脂异常类型、就诊季节、患者年龄、舌苔、脉象与药物关联情况见表 5 - 2 - 11~表 5 - 2 - 17。支持度较高的罹患、年限与用药关联情况见图 5 - 2 - 7。

表 5-2-9 舌苔频次表(20%以上)

项　集	出现次数	频　度
苔薄	168	50.00%
苔腻	85	25.29%
舌净	82	24.40%
苔黄	74	22.02%
舌红	74	22.02%

表 5-2-10 脉象频次表(15%以上)

项　集	出现次数	频　度
滑	168	28.57%
小	85	26.79%
细	82	25.30%
弦	74	24.70%
沉	74	18.15%

表 5-2-11 支持度>10%的症状与用药的关联分析(概率>30%,重要性>0.2)

症　状	首选用药(关联度从大到小顺序)
头昏	葛根、茯苓、川芎、枸杞子、天麻、潼蒺藜、白蒺藜
心悸	柏子仁、淮小麦、酸枣仁、五味子、茯神
神疲乏力	仙鹤草、功劳叶、炒白术、炒白芍、炒党参、稆豆衣
胸痞	灵芝、景天三七、炙瓜蒌皮、炒柴胡、郁金、枳壳
不寐	淮小麦、茯神、柏子仁、酸枣仁、灯心草、百合

表 5-2-12 BMI 评级与用药的关联分析(概率>30%,重要性>0.15)

BMI	首选用药(关联度从大到小顺序)
健康体重	仙鹤草、山茱萸、炒当归、稆豆衣、功劳叶、枸杞子
过轻	砂仁、六神曲、白豆蔻、佛手、益智仁
肥胖	玉米须、荷叶、苦参、生白果、虎杖、生山楂
超重	生地黄、荷叶、葛根、柏子仁、炒川黄连、茶树根

表 5-2-13　血脂异常类型与用药的关联分析(概率>20%,重要性>0.15)

血脂异常类型	首选用药(关联度从大到小顺序)
混合型	六神曲、枳壳、郁金、潼蒺藜、白蒺藜、稽豆衣
高 TG 型	川厚朴花、枳壳、玉米须、生蒲黄、苦参、陈皮
高 TC 型	六神曲、枳壳、郁金、葛根、炒柴胡、补骨脂
高 LDL 型	虎杖、生山楂、平地木、决明子、荷叶、生槐花
低 HDL 型	炒党参、生黄芪、砂仁、山茱萸

表 5-2-14　就诊季节与用药的关联分析(概率>30%)

季　节	首选用药(关联度从大到小顺序)
春	天麻、瓜蒌皮、葛根、炒党参、炒柴胡(重要性>0.10)
夏	荷叶、藿香、茶树根、佩兰、炒黄芩(重要性>0.3)
秋	五味子、玉竹、枸杞子、茯神、麦冬(重要性>0.3)
冬	灵芝、茯神、灯心草、补骨脂、郁金(重要性>0.2)

表 5-2-15　年龄组与用药的关联分析(概率>30%,重要性>0.1)

年 龄 组	首选用药(关联度从大到小顺序)
老年组	淮小麦、炒党参、桃仁、生黄芪
壮年组	丹参、虎杖、牡丹皮、荷叶、天麻

表 5-2-16　舌苔与用药的关联分析(概率>30%)

舌　苔	首选用药(关联度从大到小顺序)
苔腻	炒白术、炒苍术、姜半夏、陈皮、炒党参、茯苓(重要性>0.1)
苔黄	生山楂、姜半夏、茶树根、郁金、生槐花、六神曲、陈皮、炒川黄连、枳壳、知母、远志、黄柏、白蒺藜(重要性>0.2)
苔薄	生山楂、葛根、炒当归(重要性>0.1)
舌净	生地黄、功劳叶、玉竹、麦冬、生槐花、平地木、六神曲、佛手、川厚朴花(重要性>0.2)
舌红	生地黄、玉竹、熟地黄、功劳叶、山茱萸、炒白芍、麦冬、墨旱莲、太子参(重要性>0.2)

表 5-2-17　脉象与用药的关联分析(概率＞30%,重要性＞0.1)

脉　象	首选用药(关联度从大到小顺序)
小	仙鹤草、炒党参、稽豆衣
弦	丹参、桃仁
细	瓜蒌皮
滑	仙鹤草、功劳叶、葛根、桃仁、炒川芎、稽豆衣
沉	紫苏梗、生白果、巴戟天、姜半夏、熟地黄

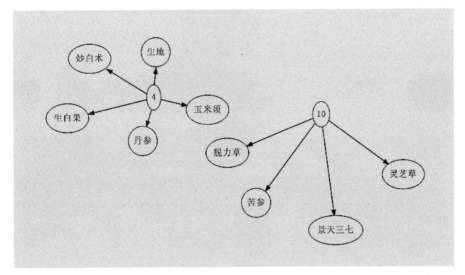

图 5-2-7　支持度较高的罹患年限与用药关联(概率＞40%,重要性＞0.1)

说明:为统计需要,4代表罹患年限小于5年的;10代表罹患年限大于等于5年,但不大于10年的

1. 以平为期,着眼症状,善用药对(药组)　从结果中我们看到,何立人对于药物的选取多温和平淡,不以过激之法,不用过偏之药,注重药性间的配伍应用,平调阴阳之法,体现"以和为贵""以平为期"的思想。

综合表 5-2-7、表 5-2-11、图 5-2-6 的结果,我们发现何立人善于药对,喜以灵芝配伍景天三七益气活血化瘀,丹参配伍牡丹皮养血清热,仙鹤草配伍功劳叶益气却劳,茶树根配伍玉米须平肝化湿泻浊,生蒲黄配伍虎杖凉血活血化瘀,荷叶配伍生山楂疏肝和胃助运化,酸枣仁配伍淮小麦养心安神,生地黄、熟地黄配伍清热滋阴。由此我们也可以总结出何立人治疗高脂血症的基础方,以茶树根、玉米须、荷叶、生山楂、生槐花、灵芝、景天三七为基础,益气活血化瘀,利湿化浊,平肝和胃。若血浊煎熬,津液亏而阴虚火旺的,加用生地黄、熟地黄;若瘀热明显的加用生蒲黄、虎杖;若血浊扰心,心烦不宁的,加用酸枣仁、淮小麦,寓意甘麦大枣汤之意;若见湿浊阴伤,加用炒苍术、炒白术及炒白芍;若血浊偏于肾的,偏于肾阴不足的,加用二至丸,偏于肾阳不足的,加用二仙汤,不可归类的肾精不足,加用山茱萸、巴戟天;若偏于肝,加用枳壳、柴胡疏肝理气,调达气机;若见虚热,相火妄动,加用知母、黄柏;若见暑湿之象,加用藿香、佩兰。

此外,何立人对于高脂血症的治疗同样也着眼于症状,表5-2-8的结果向我们罗列了在何立人门诊上常见的症状,支持度较高地有头昏、心悸、神疲乏力、胸痞、不寐、肢软等症状,试分析之,不难发现,心悸不寐是血浊内扰心神的表现,足以佐证血浊之高脂血症与心系疾病密切相关。湿性之邪重浊黏腻,湿浊在头则困重,发为头昏,若阻于胸膺则发为胸痞,若流于肢体则见肢软,神疲乏力往往提示气虚脾困之象。此种种症状皆符合血浊之病机表现,而治疗上亦着眼于治症状之标。若伴心悸的,加用生白果、苦参;若伴头昏的,加用天麻、潼蒺藜、白蒺藜;若见神疲乏力的,加用仙鹤草、功劳叶;若见不寐,药用淮小麦、酸枣仁、柏子仁、茯神、灯心草、五味子;若见肢软肢楚加用杜仲、牛膝、桑寄生等。

2. 虚实有别,因时因人制宜 通过对 BMI 评级、血脂异常类型、就诊季节、发病年限、患者年龄的关联分析,我们发现,何立人对于高脂血症的治疗虚实有别,因时因人制宜。如 BMI 超重、肥胖级的患者多痰湿,重清重消,体重过轻之人多虚,主以健脾和胃助水谷精微吸收,而健康体重之人多以养血固肾。

对于指标的控制多从肝论治,高 LDL 型多属邪实,低 HDL 型多属正虚,固用药上各有侧重。

季节呈现明显的用药倾向,春季疏肝理气,多用瓜蒌皮、葛根、炒柴胡之属;夏多湿助血浊,要用藿香、佩兰、炒黄芩化湿浊,清虚热;秋多燥邪,易损脉府,故予玉竹、麦冬、五味子滋阴润燥;冬主封藏,予灵芝、补骨脂等扶正固本。

关于发病的病程,对于起病时间较短的,认为当属实多虚少,故予生地黄、炒白术、生白果、丹参、玉米须等清热利湿、活血化瘀;对于发病时间5~10年的,考虑正气虚损,故用药以仙鹤草、灵芝、景天三七、苦参配伍,健脾扶正、益气活血、燥湿泻浊。

对于不同年龄的患者,何立人亦有明显的用药倾向,对于老年人多用补用养,药如淮小麦、炒党参、生黄芪,佐以桃仁活血化瘀使补而不滞;对于壮年多活血平肝,防传防变,药如丹参、牡丹皮、虎杖、荷叶、天麻等;对于青年人,则多用清用泻,同时注重条达情志。

3. 重视舌脉,舌脉症证合参　何立人十分注重舌脉,每诊必定忠实记录舌苔脉象,何立人认为一则舌脉是指导临床用药的重要参考,不受主观因素的影响。再则对于无症状的患者,舌脉象可以提供重要的病机信息。三则对于复合病、疑难杂症,舌脉可以有助于厘清病因病机线索,针对主要矛盾用药。

表5-2-9罗列了高频的舌苔表现,即腻、黄、薄苔,舌净或舌红,表5-2-10中罗列了高频脉象,即小、弦、细、滑、沉,通过表5-2-16、表5-2-17的结果,我们发现,不同的舌苔脉象因为体现的病机不同,用药确实存在巨大差别。如腻苔多提示有湿有浊,故多用炒白术、炒苍术健脾燥湿,二陈汤化痰浊,炒党参、茯苓健脾渗湿;苔黄多提示有热,故药用见生槐花、炒川黄连、知母、黄柏之品;薄苔多提示有虚,故以炒当归、生山楂之品养血和胃;舌净多提示邪去而正气未充,故用功劳叶、玉竹、麦冬、佛手、川厚朴花之类理气、养阴、健脾;舌红多提示有津伤内热,故药用玉竹、熟地黄、山茱萸、炒白芍、麦冬、太子参之类。细、小、沉脉八纲当属虚,故药用仙鹤草、炒党参、穞豆衣、巴戟天、熟地黄等益气养阴固本;弦脉主痛、主寒、主瘀,故多用丹参、桃仁活血化瘀;滑脉多见于正常人或脾虚痰湿体质,仙鹤草、功劳叶、葛根等扶正却劳,桃仁、炒川芎去菀陈莝。

三、冠状动脉粥样硬化性心脏病介入术后用药规律研究

随着对冠心病发病机制研究的日益深入,新的治疗手段亦层出不穷,尤其是介入治疗,不仅挽救了众多患者的生命,其生活质量也获得了很大的提高。但介入治疗后再狭窄问题,以及防止再狭窄所服用相关药物引发的各种出血性疾病、肝功能损害等,随着治疗的逐步深入而引发的种种矛盾同样促使着该领域研究者不断进行反思。何立人行医数十载,临床经验丰富,善用中医药治疗各种心血管疾病,尤其对冠心病介入术后患者的中医药治疗颇有见解,且疗效显著。

病例资料来自2005—2011年在何立人门诊就治的冠心病介入术后患者(仅收集初诊病例)。冠心病心绞痛诊断参照国际心脏病学会及世界卫生组织(WHO)临床命名标准化联合会专题组的报告《缺血性心脏病的命名及诊断标准》,以及WHO制定的符合冠心病介入术后术适应证标准:① 符合冠心病心

绞痛诊断标准。② 符合冠心病介入术适应证标准。③ 服用中药汤剂治疗。④ 医案中症状、舌、脉记录完整。排除合并重度心肺功能不全、恶性心律失常者;严重肝肾功能损害及造血系统等严重原发病、精神病者;孕妇或哺乳期妇女,过敏体质者。

每例病例均选择首诊处方,提取单味药物,用 Excel 建立数据库,并对相应字段进行统一处理。参照《中药学》标准运用频数分析统计常用药物、药物的功效分类、药物的性味与归经。对于该教材中未涉及的药物,则参照《中药大辞典》进行归类。

本研究共纳入 70 例冠心病介入术后患者的病历资料,均选取初诊信息,其中男性患者 37 名,女性患者 33 名,平均年龄为(64±9.01)岁,均服用中药汤剂治疗。涉及处方 70 首,中药 217 味,累计使用频次 1 780 次。

在总计 217 味的中药的 70 首处方中,用药频次达 50%及以上的共有 5 味中药,分别为灵芝(70.00%)、景天三七(64.29%)、苦参(55.71%)、白果(51.43%)、丹参(50.00%)。使用频次在 49%~30%的中药共有 16 味(表5-2-18)。

表 5-2-18　常用中药(频率≥30%)

序　号	药　物	频次(次)	频率(%)
1	灵芝	49	70.00
2	景天三七	45	64.29
3	苦参	39	55.71
4	白果	36	51.43
5	丹参	35	50.00
6	水蛭	32	45.71
7	白术、虎杖	31	44.29
8	黄芪	30	42.86
9	桃仁、玉米须	28	40.00
10	葛根、苍术	27	38.57
11	柴胡	26	37.14
12	大狼把草	25	35.71
13	枸杞子	23	32.86
14	牡丹皮、何首乌、山茱萸	22	31.43
15	麦冬、党参	21	30.00

70 首方剂中,217 味中药根据功效分属 17 类,累计使用频次达 1 780 次。以各类中药累计使用频次之和作为本类药物使用频次,其中以补虚药物使用频率最高(416 次,占 23.37％),其次为清热药(229 次,占 12.87％)、活血化瘀药(189 次,占 10.62)。各类药物累计使用频次情况见表 5－2－19。

表 5－2－19　药物功效分类情况

序　号	功效分类	药物(味)	频　次	频率(％)
1	补虚药	42	416	23.37
2	清热药	30	229	12.87
3	活血化瘀药	19	189	10.62
4	化痰止咳平喘药	18	151	8.48
5	利水渗湿药	14	132	7.42
6	解表药	14	125	7.02
7	安神药	11	111	6.24
8	止血药	9	95	5.34
9	化湿药	8	79	4.44
10	理气药	14	69	3.88
11	祛风湿药	10	46	2.58
12	平肝息风药	9	44	2.47
13	收涩药	8	44	2.47
14	消食药	4	28	1.57
15	开窍药	1	9	0.51
16	泻下药	4	8	0.45
17	温里药	2	5	0.28

药物的药性分为两个部分统计:一为"四气"(寒、热、温、凉、平、微寒、微温、大热);二为"五味"(辛、甘、苦、咸、酸、涩、淡)。217 味中药"四气"中,平性药物最为常用(57 味,占 26.27％),其次为温性药物(53 味,占 24.42％)、寒性药物(42 味,占 19.35％)(表 5－2－20)。

表 5－2－20　药物"四气"情况

序　号	四　气	药物(味)	百分比(％)
1	平	57	26.27
2	温	53	24.42
3	寒	42	19.35

续　表

序　号	四　气	药物(味)	百分比(%)
4	微寒	31	14.29
5	微温	19	8.76
6	凉	12	5.53
7	热	3	1.38

217 味中药"五味"中,甘味药物最为常用(113 味,占 33.93%),其次为苦味药(88 味,占 26.43%)、辛味药(77 味,占 23.12%)(表 5－2－21)。

217 味中药"归经"中,归经为肝经者最多(113 味,占 23.84%),其次为肺经(83 味,占 17.51%)(表 5－2－22)。

表 5－2－21　药物"五味"情况

序　号	五　味	药物(味)	百分比(%)
1	甘	113	33.93
2	苦	88	26.43
3	辛	77	23.12
4	咸	20	6.01
5	酸	13	3.90
6	涩	13	3.90
7	淡	9	2.70

表 5－2－22　药物"归经"情况

序　号	归　经	药物(味)	百分百(%)
1	肝	113	23.84
2	肺	83	17.51
3	肾	66	13.92
4	胃	61	12.87
5	心	50	10.55
6	脾	38	8.02
7	大肠经	25	5.27
8	膀胱经	18	3.80
9	胆经	10	2.11

250

序　号	归　经	药物（味）	百分百（%）
10	小肠经	6	1.27
11	心包经	2	0.42
12	三焦经	2	0.42

讨论

1. 常用药物分析　本研究结果显示,何立人治疗冠心病介入术后最常用的药物有灵芝、景天三七、苦参、白果、丹参。灵芝,《神农本草经》载其"甘温,主耳聋,利关节,保神,益精气,坚筋骨,好颜色"。何立人善用其补虚安神,益气填精,用以治疗神疲、心悸、失眠。景天三七甘而微酸,性平,归心、肝经,有散瘀止血、宁心安神、解毒等功效,《浙江药用植物志》称其为"养心草"。二药相配,具有宁心安神,化瘀止血功效。苦参苦而性寒,入心、脾、肾经,味苦走血,性寒清热。《神农本草经》谓其"主心腹积气,癥瘕积聚";《本草经百种录》称其"以味治也,苦入心,寒除火,故苦参专治心经之火",为诸药之引经药,引药入心经。白果味甘而苦涩,性平,入肺、肾经。《本草纲目》载其"气薄味厚,性涩而收,色白属金。故能入肺经,益肺气,定喘嗽,缩小便。生捣能浣油腻,有去痰浊之功"。二药相伍,清心敛肺,化痰利湿。丹参苦而微寒,入心、肝二经,善治血分,清而兼补,具有活血祛瘀、去滞生新、养血安神功效,为调经顺脉之药。何立人治疗冠心病介入术后,常用以上诸药一补五脏虚损,二泻痰浊瘀热,集补虚安神、清心敛肺、散瘀止血、利湿泄浊等法为一炉、多法并用的临证经验。

2. 药物功效分析　冠心病是冠状动脉出现粥样硬化而产生的疾病。动脉,属中医"脉"之范畴,由"心"所主。《素问·痿论篇》中言:"心主身之血脉。"《素问·脉要精微论篇》又言:"脉者,血之府也。"动脉粥样硬化,是血与脉均发生了变化,产生了病变,何立人认为,此即中医之"脉痹"。脉痹乃脉中之血、气、津液等发生了变化,其病机变化一方面与血瘀、痰浊等壅塞脉道,沉积脉壁有关;另一方面与脏腑气血阴阳亏虚,脉道失养有关。本研究结果表明,何立人治疗冠心病介入术后多用补虚清热、活血化瘀、化痰利湿等方法。

（1）补虚法：动脉粥样硬化、斑块形成、管腔狭窄,脉道中血虚气少津亏,若非补气养血生津,不足以充盈脉道,缓解病情。何立人治疗冠心病介入术后常用的补虚药有 42 味,使用频次为 416 次,占 23.37%。进一步细分发现,补阴药最多(140 次)、其余依次为补气药(136 次)、补阳药(84 次)、补血药(56 次)。补阴药常用枸杞子、麦冬、十大功劳叶、玉竹等;补阳药常用补骨脂、杜仲、巴戟天、益智仁等;补气药常用白术、黄芪、大狼把草、党参等;补血药常用何首乌、白芍、当归、熟地黄。由此可见,何立人治疗冠心病介入术后补虚重在养阴益气,温养补血。尤其对于不稳定之斑块,需补气养血,养阴生津,其目的为修复破损之斑块表面,防止斑块破裂出血,阻塞血管,造成真心痛。

(2)清热法:研究证明动脉粥样硬化实质是血管炎性病变。动脉粥样硬化属痰瘀交阻、热毒内蕴、损伤脉络之证。痰浊瘀血热毒不仅与动脉粥样硬化的炎性机制高度相关,而且清热解毒中药可以直接作用于血管的炎性病变,有效抑制血管炎症反应,减少血管内皮损伤,从而稳定易损斑块。本研究显示,何立人治疗冠心病介入术后常用的清热药有 30 味,占 12.87%。其中苦参(39 次),其余依次为牡丹皮(22 次)、生地黄(20 次)、知母(17 次)、黄柏(16 次)、黄连(15 次)使用频次则较为接近。

(3)活血化瘀法:斑块造成冠状动脉狭窄需介入的患者,其脉中必有推荡不尽之瘀血,若不祛除,新生之血不能流通,元气不能恢复,不仅有转为劳损的可能,甚至会再形成新积,即介入处的再狭窄,对此当活血化瘀。何立人治疗冠心病介入术后常用的活血化瘀药有 19 味,占 10.62%,其中丹参(35 次)、水蛭(32 次)最为常用,其次为桃仁(28 次)、郁金(19 次)等。因"血属有形,瘀积膜络曲折之处,非潜搜默剔不济也(《读医随笔》)"。对此,何立人在治疗冠心病介入术后时常配虫类药物,尤以水蛭为上,破血癥积聚。

(4)化痰利湿法:《锦囊秘录》言"痰者血气津液不清,熏蒸结聚而成"。动脉粥样斑块的形成,即血气津液不清,使得血府中无形之痰瘀转为有形之痰瘀所致。脏腑虚损,气血津液衰败,津血凝浊,生痰生瘀而不生血,一方面可促进斑块增长;另一方面,脉道日益狭窄,血府不利,新血不生,气血不足,斑块失去气血滋养,则可发生表面破损或溃烂,造成斑块不稳定。因此,治疗当化痰利湿,俾津液流通,气血清顺,一则痰瘀无由可生;二则血脉通而无滞,心有所主。本研究显示,何立人治疗冠心病介入术后常用的化痰药物有 18 味,利湿药物有 14 味。化痰药中白果最为常用(36 次),其次为瓜蒌皮(20 次)、半夏(13 次)、杏仁(11 次)等。利湿药中虎杖最为常用(31 次),其次为玉米须(28 次)、茯苓(16 次)、薏苡仁(14 次)等。

3. 药物性味分析　中药"四气""五味"始见于《神农本草经》,"药有酸、咸、甘、苦、辛五味,又有寒、热、温、凉四气"。四气实为四性,是指药物寒、热、温、凉四种药性,它反映药物在影响人体阴阳盛衰、寒热变化方面的作用倾向。平性是相对而言,即寒热偏性不显,实际也有偏温偏凉的不同,性平仍未超出四性的范围。何立人治疗冠心病介入术后时,平性药物使用最多(57 味,占 26.27%),其余依次为温性(53 味,占 24.42%)、寒性(42 味,占 19.35)、微寒(31 味,占 14.29%)。体现何立人治疗冠心病介入术后谨守"以平为期""以和为贵"学术主张,虽用药和缓,择平轻浅,仍力求恢复机体内外平衡、脏腑平衡、气血阴阳平衡,从而达到精充、神安、气畅、血通之目的。

中药五味即辛、甘、酸、苦、咸五种基本的滋味,此外还有淡味与涩味。五味是药物性能的重要标志,是中药固有的性质。《素问·六节藏象论篇》云:"五味入口,藏于肠胃,味有所藏,以养五气,气和而生,津液相成,神乃自生。"五味的相互转化影响着人体生长化收藏整个生命活动过程。本研究结果表明,何立人治疗冠心病介入术后时,最常用甘味药物(113 味,占 33.93%),其次为苦味药(88 味,占 26.43%)、辛味药(77 味,占 23.12%)。甘味药多含有苷类、糖类及蛋白质、氨基酸、维生素等多种成分,能补能缓;苦味药含生物碱、苷类,能燥能泄,辛味药多含有挥发油,能行能散。由此可知,何立人治疗冠心病介入术后多以甘温补虚、苦寒燥湿、行血散邪等法为主。尤其对介入术后斑块破损者,重甘温调养,使脾土健运,气血津液充沛,一则修复、稳定破损之斑块表面,二则使破残之余积,不攻而自走。

4. 药物归经分析　归经是药物作用的定位概念,即某药对某些脏腑经络有特殊的亲和作用,在治疗中这种特殊的亲和作用表现为对某脏腑经络病变的特殊治疗作用。本研究结果表明,何立人治疗冠心病介入术后,最常使用药物的归经为肝经(113 味,占 23.84%),其次为肺经(83 味,占 17.51%)、肾(66 味,占 13.92%)、胃(61 味,占 12.87%)、心(50 味,占 10.55%)、脾(38 味,8.02%)。

何立人提出,心病病位在心,需以治心为主,即"心病治心,心不离心";但切勿拘泥于心,应兼顾他脏,此即"心病治心,亦不唯心"。因心主血脉,血虚脉虚,故血脉充盈是心及其他脏腑发挥正常生理功能的重要物质基础。然血作为水谷之精微,"实生化于脾,总统于心,藏受于肝,宣布于肺,施泄于肾,而灌溉一身"

《景岳全书》）。由药物归经可知,基于心与他脏或腑之间的关系,何立人治疗冠心病介入术后时擅从五脏论治,多法并用,或补肝、养肝、疏肝,或滋肾、温肾、泄肾,或益肺、宣肺、肃肺,或健脾运脾等,尤其重视养心血、补心气、安心神、通心阳等。

四、女性更年期高血压的用药规律

更年期高血压又称围绝经期高血压,是属于特殊人群的高血压病,临床症状较多,对患者的正常工作和生活有着较为严重的影响。女性更年期高血压的特点是除了有头晕、头痛、颈项板紧、疲劳、心悸等高血压的症状外,还有潮热、汗出、失眠、烦躁、情绪不稳等自主神经功能紊乱的症状。何立人行医数十载,临床经验丰富,除善用中医药治疗心脑血管疾病外,对其他内科疾病以及妇科疾病亦有独特疗效,这些临床经验值得我们总结、继承与发扬。

全部病例资料来自 2008—2012 年在何立人门诊就治的更年期女性高血压患者,仅收集初诊病例。

更年期综合征诊断参照《中华妇产科学》中的有关标准:① 女性,年龄 45～55 岁。② 月经紊乱 3 个月以上(指月经周期或经量或经期发生变化)或月经停闭 3 个月以上。③ 出现血管舒缩症状,如潮热、汗出等。

高血压诊断参照《中国高血压防治指南 2010》中的有关标准:① 未服用抗高血压药的情况下,非同日 3 次测量血压,收缩压≥140 mmHg 和(或)舒张压≥90 mmHg,即可确诊。② 既往有高血压病史,目前正服抗高血压药,血压虽然已低于 140/90 mmHg,亦可诊断为高血压。排除双侧卵巢切除、子宫切除、卵巢肿瘤≥2 cm 或重度乳腺增生、乳腺肿瘤患者;合并有其他急性感染性疾病者。

提取单味药物,用 Excel 建立数据库,并对相应字段进行统一处理,存在者标为"T",不存在者标为"F"。① 运用频数分析统计常用药物、药物的功效分类、药物的性味与归经,按照《全国高等中医药院校教材——中药学》中的分类标准分类,对于该教材中并未涉及的药物,则参照《中药大辞典》进行归类。② 运用 IBM SPSS Modeler 14.2 数据挖掘软件,采用 Apriori 算法对药物→药物进行关联规则分析;设定最小支持度(min-sup)为 25.00%,最小置信度(min-conf)为80.00%。

本研究共纳入 60 例女性更年期高血压患者的病历资料,均选取初诊信息,平均年龄为(52.18±3.15)岁,均服用中药汤剂治疗。涉及处方 60 首,中药 156 味,累计使用频次 1 240 次。

在总计 156 味中药的 60 首处方中,使用频次达 40% 及以上的共有 6 味中药,分别为天麻(56.67%)、丹参(46.67%)、枸杞子(43.33%)、知母(41.67%)、黄柏(41.67%)、山茱萸(40.00%),使用频次在 39%～30%者有 14 味(表 5-2-23)。

表 5-2-23　常用中药情况(频率≥30%)

序　号	药　　物	频次(次)	频率(%)
1	天麻	34	56.67
2	丹参	28	46.67
3	枸杞子	26	43.33
4	知母、黄柏	25	41.67
5	山茱萸	24	40.00
6	玉米须	23	38.33
7	当归、何首乌	22	36.67
8	沙苑子、巴戟天、淮小麦、苦参	21	35.00
9	仙茅、淫羊藿、仙鹤草、刺蒺藜	20	33.33
10	十大功劳叶、葛根、党参	19	31.67

60 首方剂中,156 味中药根据功效分属 16 大类,累计使用频次达 1 240 次。以各类中药累计使用频次之和作为本类药物使用频次,其中以补虚药物使用率最高(300 次,占 24.19%),其次为清热药(216 次,占 17.42%)。各类药物累计使用频次见表 5-2-24。

表 5-2-24　药物功效分类情况

序　号	功　效　分　类	药物(味)	频　次	频率(%)
1	补虚药	30	300	24.19
2	清热药	28	216	17.42
3	利水渗湿药	8	102	8.23
4	平肝息风药	10	101	8.15
5	活血化瘀药	13	95	7.66
6	安神药	10	92	7.42
7	解表药	12	85	6.85

续　表

序　号	功　效　分　类	药物(味)	频　次	频率(%)
8	化痰止咳平喘药	12	54	4.35
9	止血药	5	45	3.63
10	理气药	8	38	3.06
11	收涩药	4	36	2.9
12	化湿药	7	30	2.42
13	祛风湿药	7	29	2.34
14	温里药	2	8	0.65
15	消食药	2	8	0.65
16	杀虫止痒药	1	1	0.08

药物的药性分为两个部分统计,一为"四气"(寒、热、温、凉、平、微寒、微温、微凉、大热);二为"五味"(辛、甘、苦、酸、咸、涩、淡)。156味中药"四气"中,平性药物最为常用(64味,占28.70%),其次为温性药物(37味,占16.59%)(表5-2-25)。

156味中药"五味"中,甘味药物最为常用(85味,占37.44%),其次为苦味药物(79味,占34.80%)(表5-2-26)。

156味中药"归经"中,归经为肝经者最多(96味,占23.59%),其次为肾经(60味,占14.74%)(表5-2-27)。

表5-2-25　药物"四气"情况

序　号	四　气	药物(味)	百分比(%)
1	平	64	28.70
2	温	37	16.59
3	热	35	15.70
4	寒	34	15.25
5	微寒	30	13.45
6	凉、微温	10	4.48
7	大热	2	0.90
8	微凉	1	0.45

表5-2-26　药物"五味"情况

序　号	五　味	药味数	百分比(%)
1	甘	85	37.44
2	苦	79	34.80

序　号	五　味	药味数	百分比(%)
3	辛	61	26.87
4	咸、涩	15	6.61
5	酸、淡	11	4.85

表 5 - 2 - 27　药物"归经"情况

序　号	归　经	药味数	百分比(%)
1	肝经	96	23.59
2	肾经	60	14.74
3	肺经	56	13.76
4	脾经	48	11.79
5	心经	46	11.30
6	胃经	45	11.06
7	大肠经	22	5.41
8	膀胱经	15	3.69
9	胆经	9	2.21
10	小肠经	4	0.98
11	心包经、三焦经	3	0.74

　　在总计156味中药的60首处方中,将使用频率在30%以上的药物(共20味),运用数据挖掘软件 IBM SPSS Modeler 14.2 进行药对关联分析,符合最小支持度(min-sup)25.00%及最小置信度(min-conf)80.00%的药对共7对,分别为知母配伍黄柏、何首乌配伍枸杞子、淫羊藿配伍仙茅、仙鹤草配伍十大功劳叶、沙苑子配伍刺蒺藜、刺蒺藜配伍天麻、沙苑子配伍天麻(表5-2-28)。

表 5 - 2 - 28　常用中药药对情况

序　号	药　对	支持度(%)	置信度(%)
1	知母—黄柏	41.67	100.00
2	何首乌—枸杞子	36.67	100.00
3	淫羊藿—仙茅	33.33	100.00
4	仙鹤草—十大功劳叶	35.00	90.95
5	沙苑子—刺蒺藜	36.57	90.91
6	刺蒺藜—天麻	33.33	90.00
7	沙苑子—天麻	36.67	86.36

1. **常用药物分析**　本研究结果显示,何立人临证治疗女性更年期高血压最为常用的药物有天麻、丹参、枸杞子、知母、黄柏、山茱萸。其中,天麻甘平,入肝经,功能息风止痉、平肝阳、通络,《本草纲目》言其"乃肝经气分药,入厥阴之经",既能平肝息风,又为诸药之引经药,可引药入肝经。丹参苦而微寒,入心肝二经,善活血祛瘀、调经安神,为妇科调经要药,前人有"一味丹参散,功同四物汤"之说,而女性更年期时常有月经不调的症状。枸杞子甘平,入肝肾二经,为补益肝肾、养血补精之良药。知母甘苦寒,入肺、胃、肾经,长于清热泻火;黄柏苦寒,入肾、膀胱、大肠经,功能清热燥湿。二药合用,清热之效明显。山茱萸酸而微温,入肝肾二经,功能补益肝肾,收敛固涩。

2. **药物功效分析**　何立人临证治疗女性更年期高血压多用补虚清热及化湿的方法。补虚药又可细分为补阳药、补阴药、补气药、补血药。本研究结果表明,何立人治疗女性更年期高血压常用的补虚药有 30 味。进一步细分发现,其中以补阴药最多(14 味),其余依次为补阳药(9 味)、补气药(5 味)、补血药(2 味)。补虚药物重在调补阴阳、益气养血。而调补阴阳的重点在于肝肾,补阳药常用仙茅、淫羊藿、巴戟天、杜仲、沙苑子等温肾助阳、肝肾同补,补阴药常用枸杞子、玉竹、女贞子、墨旱莲、黄精、百合等滋肾养肝,补气药常用党参、山药、黄芪、太子参等健脾益气,而补血药则常用当归和何首乌补血活血。

3. **药物的性味及归经分析**　药性理论是中药理论的核心,主要包括四气、五味、归经、升降沉浮、毒性等。四气,即药物的寒、热、温、凉四种药性,此外还有一些平性药(寒热偏性不明显)。本研究结果显示,何立人治疗女性更年期高血压时,最常使用平性药物(64 味,占 28.70%),而温性(16.59%)、热性(15.70%)、寒性(15.25%)药物的使用频次较为接近,说明何立人治疗女性更年期高血压时,用药主张以平为期、以和为贵。何立人推崇"法于阴阳,和于术数"之理,认为气血阴阳、五脏六腑之间原有的动态平衡的破坏是导致疾病发生的关键因素,故临床施治时力求恢复机体内外平衡、脏腑平衡、气血阴阳平衡。

五味即辛、甘、酸、苦、咸五种最基本的滋味,此外还有淡味与涩味。五味的实际意义,一是标示药物的真实滋味,二是提示药物作用的基本特征。本研究结果表明,何立人治疗女性更年期高血压时,最常使用甘味药物(85 味,占

37.44%），甘味药能补、能和、能缓，即有补虚、和中、调和药性、缓急止痛的作用。何立人治疗女性更年期高血压重视补益肝肾，故而甘味药物使用较多。其次为苦味药，能泄、能燥。泄的含义较多，有通泄、降泄、清泄之意；燥即燥湿，用于湿证。由药物药性（五味）可知，何立人治疗女性更年期高血压以补虚、清热、燥湿之法为主。

归经是指药物对机体某一部分的选择性作用，归经所依据的是用药后的机体效应所在。归经是以脏腑经络理论为基础，以所治病证为依据而确定的。本研究结果表明，何立人治疗女性更年期高血压，最常使用药物的归经为肝经（96味，占23.59%），其次为肾经（占14.74%）。由此可见，何立人治疗女性更年期高血压时重视肝肾，同时兼顾其他脏腑。

4. 药对关联分析　药对又称"对药"，专指临床常用的、较为固定的两味药物的配伍形式，是复方中最小的组成单位。药对并非两味药物的随机组合，也并非两种药物功效的单纯累积相加，而是历朝历代医家积累临证用药经验的升华。其组成虽然简单，但是其配伍符合中医"七情和合"理论和组合法度，体现了中药四气五味、升降浮沉、定位归经、有毒无毒等中药的药性理论，和相须、相使、相杀、相畏、相恶、相反等七情相合的配伍原理，而成为中医遣方用药的特色之一，具有紧扣病机、药简力宏、功用专一、疗效确切等特点。药对之功效胜于单味药，常能使药效增强，或者作用全面，或者减低消除毒副作用。何立人常用药对分析如下。

（1）相须配伍：即性能功效相类似的药物配合应用，可以增强原有疗效。

黄柏配伍知母：《本草纲目》认为"（知母）乃二经气分药也，黄柏则是肾经血分药，故二药必相须而行"。知母清热泻火，黄柏清热燥湿，二药合用则清热之效明显。

何首乌配伍枸杞子：何首乌功能养血滋阴、润肠通便，枸杞子养肝滋肾，配伍使用滋补肝肾，养血滋阴。

刺蒺藜配伍天麻：刺蒺藜平肝祛风，解郁明目；天麻功善平肝祛风，息风止痉，"乃肝经气分之药"（《本草纲目》）。两者合用，可增强平肝祛风之效。

仙茅配伍淫羊藿：仙茅长于温肾壮阳、祛寒除湿，淫羊藿功能补肾壮阳、强筋健骨、祛寒除湿。两药合用，共奏温肾壮阳、祛寒除湿之功。

（2）相使配伍：即在性能功效方面有某些共性的药配伍同用，而以一药为主,另一药为辅,辅药能增强主药的疗效。

沙苑子配伍天麻:天麻息风止痉、平肝阳,沙苑子补肾固精、益肝明目;二药配伍,治疗肝肾阴虚、阴不敛阳、肝阳上亢之证,相得益彰。

沙苑子配伍刺蒺藜:沙苑子补肾固精、益肝明目,刺蒺藜平肝祛风、解郁明目。二者相使,共奏补益肝肾、平肝祛风之能。

(3)其他配伍:何立人行医数十年,积累了丰富的临床诊疗经验,用药时遵古又不泥古,有其独到的用药思路及经验。仙鹤草配伍十大功劳叶,其中仙鹤草又名仙鹤草,功效收敛止血、消积止痢、解毒消肿,同时能疗劳力过度所致的脱力劳伤,有止血、强壮作用。仙鹤草亦为何立人常用的进补之品,此乃取仙鹤草"补气、强壮"之效。十大功劳叶,又名功劳叶,功能清退虚热、燥湿解毒。然何立人认为,十大功劳叶能补益肝肾、长于助阳,仙鹤草偏于养阴,两者合用,阴阳并补。

综上所述,何立人治疗女性更年期高血压时善于使用药对,而其常用药对善能补益肝肾,清热平肝。

本研究通过对何立人治疗的 60 例女性更年期高血压患者的临床资料进行分析,得出以下结论:① 本病以肝肾不足、阴阳失衡为主要病机,兼有湿浊内生、气阴不足、气滞血瘀、肝气不舒等。② 治疗以补益肝肾、清热化湿的方法为主,兼以活血化瘀、益气养血、养心安神、健脾护胃、疏肝理气等方法。③ 天麻、丹参、枸杞子、知母、黄柏、山茱萸为最常用的药物。④ 知母配伍黄柏、何首乌配伍枸杞子、仙茅配伍淫羊藿、仙鹤草配伍十大功劳叶、沙苑子配伍白蒺藜、白蒺藜配伍天麻及沙苑子配伍天麻是最常用的药对。

第三节　关联分析运用于名中医
经验传承的思考

从统计中可以看到,何立人对于同样疾病的患者,根据不同情况用药各有不同,这体现了中医同病异治的特色。

我们通过数据挖掘平台发现了有关的关联规则,这些规则从何立人的临床实际情况来看可以认为是成立的。然而此项研究的方法,旨在为经验研究提供一定的线索、相对的经验趋势和研究的思路,但是由于中医理论"三因制宜"的影响,数据的结果存在着一定的不符,并非一个单一的概率概念,简言之,并非"所见即所得",不能因为概率小而当作发生可能性小或者数据无意义。因此在数据挖掘的过程中,也需特别注意小概率的样本结果,既不能以偏概全,又要谨慎不要遗漏特色和亮点。

附　录

附录一　名中医及工作室成员重要
著作、论文索引

（一）何立人主要论著索引

［1］　何立人.何立人膏方十五讲［M］.上海：上海科学技术出版社,2018.

［2］　钱义明,何欣.何立人医论医案选［M］.上海：上海科学技术出版社,2018.

［3］　何立人.何立人谈心血管病［M］.上海：上海科学技术出版社,2008.

［4］　何立人,高一聪.常见病的奇特疗法［M］.上海：上海中医药大学出版社,1994.

［5］　严世芸,郑平东,何立人.张伯臾医案［M］.上海：上海科学技术出版社,1979.

（二）何立人论文索引

［1］　何立人,张焱.冠心病中医辨治心悟［J］.上海中医药大学学报,2009,23(2)：1-4.

［2］　何立人.化湿利水泄浊法对自发性高血压大鼠主动脉血管结构的影响［J］.上海中医药大学学报,2003(4)：45-48.

［3］　何立人,李燕,舒勤.心律失常的中医论治［J］.上海中医药杂志,2002(1)：15-17.

［4］　何立人,李燕,仰礼真,朱依纯.苦参碱对AngⅡ诱导的血管平滑肌细胞增殖及超微结构变化的作用［J］.上海中医药大学学报,1999(4)：47-50.

［5］　何立人,毛煊,朱丽丽,徐竹林,王金林,何文忠,陈惠英.建立高等中医药

院校教研室(课程)评估体系初探[J].中医教育,1997(1):20-21.

[6] 何立人,周敏,蒋冰冰,张庆荣.茶树根对大鼠血浆脂质的调整作用[J].上海中医药杂志,1992(8):32-34.

[7] 何立人,周荣根,张建春,翁秀卿,张庆荃,杨佩兰,田华,钮廷琨."甲肝方"治疗急性病毒性肝炎——附75例临床分析[J].上海中医药杂志,1989(2):9-10.

[8] 何立人.阳和汤治疗心律失常33例[J].上海中医药杂志,1987(2):14-15.

[9] 姚笛,王忆勤,何立人,郝一鸣,洪静,钱鹏.冠心病急性心肌梗死痰瘀证候的血清蛋白质组学分析[J].中华中医药杂志,2016,31(6):2091-2096.

[10] 金露,何立人,符德玉,邓中龙.高脂血症血瘀证患者血浆可溶性CD40配体水平及其临床意义[J].中国中西医结合杂志,2011,31(3):315-318.

[11] 何欣,何立人.化湿泄浊方治疗高血压病临床观察[J].上海中医药杂志,2009,43(11):36-38.

[12] 辛效毅,符德玉,何立人,黄天生,尚德师.脾肾与血管内皮祖细胞关系探讨[J].时珍国医国药,2008(9):2303.

[13] 青淑云,符德玉,何立人,杨秀青.高血压左心室肥厚间质重构的中医药治疗近况[J].中华中医药学刊,2008(10):2154-2156.

[14] 尚德师,何立人,陈咸川,张焱,黄天生,辛效毅,王念宏.化湿泄浊汤影响不稳定心绞痛患者IL-6、TNF-α的临床研究[J].辽宁中医杂志,2007(6):760-761.

[15] 黄天生,朱生樑,何立人,程艳梅.中医对于急性胰腺炎发病机制的认识[J].时珍国医国药,2007(8):2041.

[16] 尚德师,张焱,陈咸川,何立人,黄天生,辛效毅,王念宏.化湿泄浊汤对不稳定心绞痛患者高敏C反应蛋白影响的临床研究[J].时珍国医国药,2007(2):421-422.

[17] 王永霞,王世君,钱义明,陈召起,何立人.三种治法对SHR血管AT1和TGF-β1表达影响的比较研究[J].辽宁中医杂志,2006(3):376-378.

[18] 张焱,何立人.从湿浊内结、土湿侮木辨治高血压病[J].上海中医药杂志,2006(6):17-18.

[19] 王永霞,钱义明,何立人,陆雄,吴倩.化湿利水泄浊法对培养血管平滑肌细胞游离钙及 PKC 活性的影响[J].中医研究,2006(10):6-9.

[20] 王永霞,党伟一,陈召起,王世君,何立人.3 种治法对自发性高血压大鼠血管重构影响的比较研究[J].中医杂志,2006(5):381-383.

[21] 张焱,陈咸川,何立人,童仙君,黄薇.化湿利水泄浊合剂对高血压病患者血管内皮依赖性舒张功能的影响[J].上海中医药杂志,2005(6):14-16.

[22] 李鹏,沈宝藩,何立人.心痛宁加味方对实验性急性心肌缺血大鼠血管内皮细胞的保护作用[J].中国中西医结合急救杂志,2005(3):177-180.

[23] 王永霞,钱义明,王世君,何立人,陆雄,吴倩.化湿利水泄浊法对培养 SHR 血管平滑肌细胞游离钙的影响[J].四川中医,2005(12):27-28.

[24] 许旭伟,何立人,张秋娟,汪涛,赵虹,夏玉叶,闵旸.祛瘀生新中药对高龄急性脑梗死小鼠大脑皮层内 VEGF 表达的影响[J].上海中医药杂志,2004(2):56-59.

[25] 王永霞,何立人.葛根素的心血管系统药理作用及机理研究[J].上海中医药杂志,2004(4):62-64.

[26] 钱义明,王永霞,何立人,王世君,陆雄,马俊,陈长勋.化湿利水泄浊法对培养 SHR 血管平滑肌细胞增殖的影响[J].上海中医药大学学报,2004(2):55-57.

[27] 许旭伟,何立人,张秋娟,汪涛,赵虹,夏玉叶,闵旸.bFGF 在高龄急性脑梗死小鼠大脑皮层内的表达及祛瘀生新中草药对其的影响[J].江西中医学院学报,2004(3):58-60.

[28] 李鹏,沈宝藩,何立人.心痛宁加味方治疗冠心病痰瘀互结型心绞痛临床研究[J].实用中医内科杂志,2004(4):330-332.

[29] 李鹏,毛晓峰,赵永东,沈宝藩,何立人.心痛宁加味方对实验性急性心肌缺血大鼠心律失常记分的影响[J].福建中医药,2004(4):43-45,22.

[30] 李鹏,沈宝藩,何立人.心痛宁加味方对实验性急性心肌缺血大鼠血管内皮细胞的保护作用[J].江西中医药,2004(11):62-63.

[31] 李鹏,赵永东,王晓峰,沈宝藩,何立人.心痛宁加味方对实验性急性心肌缺血大鼠心肌梗塞范围的影响[J].农垦医学,2004(5):326-328.

［32］ 郝捍东,何立人,徐清.白藜芦醇抗小鼠柯萨奇病毒感染性心肌炎作用的研究[J].上海中医药杂志,2003(11):51-53.

［33］ 郝捍东,何立人,赵伟珍.白藜芦醇抗柯萨奇病毒感染性小鼠心肌炎的治疗研究[J].中成药,2003(5):54-57.

［34］ 钱义明,张庆荣,王世君,何立人,陈长勋,陶建生.平肝潜阳、化湿利水泄浊法对自发性高血压大鼠肠系膜血管结构影响的比较研究[J].江苏中医药,2003(8):55-58.

［35］ 郝捍东,何立人,徐清.白藜芦醇抗柯萨奇病毒感染性小鼠心肌炎的实验研究[J].上海医药,2003(8):373-376.

［36］ 李燕,何立人.苦参碱类生物碱的心血管系统药理研究[J].中草药,2000(3):69-71.

［37］ 李燕,何立人,仰礼真,朱依纯.苦参碱对 Ang Ⅱ 诱导的血管平滑肌细胞内钙超载的干预[J].上海中医药大学学报,2000(1):40-42.

［38］ 仰礼真,李进禧,何立人,陈维洲.银杏叶提取物 761 对乳鼠心室肌细胞钙通道的影响[J].中国中西医结合杂志,1999(S1):2-3.

［39］ 仰礼真,李进禧,张利亮,华金福,姚望,陈维洲,何立人.银杏叶提取物(EGb761)提高人红细胞变形能力机理的研究[J].上海中医药杂志,1998(2):45-47.

［40］ 唐国章,何立人.朱锡祺临床治心经验谈[J].上海中医药大学上海市中医药研究院学院,1996(Z1):51-52.

［41］ 王华明,王有恒,何立人,施浚昌.丁胺卡那霉素(Amikacin)蒸气吸入治疗顽固性肺炎杆菌肺炎一例[J].广西医学,1982(1):9.

［42］ 宗志国,王华明,王有恒,何立人,施浚昌."消咳喘"引起心律失常 1 例[J].上海中医药杂志,1982(1):30.

［43］ 王华明,高桂花,何立人,施浚昌.重剂小青龙汤治疗支气管哮喘[J].上海中医药杂志,1981(12):15.

［44］ 张伯臾,严世芸,郑平东,何立人.多寐、厥证、腹痛验案[J].新医药学杂志,1978(9):11-14.

（三）工作室成员经验传承论文索引

［1］ 韦婧,刘萍,何立人.何立人遣方用药之桂枝[J].辽宁中医杂志,2019,46

265

(1)：150-151.

［2］徐立思,何立人.何立人益气养阴法治疗不明原因发热验案1则[J].上海中医药杂志,2018,52(10)：28-29.

［3］陈修文,陈军,何立人.何立人分型辨治高血压病经验撷粹[J].江苏中医药,2018,50(4)：16-18.

［4］陈修文,徐金美,何立人,陈军.何立人教授治疗射频消融心脏穿孔后心悸医案1则[J].光明中医,2017,32(14)：2100-2102.

［5］何欣,舒勤,何立人.何立人辨治冠心病支架术后的临床经验[J].四川中医,2016,34(5)：18-21.

［6］周菁,张倩,张焱.白玉参景脉通汤联合常规西药对痰瘀互阻型冠心病患者脂联素水平的影响[J].上海中医药杂志,2016,50(11)：42-45.

［7］金涛,崔松,何立人.何立人"调五脏,祛邪实"辨治高血压病经验[J].上海中医药杂志,2015,49(7)：23-24.

［8］姜明全,符德玉.何立人以"温振运理"法论治慢性心力衰竭释微[J].上海中医药杂志,2014,48(8)：11-12,15.

［9］张焱,姚迪,朱怡菁.白玉参景脉通汤对痰瘀互阻型冠心病心绞痛心血管剩余风险影响的临床观察[J].上海中医药杂志,2014,48(6)：36-39.

［10］王慧颖,崔松,纪金霞.芪灵方联合西医常规疗法对气阴两虚型阵发性房颤患者心率变异的影响[J].上海中医药杂志,2014,28(2)：3-5.

［11］沈梦雯,崔松.何立人"治悸八法"初探[J].浙江中医杂志,2013,48(8)：552-553.

［12］周雄根,张敏,顾雯艳.何立人教授论治心悸[J].中国中医药现代远程教育,2013,11(15)：104-107.

［13］崔松,沈梦雯,车立娟.基于数据挖掘的何立人教授治疗心悸病用药特色分析[J].上海中医药大学学报,2013,27(3)：32-35.

［14］夏一春.何立人治疗妊娠高血压验案一则[J].浙江中医杂志,2013,48(4)：295.

［15］成玉,张焱.张伯臾、何立人对心肌炎恢复期辨治经验的异同[J].吉林中医药,2012,32(5)：445-447.

［16］崔松,沈梦雯.何立人从"血浊"论治心系疾病释微[J].上海中医药杂志,

2012,46(1)：21-22.

[17] 姚笛.何立人治疗心系疾病经验探微[J].中医药临床杂志,2011,23(7)：568-570.

[18] 张焱.何立人教授运用佐金平木法治疗高血压病经验探微[J].新中医,2011,43(7)：169-170.

[19] 沈融,张焱,何立人.何立人运用"除烦"药经验[J].上海中医药杂志,2011,45(4)：6-8.

[20] 姚笛.何立人治疗扩张型心肌病验案1例[J].中西医结合心脑血管病杂志,2011,9(4)：512.

[21] 张焱.何立人学术思想与经验介绍[J].辽宁中医杂志,2011,38(2)：233-235.

[22] 张炜,何立人.何立人治疗不寐经验[J].实用中医药杂志,2010,26(3)：188.

[23] 青淑云,张焱.何立人教授通补兼施治疗心系疾病经验介绍[J].新中医,2009,41(7)：8-10.

[24] 何欣.何立人辨治心律失常的临床经验[J].辽宁中医杂志,2008,35(12)：1813-1814.

[25] 张焱.何立人膏方特色探析[J].上海中医药杂志,2008(11)：21-22.

[26] 金露.何立人治疗原发性肺动脉高压经验[J].吉林中医药,2008(5)：324-325.

[27] 辛效毅,尚德师,黄天生.何立人膏方治疗心血管病经验[J].时珍国医国药,2008(1)：244.

[28] 尚德师.何立人运用药对治疗心血管疾病经验撷萃[J].辽宁中医杂志,2007(12)：1688-1689.

[29] 张焱,何立人.从湿浊内结、土湿侮木辨治高血压病[J].上海中医药杂志,2006(6)：17-18.

[30] 徐翀.何立人治疗顽固性心力衰竭验案1例[J].中医杂志,2006(1)：70-71.

[31] 周菁,徐羽中.何立人教授治疗病毒性心肌炎经验[J].河南中医,2005(12)：20-21.

[32] 徐翀.何立人从痰湿论治无脉症经验举隅[J].山西中医,2004(5): 7-8.

[33] 王永霞.何立人教授辨治疑难病症的经验[J].四川中医,2003(10): 1-3.

[34] 王世君.何立人教授辨治心律失常的经验[J].四川中医,2002(10): 1-3.

[35] 王世君.何立人教授从痰湿治疗心系疾病举隅[J].长春中医学院学报, 2002(2): 10-11.

[36] 李燕.何立人内科证治经验探微[J].中医研究,2000(1): 12-13.

[37] 李燕.何立人病毒性心肌炎慢性期证治经验[J].四川中医,2000(1): 1-2.

附录二 何立人手迹选录

(一)何立人备课手迹(附图1-2-1~附图1-2-8)

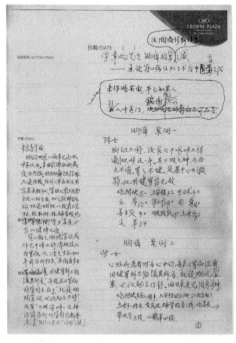

附图1-2-1 何立人备课手迹1   附图1-2-2 何立人备课手迹2

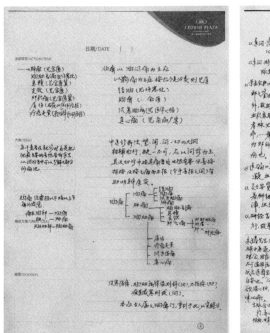

附图 1-2-3　何立人备课手迹 3

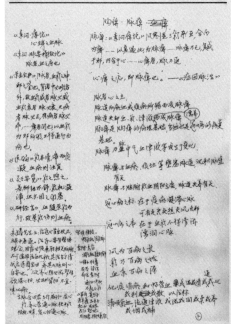

附图 1-2-4　何立人备课手迹 4

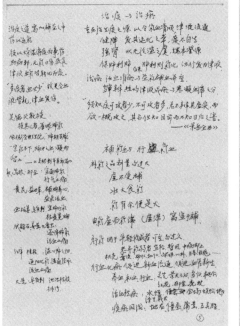

附图 1-2-5　何立人备课手迹 5

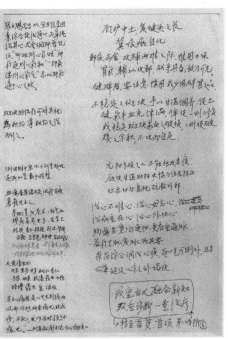

附图 1-2-6　何立人备课手迹 6

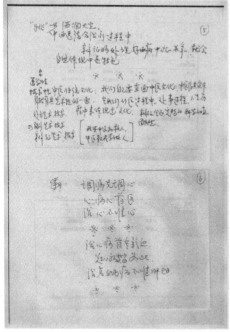

附图 1-2-7　何立人备课手迹 7　　　　附图 1-2-8　何立人备课手迹 8

（二）何立人膏方手迹（附图 1-2-9～附图 1-2-11）

附图 1-2-9　何立人膏方手迹 1

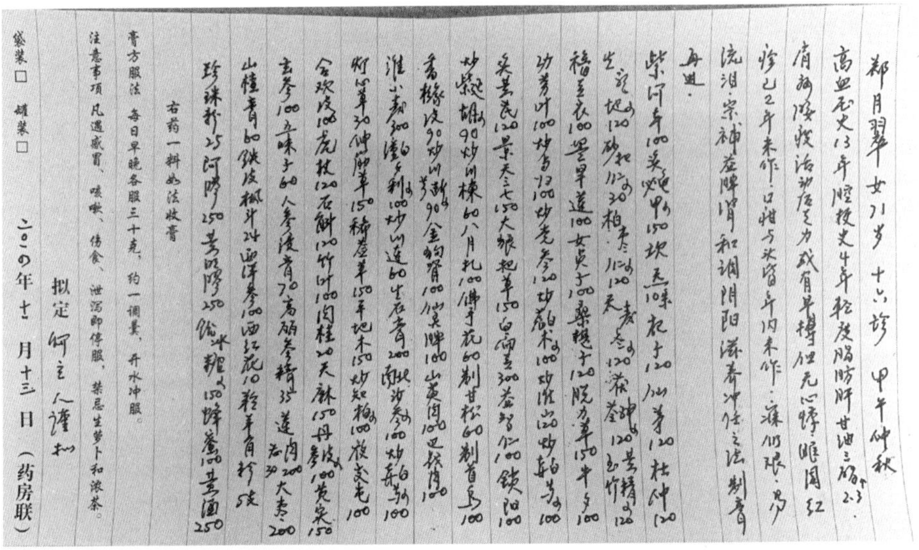

附图 1－2－10　何立人膏方手迹 2

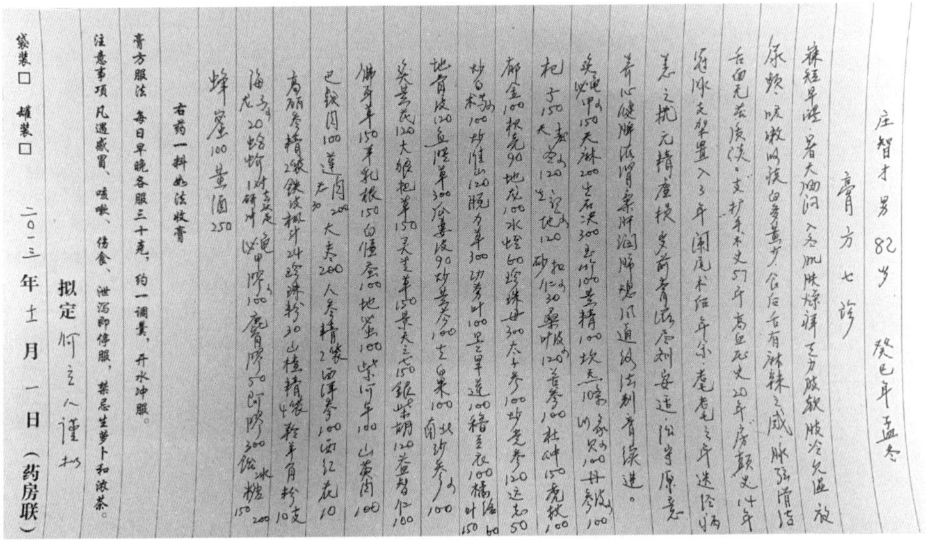

附图 1－2－11　何立人膏方手迹 3

（三）何立人给患者手信（附图 1 - 2 - 12）

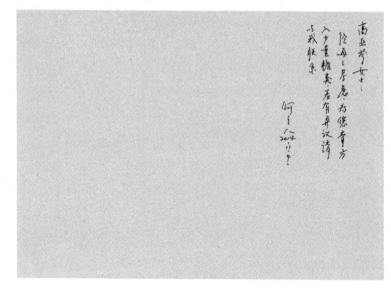

附图 1 - 2 - 12　何立人给患者手信

参考文献

［1］ 李颖,王玉兴.《内经》脉痹传变规律探讨[J].江西中医学院学报,2008,20
(2):13-14.

［2］ 李燕,何立人.苦参碱类生物碱的心血管系统药理研究[J].中草药,2000
(3):69-71.

［3］ 谢人明.银杏注射液对动物脑循环作用的研究[J].中草药,1986,17(8):
23-25.

［4］ CAMM A J, KIRCHHOF P, LIP GY, et al. Guidelines for the
management of atrial fibrillation:the task force for the management of
atrial fibrillation of the European Society of Cardiology (ESC)[J].
European Heart Journal, 2010, 31(19):2369-2429.

［5］ 郭继鸿.心房颤动的新理念[J].临床心电学杂志,2010,19(5):381-
392.

［6］ BENYOUNES N, DJAOUTI L, SMADJA C, et al. Thromboembolic
risk stratification based on SPAF clinical criteria in patients with
paroxysmal atrial fibrillation and flutter:a prospective transesophageal
echocardiography study[J]. J Am Coll Cardiol, 2002, 39(2):341-
343.

［7］ 张德培,王巍.自主神经系统在心房颤动中的作用和联系[J].中国分子心
脏病学杂志,2012,12(5):295-298.

［8］ 国家技术监督局.中医临床诊疗术语:证候部分(GB/T 16751.2—1997)
[M].北京:中国标准出版社,1997:1-9.

［9］ 王忆勤.中医辨证学[M].北京:中国协和医科大学出版社,2004.

［10］ 陈灏珠.实用内科学[M].第12版.北京:人民卫生出版社,2005.

［11］ 中华人民共和国卫生部. 中药新药临床研究指导原则（试行）［M］. 北京：中国医药科技出版社,2002.

［12］ 中华心血管病杂志编委会心率变异性对策专题组. 心率变异性检测临床应用的建议［J］. 中华心血管病杂志,1998,26(4)：252-255.

［13］ 李奎宝,杨新春,胡大一. 口服胺碘酮治疗非瓣膜病阵发性心房颤动的疗效及安全性［J］. 中国心脏起搏与心电生理杂志,2005,19(5)：347-350.

［14］ 戴维正. 阴虚证的研究进展［J］. 中医杂志,1983,24(5)：69.

［15］ 张道亮,张晓星,屈松柏,等. 心脏病患者心阴虚、心气虚证植物神经功能的研究［J］. 中国中西医结合杂志,1995,15(10)：586.

［16］ FRIEDMAN H S. Heart rate variability in atrial fibrillation related to left atrial size［J］. J Am Coll Cardiol, 2004, 93(6)：705-709.

［17］ 郭帅,曲秀芬. 自主神经与心房颤动发生的研究状况［J］. 中国心脏起搏与心电生理杂志,2012,26(5)：444-447.

［18］ FREEMAN J V, DEWEY F E, HADLEY D M, et al. Autonomic nervous system interaction with the cardiovascular system during exercise［J］. Prog Cardiovasc Dis, 2006(48)：342-362

［19］ ZULFIQAR U, JURIVICH D A, GAO W, et al. Relation of high heart rate variability to healthy longevity［J］. J Am Coll Cardiol, 2010, 105(8)：1181-1185.

［20］ 王煜,李轶炜,邓洁. 心率变异分析与心血管疾病［J］. 医学研究杂志,2008,37(2)：11-13.

［21］ 中华人民共和国卫生部. 2012中国卫生统计年鉴［M］. 北京：中国协和医科大学出版社,2012.

［22］ STONE N J. Reducing residual risk in secondary prevention of cardiovascular disease［J］. Circulation, 2012(125)：1958-1960.

［23］ PETER A. Beyond LDL cholesterol：the role of elevated triglycerides and low HDL cholesterol in residual CVD risk remaining after statin therapy［J］. Am J Manag Care, 2009(15)：S65-S73.

［24］ BARTER P, GOTTO A M, LAROSA J C, et al. HDL cholesterol, very low levels of LDL cholesterol, and cardiovascular disease［J］. N

Engl J Med，2007，357(13)：1301－1310.

[25] CHAPMAN M J，GINSBERG H N，AMARENCO P，et al. The European Atherosclerosis Society Consensus Panel. Triglyceride-rich lipoproteins and high-density lipoprotein cholesterol in patients at high risk of cardiovascular disease：evidence and guidance for management [J]. Eur Heart J，2011，32(11)：1345－1361.

[26] 沈卫峰,杨震坤.调脂治疗与冠状动脉粥样硬化斑块消退[J].中国循环杂志,2010,25(3)：163－164.

[27] 张大喜,周晓.高密度脂蛋白胆固醇与血管剩余风险[J].实用医院临床杂志,2012,9(4)：197－199.

[28] GIBBONS R J，ABRAMS J，CHATTERJEE K，et al. ACC/AHA 2002 guideline update for management of patients with chronic stable angina — summary article：a report of the America College of Cardiology/American Heart Association Task Force on practice guidelines[J]. J Am Coll Cardiol，2003，41(1)：159－168.

[29] 中华医学会心血管病学分会,中华心血管病杂志编辑委员会.不稳定型心绞痛诊断和治疗建议[J].中华心血管病杂志,2000,28(6)：409－410.

[30] 朱文锋,何清湖.现代中医临床诊断学[M].北京：人民卫生出版社,2003.

[31] 郑筱萸.中药新药临床研究指导原则(试行)[M].北京：中国医药科技出版社,2002.

[32] 张焱.何立人学术思想与经验介绍[J].辽宁中医杂志,2011,38(2)：233－235.

[33] 何立人,张焱.冠心病辨治心悟[J].上海中医药大学学报,2009,23(1)：1－4.

[34] 青淑云,张焱.何立人教授通补兼施治疗心系疾病经验[J].新中医,2009,41(7)：8－10.

[35] 国家中医药管理局《中华本草》编委会.中华本草：第3册[M].上海：上海科学技术出版社,1999.

[36] 陈启稚,王长谦.剩余风险——后低密度脂蛋白胆固醇时代到来[J].心血

管病学进展,2013,34(4):460-463.

[37] ALAGONA P JR, MD, FACC. Beyond LDL cholesterol: the role of elevated triglycerides and low HDL cholesterol in residual CVD risk remaining after statin therapy[J]. Am J Manag Care, 2009(15): S65-S73.

[38] TABAS I, WILLIAMS K J, BOREN J. Subendothelial lipoprotein retention as the initiating process in atherosclerosis: update and therapeutic implications[J]. Circulation, 2007, 116(16): 1832-1844.

[39] GRUNDY S M. Hypertriglyceridemia, atherogenic dyslipidemia, and the metabolic syndrome[J]. Am J Cardiol, 1998, 81: 18B-25B.

[40] MILLER M. Is hypertriglyceridaemia an independent risk factor for coronary heart disease? The epidemiological evidence[J]. Eur Heart J, 1998, 19(suppl H): H18-22.

[41] 陈灏珠. 实用内科学[M]. 第13版. 北京: 人民卫生出版社,2009.

[42] 中华医学会. 临床诊疗指南心血管分册[M]. 北京: 人民卫生出版社, 2009: 65-69.

[43] YUAN D, MORI J, KOMATSU K I, et al. An anti-aldosteronic diuretic component(drain dampness) in Polyporus sclerotium[J]. Biol Pharm Bull, 2004, 27(6): 867-870.

[44] JOUNG B Y, PARK B E, KIM D S, et al. B-type natriuretic peptide predicts clinical presentations and ventricular overloading in patients with heart failure[J]. Yonsei Med J, 2003, 44(4): 623-634.

[45] MORRISON K L, HARRISON A, KRISHNASWAMY P, et al. Utility of a rapid B-natriuretic peptide assay in differentiating congestive heart failure from lung disease in patients presenting with dyspnea[J]. J Am Coll Cardiol, 2002, 39(2): 202-209.

[46] 胡大一,马长生. 心脏病学实践2004: 规范化治疗[M]. 北京: 人民卫生出版社,2004.

[47] 张萍. 六分钟步行试验及在心功能评价中的作用[J]. 中华临床医师杂志(电子版),2007,1(4): 10-11.

[48] BEITZ E. The mammalian aquaporin water channel family: a promising new drug target[J]. Curr Med Chem, 1999, 6: 457 - 647.

[49] 李学军,于和鸣. 水通道的分子生物学研究[J]. 生理科学进展,1996,27(1): 19 - 24.

[50] MOROOKA H, IWANAGA Y, TAMAKI Y, et al. Chronic administration of oral vasopressin type 2 receptor antagonist tolvaptan exerts both myocardial and renal protective effects in rats with hypertensive heart failure[J]. Circ Heart Fail, 2012, 5(4): 484 - 492.

[51] BAE E H, MA S K. Water and sodium regulation in heart failure[J]. Electrolyte Blood Press, 2009, 7(2): 38 - 41.

[52] COSTELLO - BOERRIGTER, SMITH W B, BOERRIGTER G, et al. Vasopressin-2-receptor antagonism augments water excretion without changes in renal hemodynamics or sodiun and potassium excretion in human heart failure[J]. Am J Physiol Renal Physiol, 2006, 290(2): 273 - 278.

[53] 梅超南,曾瑾,赵军宁. 不同产地附子炮制品对急性心衰大鼠心功能指标作用的比较研究[J]. 世界科学技术——中医药现代化,2014,16(12): 2652 - 2657.

[54] 范全春. 鹿茸提取物对慢性心衰大鼠的作用研究[D]. 北京:中国协和医科大学,2007.

[55] 冯启荣,康白. 猪苓对大鼠肾脏水通道蛋白- 2 -基因表达的影响[J]. 中国医药,2007,2(3): 174 - 175.

[56] SINGER M, DEUTSCHMAN C S, SEYMOUR C W, et al. The third international consensus definitions for sepsis and septic shock(sepsis-3)[J]. JAMA, 2016, 315(8): 801.

[57] RHODES A, EVANS L E, ALHAZZANI W, et al. Surviving sepsis campaign: international guidelines for management of sepsis and septic shock: 2016[J]. Crit Care Med, 2017, 45(3): 486 - 552.

[58] 中国中西医结合学会急救医学专业委员会. 脓毒症中西医结合诊治专家共识[J]. 中华危重病急救医学,2013,25(4): 194 - 197.

［59］ 中华医学会急诊医学分会危重病专家委员会,中国中西医结合学会急救医学专业委员会.脓毒症的定义、诊断标准、中医证候诊断要点及说明(草案)［J］.中华急诊医学杂志,2007,16(8)：797－798.

［60］ 钟嘉熙.温病学(案例版)［M］.上海：上海科学技术出版社,2007.

［61］ MARTIN G S, MANNINO D M, EATON S, et al. The epidemiology of sepsis in the United States from 1979 through 2000［J］. N Engl J Med,2003；348：1546－1554.

［62］ LINDE－ZWIRBLE WT, ANGUS DC. Severe sepsis epidemiology：sampling, selection, and society［J］. Crit Care, 2004(8)：222－226.

［63］ DOMBROVSKIY V Y, MARTIN A A, SUNDERRAM J, et al. Rapid increase in hospitalization and mortality rates for severe sepsis in the United States：a trend analysis from 1993 to 2003［J］. Crit Care Med,2007(35)：1414－1415

［64］ 高斌,李仁柱,朱亮,等.升降散对初期脓毒症患者中医症候的干预研究［J］.辽宁中医药大学学报,2009(12)：100－102.

［65］ 顾雯艳,钱风华,蔡贤,等.红玉赔赈颗粒对脓毒症患者凝血指标的影响［J］.实用临床医药杂志,2018(15)：107－109.

［66］ 夏一春,钱风华,奚耀,等.升降散对脓毒症大鼠肾功能的影响［J］.上海中医药大学学报,2013,27(2)：77－80.

［67］ 钟赣生.中药学［M］.北京：中国中医药出版社,2012.

［68］ 朱亮,奚耀,赵雷,等.升降散对 ICU 脓毒症患者炎症细胞因子的干预作用［J］.中国中西医结合急救杂志,2018,25(4)：351－354.

［69］ 艾碧琛,何宜荣,贺又舜,等.凉膈散对早期脓毒症兔不同时相炎症因子的影响［J］.中医药导报,2016,22(23)：8－12.

［70］ 刘一娜,马晓春.脓毒症与凝血功能紊乱［J］.中国实用内科杂志,2018,38(11)：993－997.

［71］ 王硕,李丽娜,齐文升,等.炎症反应调控与脓毒症防治方法进展［J］.现代仪器与医疗,2018,24(5)：26－28.

［72］ 崔松;沈梦雯.何立人从"血浊"论治心系疾病释微［J］.上海中医药杂志,2012,46(1)：21－22.

[73]　陈灏珠.实用内科学[M].第 11 版.北京：人民卫生出版社,2001.

[74]　陆再英,钟南山.内科学[M].第 7 版.北京：人民卫生出版社,2008.

[75]　黄兆胜.中药学[M].北京：人民卫生出版社,2002.

[76]　南京中医药大学.中药大辞典[M].上海：上海科学技术出版社,2006.

[77]　青淑云,张焱.何立人教授通补兼施治疗心系疾病经验[J].新中医,2009,
　　　41(7)：8 - 10.

[78]　何立人,张焱.冠心病辨治心悟[J].上海中医药大学学报,2009,23(1)：
　　　1 - 4.

[79]　丁书文,李晓,李运伦.热毒学说在心系疾病中的构建与应用[J].山东中
　　　医药大学学报,2004,28(6)：413 - 416.

[80]　郭双庚,李娜,张林.痰瘀热毒与动脉粥样硬化炎性机制的关系探讨[J].
　　　中医杂志,2010,51(6)：485 - 487.

[81]　张焱.何立人膏方经验探析[J].上海中医药杂志,2008,42(11)：21 - 22.

[82]　卢训丛.中药性味归经理论的研究思路与方法[J].中医基础医学杂志,
　　　2006,12(11)：803 - 804.

[83]　张立艳.脏腑学说与归经学说关系探讨[J].天津中医药,2013,30(1)：
　　　28 - 29.

[84]　曹泽毅.中华妇产科学[M].北京：人民卫生出版社,1999.

[85]　中国高血压防治指南修订委员会.中国高血压防治指南 2010[J].中华心
　　　血管病杂志,2011,39(7)：585.

[86]　黄兆胜.中药学[M].北京：人民卫生出版社,2002.

[87]　谭勇,吕爱平,车念聪,等.数据挖掘在中医学术流派研究中的应用[J].时
　　　珍国医国药,2007,18(12)：2990 - 2991.

[88]　叶亮,范欣生,王崇骏,等.方剂数据挖掘研究常用方法探讨[J].医学信
　　　息,2008,21(10)：1734 - 1737.

[89]　邓树泳,李静.中药药对的现代研究进展[J].时珍国医国药,2012,23
　　　(4)：1003.

[90]　逄承喜.仙鹤草治盗汗有特效[J].中医函授通讯,1999,18(6)：10.